名医馆

全国名老中医高慧
经带胎产杂病论——附临床验案

高 慧 主编

中国中医药出版社

·北京·

图书在版编目（CIP）数据

全国名老中医高慧经带胎产杂病论：附临床验案 / 高慧主编 .
—北京：中国中医药出版社，2017.5（2018.4 重印）
ISBN 978-7-5132-4155-7

Ⅰ . ①全… Ⅱ . ①高… Ⅲ . ①中医妇产科学—中医临床—
经验—中国—现代 Ⅳ . ① R271

中国版本图书馆 CIP 数据核字（2017）第 082165 号

中国中医药出版社出版

北京市朝阳区北三环东路 28 号易亨大厦 16 层
邮政编码 100013
传真 010-64405750
山东百润本色印刷有限公司印刷
各地新华书店经销

开本 880×1230 1/32 印张 10.5 彩插 0.5 字数 256 千字
2017 年 5 月第 1 版 2018 年 4 月第 2 次印刷
书号 ISBN 978 - 7 - 5132 - 4155 - 7

定价 39.00 元
网址 www.cptcm.com

社 长 热 线 010-64405720
购 书 热 线 010-89535836
维 权 打 假 010-64405753

微信服务号 zgzyycbs
微商城网址 https://kdt.im/LIdUGr
官 方 微 博 http://e.weibo.com/cptcm
天猫旗舰店网址 https://zgzyycbs.tmall.com

如有印装质量问题请与本社出版部联系（010-64405510）
版权专有 侵权必究

序

　　高慧是我的中医妇科专业硕士研究生，毕业后不断进取，又获得中医妇科博士学位。高慧教授热爱中医事业，勤奋学习，刻苦钻研，学风严谨，性格开朗，她对中医的继承、发扬、创新颇有兴趣，且矢志不渝。她撰写的《全国名老中医高慧经带胎产杂病论——附临床验案》一书，阐述了其对妇科经带胎产杂病的诊治特色，先阐述理论，后讲辨证论治，最后讲个人经验方和临床验案，是以中医基础理论与临床实践相结合、中西医相结合的方法，既缩短了疗程，又具有显著的疗效。高慧具有扎实的中医基础理论和丰富的临床经验，又能灵活地结合西医的诊断与治疗技术，颇受患者好评。

　　本书是其临证经验的总结，内容丰富，有非常实用的临床价值，相信本书对临床医生及科研工作者会有很大帮助。

天津中医药大学　教授

吴竞媛

2016 年 12 月 26 日

前　言

中医药博大精深，救人无数。古典经方，今人验方，妇科名方，师传之方，要知之善用。病因有六淫七情，不内外因；人有禀赋差异，地域之别；天地冷暖，病况多变。临证应用，需师古不泥古，灵活圆通，方能效如桴鼓。

携诸弟子将临床常见病及常用方、经验方整理成书，根据中医妇科基础理论和临床实践，按经、带、胎、产、杂病顺序排列，先讲理论，后讲辨证论治，最后讲个人经验方，并附以按语。本书将中医妇科基础理论、临床经验及诊疗处方进行系统讲解，理、法、方、药、验案与分析形成逻辑链，力图给读者讲明白这些病古人是怎么治的，今人又是怎么治的，为什么要这样立法和处方。通过对比古代与现代医者在中医妇科疾病方面理、法、方、药的变化与变迁，使读者懂得中医妇科的发展脉络和临证精髓在于证变则法变、方变、药变，临证不拘泥于一法一方。希望对读者掌握中医妇科的基础理论和临床诊治方法有所补益。不足之处在所难免，望同道和高师斧正。

高慧书于承德医学院附属医院

2016 年 12 月

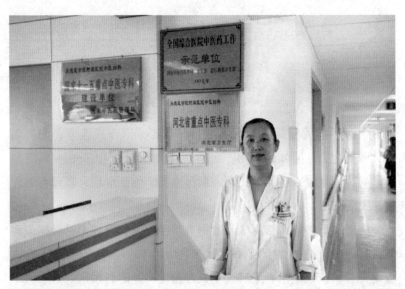

　　高慧作为学科学术带头人和专科学术带头人所带领的团队获得国家中医药管理局"国家中医重点专科"（2007）；河北省中医药管理局"河北省重点中医专科"（2005）

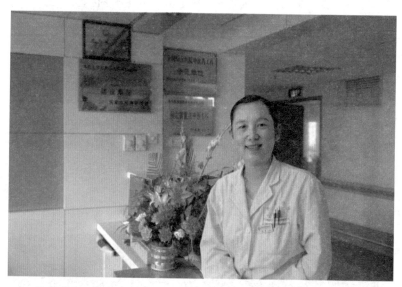

高慧作为学科学术带头人和专科学术带头人所带领的团队获得
承德医学院附属医院"工人先锋号"荣誉称号（2009）

全国老中医药专家学术经验继承指导老师

证 书

高 慧 同志于 2012 年 6 月被确定为第五批全国老中医药专家学术经验继承指导老师，为培养中医药人才做出贡献，特授此证。

证书编号：ZDLS201603017 二〇一六年十一月十六日

国家五部委颁发的"第五批全国老中医药专家学术经验继承指导老师"证书（2016）

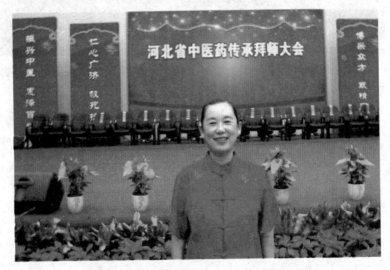

参加河北省中医药传承拜师大会（2012）

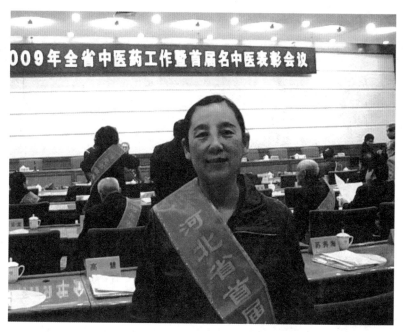

　　高慧被河北省中医药管理局命名为"河北省首届名中医"（2008），参加2009年河北省中医药工作暨首届名中医表彰会

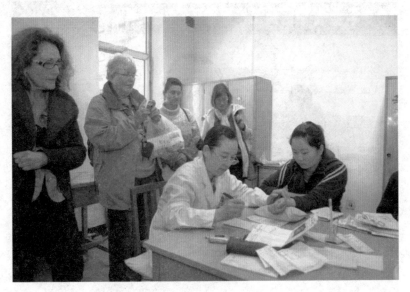

德国中医考察团参观高慧门诊（2008）

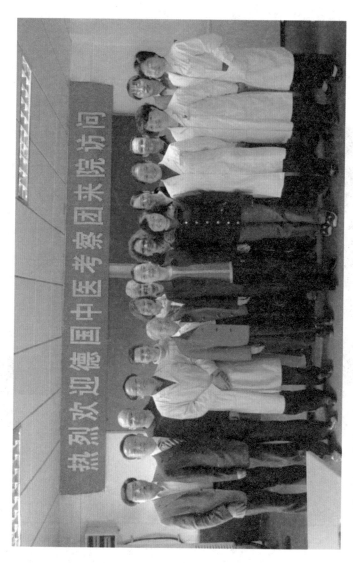

德国中医考察团参观承德医学院附属医院中医科，前排居中者为高慧（2008）

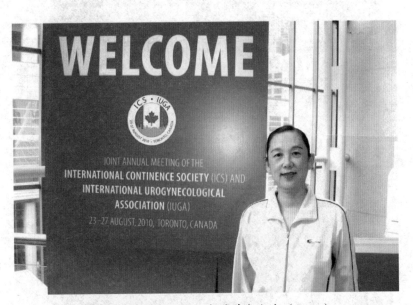

高慧参加国际泌尿妇产科学术大会（2010）

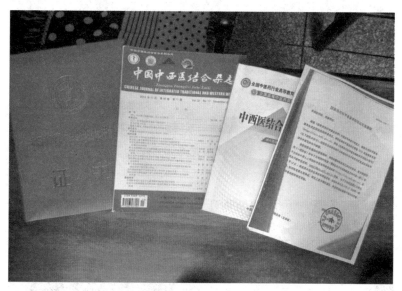

高慧科研成果

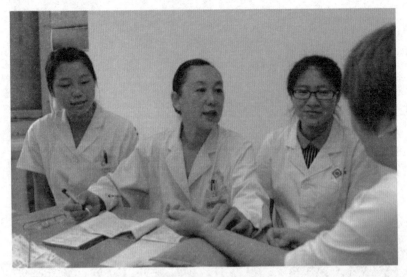

高慧带研究生出诊

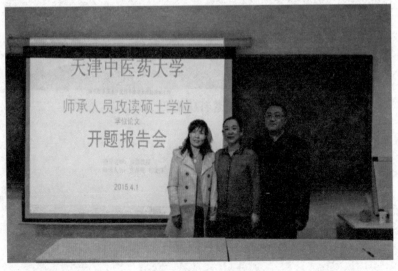

高慧带国家级徒弟（第五批全国老中医药专家学术经验继承人）

目　录

中医妇科学基础理论

一、中医妇科学简史

中医妇科学是运用中医学基础理论与方法，认识和研究女性解剖、生理、病因病机、诊治规律，以防治女性特有疾病的一门临床学科。中医妇科学是中医学的重要组成部分，它是在中医学的形成和发展中逐渐建立和充实起来的。医学发展的历史，离不开社会、政治、经济发展的影响。我们把中医妇科学的发展史分为十大历史阶段进行阐述。

1. 夏商周时代（前2178～前770）

我国远古时代的祖先，在劳动和生活中就已经发现了一些药物，积累了初步的医疗经验。到了夏、商、周时代，中医妇科学已有了萌芽，主要有关于难产、种子和胎教理论的记载。

《史记·楚世家》和《史记·夏本记》中都有关于难产的记载。在公元前11世纪左右成书的《诗经》中，载药50余种，其中有一些重要的妇科用药。

《列女传》说："太任，王季娶以为妃……及其有身，目不视恶色，耳不听淫声，口不出傲言，能以胎教子，而生文王。"提出了胎教理论的雏形。

2. 春秋战国时代（前770～前221）

随着历史的前进和医学的发展，在这一时期出现了许多医家，如医和、医缓、扁鹊等，特别是扁鹊曾专门从事过妇科的医疗工作，当时称为"带下医"。这一时期妇科主要是在难产、优生学、胚胎学的相关理论方面有了发展。《内经》的出现，提出了妇科学相关理论。

《左传·僖公二十三年》说："男女同姓，其生不蕃（蕃，繁殖之意）。"明确提出近亲结婚有害于后代的繁殖。在胚胎学方面，《文子九守篇》有怀胎十月的记载。

战国时代成书的我国现存的第一部医学巨著《内经》，确定了中医学的理论基础，同时提出了妇女的解剖、月经生理、妊娠诊断等基本理论，还初步论述了一些妇女疾病的病理，如血崩、月事不来、带下、不孕、肠覃、石瘕等。《内经》还记载了第一个治疗血枯经闭、调经种子药方四乌贼骨一藘茹丸。《内经》的理论为中医妇科学的发展奠定了基础。

3. 秦汉时代（前221～220）

秦代已有关于妇科病案的记载。据《史记·扁鹊仓公列传》记载，太仓公淳于意首创"诊籍"，其中"韩女内寒月事不下"及"王美人怀子而不乳"的病案，是妇科现存最早的病案。

到了汉代，妇科有了进一步的发展，在医事制度上设有"女医"，药物堕胎、连体胎儿、手术摘除死胎等首见记载，并出现了一批妇科专著。

马王堆汉墓出土的文物中有《胎产书》，约成书于公元前2世纪，是现存最早的妇科专著。又据《汉书·艺文志》记载有《妇人婴儿方》（前26年），张仲景在《伤寒论》序中自称撰用《胎胪药录》，《隋志》记载有《张仲景疗妇人方》1卷，可惜已都散佚。现存的只有张仲景所著《金匮要略》中的妇人三篇。与张仲景同时代的医学家华佗（112—207），是我国著名的外科专家，他发明了麻醉药（麻沸散）、创伤药（神膏），成功地进行了开腹手术及摘除死胎的手术。

4. 魏晋南北朝及隋代（220 ~ 618）

这一时期，主要是脉学和病源证候学的成就推动了妇科的发展。晋朝王叔和著成的《脉经》，使诊脉的理论与方法系统化和规范化，其中在妇科方面，他提出了"居经""避年"之说，指出"尺中不绝，胎脉方真"及脉辨男女的理论，并描写了产时的"离经脉"。南齐褚澄著有《褚氏遗书》1 卷（10 篇），从摄生角度提出了节育及晚婚的主张。南齐徐文伯著有专书《疗妇人瘕》，并用针刺引产成功。北齐徐之才的《逐月养胎法》明确指出怀胎十月养生和调摄的注意事项。

隋朝时期，巢元方等于 610 年编著了《诸病源候论》，全书共 50 卷，67 门，1730 个证候，书中有妇人病 8 卷，逐项讨论了病因、病机及临床所见，内容颇为丰富。

5. 唐代（618 ~ 907）

唐朝继承隋制建立了比较完备的医事制度，设立了"太医署"，这是唐朝最高的医学教育和医疗机构，专门培养医药人才。自晋至唐，临床医学日益兴盛，发展特点是逐渐趋向于专科化。

这一时期著名的医药学家孙思邈，擅长内、妇、儿各科，所著《备急千金要方》，成书于 652 年，全书共 30 卷，有妇人方上、中、下 3 卷，而且将妇人胎产列于卷首。

唐朝妇科发展的重要特征是出现了我国现存理论较为完备的产科专著，即咎殷所著的《经效产宝》，该书成书于 852 ~ 856 年，全书共 3 卷 41 门，260 余方，每门前有短论，后有附方，对后来的产科发展有一定的指导作用。

6. 宋代（960 ~ 1279）

妇产科独立分科是宋代最突出的成就。宋代设"太医局"，分为九科，共 300 人，其中产科 10 人，设有产科教授——这是世界医事制度上妇科最早的独立分科。这一时期涌现出许多妇科专著：杨子建著《十产论》，成书于 1098 年，"十产"包括正产、伤产、横产、倒产、偏产等，并对各种异常胎位和助产方法作了叙述，对产科的贡献较大。朱端章著《卫生家宝产科备要》，成书于 1184 年，集宋以前产科的各家论著，明确出处，并附有新生儿护理和治疗内容。齐仲甫著《女科百问》，成书于 1220 年，全书共 2 卷，将妇科病归纳为 100 个问题，逐一解答，并附理法方药。

此期，在妇科方面成就最大的是陈自明和他的著作《妇人大全良方》。陈自明于 1237 年著成该书，全书分调经、众疾、求嗣、胎教、妊娠、坐月、产难、产后 8 门，《妇人大全良方》是我国著名的妇科专著，是当时一部杰出的作品，一直风行 300 多年，对后世医家也有巨大影响。此外，还有数部妇科专著。总之，中医妇科学在宋代得到了迅速发展。

7. 金元时代（1115 ~ 1234；1271 ~ 1368）

金元时代是医学百家争鸣时期，医学流派开始兴起，刘完素、张子和、李东垣、朱丹溪四大家对妇科从不同角度作出了贡献。元代医学设 13 科，有产科一门。

金元四大家的学术发展，开阔了妇科疾病的诊断和治疗思路。刘完素著《素问病机气宜保命集》，成书于 1184 年，该书集中反映了其学术思想。其在《素问病机气宜保命集·妇人胎产论》中说："妇人童幼天癸未行之间，皆属少阴；天癸既行，皆从厥阴论之；天癸已绝，乃属太阴经也。"对妇女生理作了规律性阐述。张子和著《儒门事亲》，成书于1228年，善用汗、吐、下三法以驱病，这种观点也常用于妇科。李杲认为"内伤脾胃，百病始生"，治病着重应用补脾升阳除湿之法，此法也广泛用于妇科而收到较好的效果；同时李杲著《兰室秘藏》，成书于1276年，该书云："妇人血崩，是肾水阴虚，不能镇守包络相火，故血走而崩也。"对今天月经病（主要是"功血"）的治疗也是有指导意义的。朱震亨在理论上提出"阳常有余，阴常不足"之说，治疗上重视保存阴精；另外，朱震亨著《格致余论》，成书于1347年，该书《受胎论》说："阴阳交媾，胎孕乃凝，所藏之处，名曰子宫，一系在下，上有两歧，一达于左，一达于右。"第一次明确描写了子宫的形态。

8. 明代（1368 ~ 1644）

明代的医事制度和医学教育设13科，据《明史·百官志》记载有妇人科。此期妇科专著较多，薛己著《薛氏医案》，成书于1528 ~ 1544年，即医案16种，凡28卷，大旨以命门真阴真阳立论，对妇科理论也有重要影响。万全著《广嗣纪要》《妇人秘科》，成书于1549 ~ 1615年。王肯堂著《证治准绳·女科》，成书于1602 ~ 1607年，其中对妇科疾病的治疗论述甚详。武之望著《济阴纲目》，成书于1620年，书中广集别说，细列纲目，资料较全，但少有己见。李明珍著《本草纲目》，成书于1578年，并著《奇经八脉考》和《濒湖脉学》，其对月经理论和奇经八脉的论述，对中医月经理论的发展作出了重要贡献。明代赵养葵著《邯郸遗稿》，为其晚年作品，赵氏独重命门学说，在《邯郸遗稿》中又有发挥。张介宾著《景岳全书》，成书于1624年，全书凡64卷，有《妇人规》3卷，强调阳气阴精互为生化，形成了全面温补的一派，这对妇科理论发展有重要意义。楼英著的《医学纲目》、李梴著的《医学入门》、龚信著的《古今医鉴》等，对妇科疾病也有精辟论述。

此期，中医学对肾及命门学说的研究和阐发，从理论上给妇科以重大影响，但未能引起妇科临床的广泛重视。妇科著述虽多，但大多数著述局限于对前人论述的整理。

9. 清代与民国（1636 ～ 1949）

清代将妇科统称为"妇人科"或"女科"。清代妇科的著作较多，流传也较广。傅青主著《傅青主女科》，辨证以肝、脾、肾三脏立论，治疗重视培补气血，养肝肾，健脾胃，调理奇经。辨证扼要，理法严谨，方药简效，独具风格。所创方剂如完带汤、易黄汤、定经汤、宣郁通经汤等实用有效。

萧赓六著《女科经纶》，成书于 1684 年，内容较丰富，间有己见。亟斋居士著《达生编》1 卷，成书于 1715 年，论胎前、临产、产后调护之法，难产救治之方，平易浅近，尽人能晓。吴谦等编著的《医宗金鉴》，成书于 1742 年，此书由国家组织编写，内有《妇科心法要诀》，集清前的妇科大成，理法严谨，体例规范，通俗广传，成为医者必读的参考书。沈尧封著《沈氏女科辑要》，1850 年由王孟英校注刊行，全书共 2 卷，最为晚出，而颇多新说。其他著作，如陈士铎的《石室秘录》、徐大椿的《兰台轨范》、叶天士的《叶天士女科》、沈金鳌的《妇科玉尺》、吴道源的《女科切要》、陈莲舫的《妇科秘诀大全》等；专论胎产的有阎成斋的《胎产心法》、汪朴斋的《产科心法》、单养贤的《胎产全书》、张曜孙的《产孕集》等。

民国时期对妇科贡献比较大的著作有张锡纯的《医学衷中参西

录》，成书于 1918 年。还有张山雷的《沈氏女科辑要笺正》，成书于
1933 年，书中所倡肝肾学说，多是自识心得，切要发明，曾作教本
而广泛流传。

总之，清代及民国的妇科专著现存不下数十种，在理论和实践
中影响较大的首推《傅青主女科》《达生编》《医宗金鉴·妇科心法
要诀》和《沈氏女科辑要笺正》。

10. 中华人民共和国成立后的妇科学的发展（1949 年以后）

中华人民共和国成立后，党和政府十分重视中医，制定了中医
政策，中医药事业成为国家卫生事业的重要组成部分，形成了现代
医教研体系。

1956 年以后，各省市相继建立了中医学院，连续编写了七版
《中医妇科学》统一教材，出版了《中国医学百科全书·中医妇科
学》、教学参考丛书《中医妇科学》，各地先后编写了一批内部教材
和妇科专著。开展了博士、硕士不同层次的医学教育，培养了一大
批中医妇科学人才。同时，出现了许多中西医结合的新成果。中医
妇科调经颇具特色与优势，全国 20 多个省市在 20 世纪 80 年代就开
始协作研究崩漏。此期对止血、调整月经周期、促排卵等关键问题
的研究均取得了进展；对痛经、子宫内膜异位症、多囊卵巢综合征、
经断前后诸证、闭经等的研究广泛而深入。运用活血化瘀为主的中
药治疗宫外孕取得突破性的成就，确定了宫外孕的病机是"少腹血
瘀"。中医对安胎有明显优势，不少学者以寿胎丸加味进行临床和
实验研究，证明其疗效高、无毒副作用。如：防治流产的经验方滋
肾育胎丸，获卫生部和国家教委科研成果奖；艾灸至阴穴矫正臀位
及其机理研究获卫生部甲级成果奖；中医药防治妊娠高血压综合征；

中医药治疗子宫肌瘤，减低化疗、放疗毒副反应；中药制剂"三品一条枪"做宫颈锥切，治疗早期宫颈癌等均取得显著的疗效。尤其是近30多年来，在对不孕症的广泛研究中，积累了丰富的经验，并获取了关于肾主生殖的有价值的实验数据。

二、名法名方名论

中医妇科学以药物内服为主要治疗手段，即遵循《内经》"谨察阴阳所在而调之"为治疗原则。调补脏腑、调理气血、调治冲任督带、调养胞宫、中药周期疗法、调整免疫功能、膏方疗法，是中医妇科内治法的主线。

1. 调补脏腑

（1）滋肾补肾

①补益肾气：补益肾气常从肾阴阳两方面着手调补，阳生阴长，肾气自旺；或在调补肾阴阳之中适当加入黄芪、人参、白术、炙甘草等以养先天。常用方如寿胎丸、肾气丸、归肾丸、加减苁蓉菟丝子丸、补肾固冲丸。若先天不足，天癸不能至期成熟、泌至，又常于补益肾气方药中，佐以健脾养血、益胃生津之品，先后天共养育之。

②温补肾阳：肾阳不足，命门火衰，阴寒内盛，治宜温肾暖宫，补益命门之火。常用药如附子、肉桂、巴戟天、肉苁蓉、仙灵脾、仙茅、补骨脂、菟丝子、鹿角霜、益智仁、蛇床子等，代表方如右归丸、右归饮、温胞饮等。注意其性味辛热者不可过用，因"妇人之生，有余于气，不足于血"，恐有燥烈伤阴之虑。又因阴寒内盛，

易凝滞冲任血气，故温肾常与活血之品，如当归、川芎、益母草、桃仁同用。若脾土失煦，肾脾同病，又当同治之。

肾为胃关，关门不利，聚水而从其类，可致子肿；气化失常，又可变生妊娠小便不通、产后小便异常（不通、频数等）诸疾，又当于温补肾阳之中，佐以行水渗利之品，如猪苓、茯苓、泽泻、木通之属，代表方有真武汤、济生肾气丸、五苓散。

③滋肾益阴：肾阴不足，治宜滋肾益阴。常用地黄、枸杞子、黄精、女贞子、墨旱莲、制何首乌、菟丝子、桑椹等，方如左归丸、补肾地黄汤、六味地黄丸。若先天禀赋不足，肾精未实，或多产房劳耗损肾精而为肾精不足之证者，又当滋肾填精。治此之时，常在滋肾益阴基础上，继以血肉有情之品养之，可酌加紫河车、阿胶、鹿角胶、龟甲胶，共奏填精益髓之功。肾阴不足，阴不敛阳，可呈现阴虚阳亢之候，需佐以镇摄潜阳之品，如龟甲、龙骨、牡蛎、鳖甲、珍珠母、石决明之类。

（2）疏肝养肝

①疏肝解郁：抑郁或忧思致肝失条达，治宜疏肝解郁。常用柴胡、郁金、川楝子、香附、青皮、橘叶、枳壳、白芍、佛手等药，代表方如柴胡疏肝散、逍遥散、乌药汤。注意女性素体血常不足，而一般行气药多辛燥，用量不宜过重，以免耗散阴血；或于行气药中，酌佐山茱萸、麦冬、枸杞子、制何首乌、地黄类滋阴养血药，预培其损或避制其弊。

②疏肝清热：肝郁化火，治宜疏肝理气、清肝泄热。常用川楝子、牡丹皮、栀子、黄芩、桑叶、夏枯草、菊花等药，代表方如丹栀逍遥散、宣郁通经汤。尤宜酌配生地黄、麦冬、天花粉、玉竹类养阴生津之品。

③养血柔肝：营阴不足，肝血衰少，肝脉乳络失于濡养，治宜养血柔肝。常用地黄、白芍、桑椹、女贞子、枸杞子、玉竹、山茱萸、北沙参、制何首乌、当归等药。代表方有一贯煎、杞菊地黄丸。肝体阴而用阳，若肝阴不足，肝阳上亢者，应于育阴之中，加入潜阳之品，如龟甲、鳖甲、珍珠母、石决明、天麻、牡蛎之类，常用方如三甲复脉汤。阳化则风动，急当平肝息风，用羚角钩藤汤。

④疏肝清热利湿：肝经湿热下注冲任或任带二脉，治宜疏肝清热利湿。常用龙胆草、车前子、柴胡、黄芩、黄柏、栀子、泽泻、茵陈等药，代表方如龙胆泻肝汤、清肝止淋汤、四逆散、四妙散。

（3）健脾和胃

①健脾法

健脾养血：脾虚运化失司，气血生化之源不足。常用人参、白术、茯苓、莲子肉、山药、黄芪等健脾益气，辅以熟地黄、当归、枸杞子、白芍、制何首乌，共奏气血双补之功。常用方如八珍汤、人参养荣丸、圣愈汤等。

健脾除湿：脾虚气弱，津微不布，水湿内生，溢于肌肤或下注损伤任带，治当健脾益气与利水渗湿同施。常用党参、茯苓、苍术、白术、陈皮、大腹皮、泽泻、薏苡仁、赤小豆、砂仁等，代表方如白术散、完带汤、参苓白术散。

补气摄血：适用于脾虚气陷，统摄无权所致的月经过多、崩漏、经期延长、胎漏、产后恶露不绝等以阴道异常出血为主症诸疾。于此之时，首当健脾益气以治其本，配伍止血之品，如炮姜炭、艾叶、赤石脂、乌贼骨、茜草、血余炭、仙鹤草等以治其标，代表方如固本止崩汤、安冲汤等。

健脾升阳：脾虚气弱，气虚下陷，胎失所载或胞脉失系致胞宫从正常解剖位置下移等，均当健脾益气、升阳举陷。药用人参、黄芪、白术、升麻、柴胡、桔梗，代表方如补中益气汤、举元煎。

②和胃法

和胃降逆：如因虚而逆以致妊娠恶阻，常用香砂六君子汤，偏寒以干姜人参半夏丸主之；因热而逆可选橘皮竹茹汤；肝胃失和而气逆作呕，则当抑肝和胃，并视其郁热之偏盛，以苏叶黄连汤或芩连橘茹汤分而治之；若久吐耗气伤阴，又当养阴和胃与益气养阴、降逆止呕合用。

清胃泄热：冲脉隶于阳明，胃热炽盛灼烁津液，谷气不盛，血海不满，甚而冲任津血无源变生经闭，治当清胃泄热、养阴润燥，方用瓜石汤；若胃热并冲气上逆，火载血上而病经行吐衄者，又当清热降逆、引血下行，以玉女煎类方药治之。

2. 调理气血

（1）理气法

①理气行滞：药用橘核、荔枝核、乌药、木香、香附、枳壳、陈皮、厚朴之类。

②调气降逆：主以和胃降逆之品治之。

③补气升提：具体治法方药，参见"补益肾气"、"健脾和胃"法相关内容。

（2）调血法

①补血养血：常用当归、熟地黄、何首乌、枸杞子、阿胶、白芍、黄精、鸡血藤之类，方如四物汤、人参养荣汤、滋血汤等。

②清热凉血：素体阳盛、外感热邪、过食辛辣、过服温热药物、肝郁化热等属实热范围，法当清热凉血，以清经散、保阴煎诸方治之；阴虚血热者，主以养阴清热，常用玄参、生地黄、知母、黄柏、

地骨皮、牡丹皮、白薇、青蒿等组方，如知柏地黄汤。若热灼营血，煎熬成瘀，又当酌配活血化瘀之品，如赤芍、桃仁、丹参、益母草、泽兰之属。

③清热解毒：湿热蕴郁，日久不愈，可成湿毒；热淫于内，瘀热壅积，亦可成毒；或直接感受湿毒、热毒、邪毒，导致月经过多、带下病、产后发热、阴疮、阴痒、女性生殖器炎症、肿瘤、性传播疾病等，均宜以清热解毒法治之。常用金银花、连翘、紫花地丁、野菊花、红藤、败酱草等药。代表方如五味消毒饮、银甲丸、银翘红酱解毒汤等。

④活血化瘀：血瘀之因，常见寒凝、热灼、气滞、气虚或外伤（含金刃所伤）等。其病理改变可见冲任瘀阻、子宫闭阻、胞脉胞络失畅。若冲任瘀阻，恶血不去，新血不得归经，治宜活血化瘀，常用桃仁、红花、当归、川芎、丹参、益母草、泽兰、蒲黄、五灵脂、三七，甚而三棱、莪术、水蛭、虻虫、䗪虫等药。代表方：桃红四物汤、少腹逐瘀汤、生化汤、大黄䗪虫丸。

⑤温经散寒：寒邪客于冲任、胞络，应以温经散寒法主之。常选用肉桂、桂枝、吴茱萸、小茴香、乌药、补骨脂、细辛、艾叶诸药，方如温经汤、少腹逐瘀汤、艾附暖宫丸等。阳虚而阴寒内盛者，宜温经扶阳散寒法。阳虚而寒者，温经扶阳散寒法中又常佐以补气、养血之品。若感风寒、寒湿之邪者，又当温经散寒与祛风、除湿法合用。

3. 利湿祛痰

当分别治以利水渗湿、清热利湿、化痰除湿各法。

利湿法又常与健脾、补肾法同施，组成健脾利湿、温阳化湿法则；气滞湿阻者则以理气行滞与利水渗湿药合用之。

属湿热为患，需析其源而调治。伤于外，如带下病、阴痒的湿热证，以止带方、萆薢渗湿汤主之；因于内则有因肝经湿热下注，肝脾不调而肝热与脾湿相合，宜用龙胆泻肝汤、四逆四妙散、三妙红藤汤等分治之。聚湿成痰，下注胞中，治宜燥湿化痰，利湿与化痰药同用。化痰药如南星、半夏、生姜、竹茹、橘皮、白芥子、莱菔子等，常用方如苍附导痰丸、启宫丸。

4.调治冲任督带

对冲任督带病位的治疗，多数仍依附于肝、脾、肾施治。例如冲任不固者，常以补肾固冲、健脾固冲法治之；冲任失调者，以疏肝调之；督脉虚寒者，以温肾助阳法主之；带脉失约之属虚者，又常用健脾摄带法治之等。现归述如下：

（1）调补冲任

调补冲任适用于因冲任虚衰或冲任不固所致的月经过多、崩漏、闭经、胎漏、胎动不安、滑胎、产后恶露不绝、不孕症等多种疾病。可选用菟丝子、肉苁蓉、鹿角胶、枸杞子、杜仲、人参、白术、山药、吴茱萸、蛇床子等补冲养冲；龟甲、覆盆子、白果、艾叶、紫河车、阿胶以补任脉。方如固冲汤、补肾固冲丸、鹿角菟丝子丸、大补元煎。

（2）温化冲任

冲任虚寒或寒湿客于冲任，以致月经过少、痛经、带下病、不孕症等，宜温化冲任。药如吴茱萸、肉桂、艾叶、小茴香、细辛、川椒、生姜等，代表方有温冲汤、温经汤、艾附暖宫丸。

（3）清泄冲任

热扰冲任，迫血妄行可致经、孕、产各生理时期中的异常出血，如月经过多、崩漏、胎漏、产后恶露不绝；热邪煎灼，冲任子宫枯涸能引发闭经、不孕症。治需清泄冲任血海，药如牡丹皮、黄柏、黄芩、桑叶、生地黄、知母、地骨皮、马齿苋、蚤休等，代表方有清经散、保阴煎、清热固经汤、清海丸、解毒活血汤。

（4）疏通冲任

寒、热、痰、湿、瘀、郁气犯及冲任，致冲任阻滞，可诱发月经后期、痛经、闭经、难产、产后恶露不绝、癥瘕等证，均当疏通之。择用桂枝、吴茱萸、乌药、牡丹皮、赤芍、苍术、法半夏、生姜、枳壳、川芎、柴胡、香附、王不留行、莪术、桃仁、炮山甲等，代表方如少腹逐瘀汤、四逆四妙散、苍附导痰丸、桃红四物汤、柴胡疏肝散。

（5）和胃降冲

冲气上逆，既可犯胃致胃失和降，也可与血热相引为乱，引起倒经。治当抑降上逆之冲气。药用紫石英、紫苏、法半夏、代赭石、陈皮、竹茹、伏龙肝等，方如小半夏加茯苓汤、紫苏饮。

（6）扶阳温督（温阳补督）

督为阳脉之海，督脉虚寒，胞脉失煦，可引起月经后期、闭经、绝经前后诸证、不孕症等，治宜扶阳温督。常用鹿茸、补骨脂、仙茅、仙灵脾、巴戟天、附子、续断，方如二仙汤、右归丸。

（7）健脾束带

带脉失约或纵弛，不能约束诸经，可引起带下病、子宫脱垂等，治当束带摄带。然带脉属脾，故束摄带脉多通过健脾益气或健脾运湿法治之。药如党参、升麻、苍术、白术、茯苓、白果、芡实、莲子、莲须、五倍子等，代表方如完带汤、健固汤、补中益气汤。

5. 调养胞宫

（1）温肾暖宫

温肾暖宫适用于因胞宫虚寒所致月经后期、闭经、不孕症等。可选紫石英、附子、肉桂、艾叶、蛇床子、补骨脂类，方如艾附暖宫丸、温胞饮。

（2）补肾育宫

先天禀赋不足，子宫发育幼稚，或因产伤直损，或因肾－天癸－冲任－胞宫生殖轴功能紊乱，子宫受累，过早萎缩，而病月经过少、闭经、滑胎、不孕症等，整理治宜补肾益阴或滋肾填精以育宫。酌选熟地黄、制何首乌、菟丝子、枸杞子、肉苁蓉、覆盆子、紫河车、鹿角胶、鹿茸等，代表方如加减从蓉菟丝子丸、滋肾育胎丸、五子衍宗丸、育宫片。

（3）补血益宫

产伤失血过多或哺乳过长耗血，血虚而胞失所养，或发育不良或闭经日久，以致子宫萎缩，发生闭经、不孕症诸疾，法当补血养胞。药用枸杞子、覆盆子、当归、熟地黄、白芍、阿胶等，代表方如四二五合方。

（4）补肾固胞

"胞络者系于肾"，肾主系胞，肾气不足，系胞无力，子宫位置下移，发为子宫脱垂，则需补肾固脱，方如大补元煎、寿胎丸。

（5）益气举胞

脾主升清，因产伤或产后操劳过度，劳则气耗，"气下冲则令阴挺出"，发为子宫脱垂。当益气升阳托举子宫，方如补中益气汤、益气升提汤、升麻汤。

（6）逐瘀荡胞

若瘀阻胞宫，不能行使其正常的功能活动，便可发生经、孕、产、杂诸证，如月经过多、崩漏、堕胎、小产、难产、产后恶露不绝、产后腹痛、癥瘕等，治需逐瘀荡胞。常用益母草、莪术、桃仁、红花、川牛膝、丹参、大黄、水蛭等，方如桂枝茯苓丸、生化汤、桃红四物汤、脱花煎、逐瘀止崩汤、大黄䗪虫丸。

（7）泻热清胞

无论血热、湿热、热毒、邪毒、瘀热诸邪直犯胞宫，致胞内蕴热，发生月经过多、经期延长、带下、胎漏、胎动不安、产后发热、癥瘕等证，均宜泻热清胞法治之。常用黄柏、黄芩、牡丹皮、赤芍、红藤、败酱草、马齿苋、蚤休、连翘等，代表方如清经散、清热调血汤、清热固经汤、银翘红酱解毒汤。

（8）散寒温胞

无论外寒或阳虚阴寒内盛，犯及胞宫，或血行迟滞瘀阻不通发生月经后期、月经过少、痛经、胞衣不下、癥瘕、不孕症等。可选肉桂、桂枝、吴茱萸、细辛、干姜、小茴香、乌药等散寒温胞，方如温经汤、少腹逐瘀汤、艾附暖宫丸。

6. 中医周期疗法

这是模仿月经周期不同时期的生理特点，运用中药进行治疗的方法。常用于不孕症、闭经、崩漏、月经失调以及与月经周期有关的妇科疾病。

月经周期的调节，是以肾－天癸－冲任－胞宫之间的平衡为理论基础，一旦这种平衡失常就会导致月经失调等疾病。又由于月经的产生是以肾为主导，故"补肾"就成为调整月经周期的基本核心。现按月经后期 – 月经中期 – 月经前期 – 月经期的顺序为一个月经周期（月经生理），临床治疗则相应地采取益肾补血 – 补肾活血 – 补肾调冲 – 和营调经的治疗方法。中医周期治疗就是在上述月经生理的基础理论指导下，综合运用脏腑、气血、冲任和阴阳学说的一种新治法。

月经后期（第 6 ～ 10 天）相当卵泡发育期。此期经血刚净，胞宫精血刚泻完，血海空虚，子宫内膜已剥落，刚进入增生期，基础体温呈低相，属肾阴（精）不足时期，需通过药物来补充，以调节脏腑、气血和经络的功能，促使冲任精血逐渐充盈，注于胞宫以藏精气（血），修复子宫内膜。经本于肾，天癸源于肾，肾中之阴精又是月经的物质基础，故此期治疗以滋养肾阴、培补气血、充盈血海为根本，方如促卵泡汤（生地黄、熟地黄、党参、当归、白芍、何首乌、菟丝子、肉苁蓉）等。

氤氲期（第 11 ～ 14 天）又称月经中期，此期卵泡已发育成熟，出现排卵，子宫内膜高度增生，基础体温由低相转化为高相。此期冲任精血充盈，胞宫精血渐渐满藏，趋于阴转阳的转化时期，是最易受孕的氤氲期。此期治疗除了继续培补肾精之外，尚需加入活血调气药，以疏通冲任气血，协助冲任气血施化和阴阳转化，促进排卵。方如促排卵汤（当归、川芎、赤芍、红花、熟地黄、仙灵脾、巴戟天、菟丝子、黄芪、香附）等。

排卵后期（第 15 ～ 24 天）相当于黄体形成期。此期黄体发育成熟，子宫内膜由增生期转化为分泌期，基础体温出现高相，属于由阴盛转向阳长的时期，此期肾气旺盛冲任精血盈满，注于胞宫，胞宫处于精血满而待泻的阳气活动旺盛的时期。治疗宜温肾助阳为主，佐以养精滋阴之药，以阴助阳，阳中求阴，促进黄体发育健全。如促黄体汤（当归、熟地黄、制何首乌、川续断、肉苁蓉、菟丝子、黄芪）等。

月经前期（第25～28天）和月经期（第1～5天）相当于黄体退化到子宫内膜剥落期。此期冲任精血蓄注胞宫满而将溢，胞宫行司泻的功能，于是经血下行，化为月经，机体由阳弱转入阴生的时期，治疗宜顺应胞宫泻精转经的作用，以通为用，可用活血理气调经之法，促使子宫内膜剥落完全，并较快排出，经血能下行通畅，为建立下一个月经周期作准备，方如和营调经汤（当归、川芎、赤芍、熟地黄、香附、乌药、益母草）或桃红四物汤加减等。此期应结合基础体温进行治疗，如患者基础体温在排卵后上升持续12～14天以上，应结合病史和症状，考虑是否有怀孕可能。

7. 调整免疫功能法

现代医学的免疫学观点与中医学的"邪正相争"发病学说有相似之处。中医学认为，疾病的发生是在机体正气虚弱的情况下，致病因子才能乘虚入侵，导致"邪正相搏"，如果正气不能战胜病邪，就会得病。从免疫学角度来看，当机体正气虚弱时，常表现为免疫功能低下，容易得病；当机体正气旺盛时，免疫功能也多正常，机体具有足够的抗病能力，不易得病。近年来通过药理研究和临床观察，已证实中草药有调整免疫功能的作用，从而达到防病、治病的效果。常用的调整免疫功能的治法有扶正祛邪法、健脾益气法、补益肝肾法、益气养阴法及清热解毒法等。

正虚邪实是产生疾病的根本原因，当机体免疫功能异常，可导致疾病发展与恶化，正确使用扶正祛邪法可增强机体非特异性免疫功能和调整机体的特异性免疫功能。正确使用扶正祛邪法对肿瘤治疗尤为重要，一般在癌肿早期，机体正气尚盛，可抓紧时机，采用攻邪为主，佐以扶正；在疾病的中、晚期，正气渐虚，可予扶正祛邪并进或扶正为主，佐以祛邪。

常用的调整免疫功能的扶正药物有：①补气药，如黄芪、党参、白术、茯苓等；②补血药，如当归、熟地黄、白芍、阿胶等；③养阴药，如生地黄、麦冬、沙参、石斛等。常用的祛邪药物有：①清热解毒药，如金银花、连翘、蒲公英、紫草根、白花蛇舌草、败酱草等；②活血祛瘀药，如丹参、赤芍、桃仁、莪术、红花、三棱等；③疏肝理气药，如柴胡、八月札、郁金、川楝子等。

增强免疫功能法主要指增强细胞的免疫功能，以扶正固本，提高机体抗邪能力，以补法为多用，方药如六味地黄丸，能促进淋巴细胞转化。右归丸可促使脾脏和胸腺淋巴细胞增加，增强细胞免疫功能。补中益气汤、四君子汤、青春宝和生脉散均可增强细胞免疫功能。乌鸡白凤丸可增强小鼠网状内皮系统的吞噬功能。还精煎有祛病延年的双重功效，能增强细胞免疫功能等。

抑制免疫功能亢进法指使用抑制机体体液免疫功能亢进的方药，如血府逐瘀汤可抑制体液免疫功能亢进，桂枝汤可抑制抗体产生，黄连解毒汤能清除抗原、抑制免疫反应。

影响机体免疫功能的中药很多，它们分别通过影响人体的细胞免疫、体液免疫、变态反应等途径，以达到防治疾病的目的。

（1）影响细胞免疫系统的中药

①促进血液中白细胞数增加的中药：人参、党参、苦参、汉防己、夏枯草、黄芪、阿胶、灵芝、金银花、麦冬、生地黄、女贞子、山茱萸、补骨脂、鸡血藤、枸杞子、丹参、甘草等。②促进单核巨

噬细胞系统功能增强或细胞数量增多的中药：人参、党参、灵芝、白术、猪苓、香菇、当归、牛黄、蛇毒、蒲公英、金荞麦、紫草、虎杖、防风、桑寄生等。③抑制单核巨噬细胞系统功能的中药：柴胡、甘草。④促进 T 细胞数量增加、淋巴母细胞转化的中药：人参、香菇、丹参、川芎、灵芝、何首乌、白术、五味子、当归、黄精、女贞子、薏苡仁、天冬、仙灵脾、苦参、枸杞子等。⑤抑制 T 细胞转化的中药：黄芪、郁金等。

（2）影响体液免疫系统的中药

①对干扰素有诱生作用的中药：黄芪、冬瓜子、红花、桑白皮、白芷、当归、紫苏叶、艾叶、柴胡、玉米须、天麻、汉防己、川芎、半夏、车前草、青蒿等。②对补体 C_3 有激活作用的中药：香菇、石香薷（又名华荠苧）等。③对补体活性有抑制作用的中药：肉桂、大黄等。④促进抗体产生的中药：柴胡、黄芪、人参、灵芝、何首乌、香菇、胎盘、地黄、仙灵脾等。⑤抑制抗体产生的中药：甘草、大枣、当归、补骨脂、夏枯草等。

（3）其他与免疫有关的中药

①参与肿瘤免疫反应的中药：灵芝、猪苓、柴胡、当归、香菇、桂枝、白术、薏苡仁、人参、天冬、茯苓等。②影响机体变态反应的中药：灵芝、补骨脂、当归、甘草、肉桂、山茱萸、人参、黄芪、半夏、茯苓、厚朴等。

8. 膏方缓治法

对某些妇科疾病如不孕症、痛经、月经失调、慢性盆腔炎、崩漏、产后体虚、更年期综合征等慢性疾病，需要较长时期服药者可在病情稳定后用膏方缓治。膏方特点是药物全面，药力缓和，服用方便，冬季服用尤为适宜，通常冬至开始服补膏至立春为止。

膏方制备方法：先将阿胶半斤（250g）用黄酒浸到溶解，隔水蒸后备用。另备麦芽糖500克，冰糖250～500克，核桃肉、芝麻适量炒熟研碎，桂圆肉、莲子心、红枣肉各适量，水煮成糊状。制膏时先将中药用大的盛器浸泡一夜，次晨煎药，倒出药汁，浓缩至1500～2000mL，加入麦芽糖、冰糖、阿胶，文火煎熬，不断搅动，防止烧焦，直至药汁呈滴珠状，即可将已准备好的芝麻、桂圆肉、核桃肉、莲子心等倒入锅内，继续搅拌均匀，离火，冷却（不加盖，仅用一层纱布盖住），成膏后放置阴凉通风处，亦可置于冰箱内，每日早晚各1次，每次1匙，开水调服。

三、理论及临床存疑

1. 肾气冲任天癸论

妇科疾患肾虚为本

妇女的生长发育和衰老，可用下列简式加以概括：肾气盛→天癸至→任通→冲盛→月经→妊娠。肾气衰→任虚→冲少→天癸竭→闭经或绝经→不育。肾－天癸－冲任－胞宫构成一个轴，成为妇女性周期调节的核心。西医学则认为，下丘脑－垂体－卵巢－子宫是女性性周期的一个轴，构成性周期的核心。中西医的理论虽然名词不同，也不宜简单地画等号，但可以互补地来理解。妇女主要的生理特点为月经与妊娠，二者均为胞宫所主，亦与冲任二脉有直接的联系。徐灵胎在《医学源流论》中指出："冲任二脉皆起于胞中，为经络之海，此皆血之所从生，而胎之所由系，明于冲任之故，则本源洞悉，而后所生之病，千条万绪，可以知其所起。"
又说："经带之病，全属冲任。"（见叶天士《临证指南》评注）冲任、
胞宫是妇科病之靶子，不论脏腑气血的异常或病变，其结果均可能
导致冲任失调，或直接损伤冲任，以至于出现经、带、胎、产诸疾。
冲任又可以反过来影响天癸、肾气及肾所主之骨髓、脑海而形成反
馈作用。故曰：冲任之本在肾。总之，妇女生理、病理的特点，都
是这个轴各个环节互相影响的结果。

2. 补肾即调冲任论

冲任不固，可出现崩漏、带下滑脱、胎漏、胎动不安、滑胎、
半产、阴挺等。冲任亏损，可出现月经不调、月经过少、闭经、痛
经、不孕症等。冲气上逆可出现恶阻、经行吐衄、经行乳房胀痛、
乳衄、子晕、子悬、子嗽等。清代名医叶天士对妇科病特别重视奇
经。叶氏认为"八脉隶乎肝肾"，因"肝肾内损，延及冲任奇脉"，
立法主张"温养肝肾""或以血肉充养，取其通补奇经"。徐灵胎认
为："治冲任之法，全在养血，故古人立方无不以血药为主。"古人
有认为四物汤是通补冲任之剂；龟鹿二仙膏（鹿角、龟甲、枸杞子、
人参）为补养任督之方；如左归丸（熟地黄、山茱萸、鹿角胶、龟
甲、菟丝子、牛膝、枸杞子、怀山药）、斑龙九（鹿角胶、鹿角霜、
菟丝子、熟地黄、柏子仁）都属滋肾而补益冲任之剂。总之，固补
冲任奇经，均从补益肝肾和养血来体现，此即叶氏所谓"八脉隶乎
肝肾"之意。

根据药理研究提示，补肾药能调整垂体和肾上腺的功能，并能
使紊乱之神经、体液调节机能趋于正常。从临床疗效来看，滋养肝
肾能起到补益冲任从而调整内分泌，以达到调经、助孕、安胎等目

的，这是中医异病同治之法。由此可见，肾、天癸、冲任、胞宫是密切联系并彼此协调的一个轴，肾是这个轴的核心。在辨证施治时，如能掌握调补肾阴肾阳之法，并结合具体病情灵活运用，是可以解决很多妇科疾病的。

3. 肾虚之妇科常见病

（1）肾阴虚

妇科特征：月经量少，月经推后，闭经（但阴虚而致阳亢者，亦可先期或崩漏，经色鲜红而质薄），更年期综合征，胎萎不长，流产，先兆子痫或子痫等。

全身症状：面颊时烘热或潮红，五心烦热，盗汗，消瘦，眩晕耳鸣，睡眠欠佳或失眠，腰酸，便燥。舌偏红少苔，脉细弱或细涩。

（2）肾阳虚

妇科特征：经色淡黯，经质稀薄，多、少、先、后不定，或崩漏，更年期综合征。带下清稀如水，量多。滑胎、流产、不孕症等。

全身症状：面色苍白晦黯，眼眶黑，或面额有黯斑，精神萎靡，怕冷，四肢不温，虚眩耳鸣，腰膝酸冷无力，性欲降低，尿清长，夜尿多，或频数难忍，大便溏。舌淡嫩无华，苔薄白润，脉迟弱或微细。

4. 妇人多瘀常需活血论

（1）瘀血与妇科病

妇女的机体中，血占有重要的位置。因为妇女的经、孕、产、乳等生理特点，无不与血的盛衰或畅滞有密切关系。任脉通，太冲脉盛，血海充盈，由满而溢，则月事以时下；若任脉虚，太冲脉衰少，血海空虚，来源不足，则月经闭止。瘀血内留，则痛经、闭经、崩漏、月经不调、癥瘕等病均可发生。又妇人血旺才能摄精成孕；妊娠以后需要血以养胎直至正常分娩；产时血气旺盛，则胎儿容易娩出，也不致耗血过多，产后恶露亦正常排出而自止；哺乳期血气旺盛则乳汁充沛而分泌正常。如孕产期内有瘀阻，则可致胎漏，或产时大量出血，或产后腹痛、恶露不绝等；哺乳期血气壅阻，可成乳痈。

妇科疾病主要是与妇女生殖系统有关的病变。生殖系统功能的正常与否，同人体的血液循环系统、神经体液系统及内分泌等有密切联系。它们之间又是互相影响的，故血的瘀滞可以从各方面影响到生殖系统的病理变化。妇女由于月经与产褥的关系，形成血瘀的病理变化机会较多，故血瘀成为妇科常见的病因之一。由于血液流动缓慢甚或停滞，或血液离经而成瘀积，使血液由动态而变为静态，在病机上可表现为血液循环障碍和受累组织的损害、组织细胞的炎症、水肿、糜烂、坏死、硬化、增生等继发性改变。从妇科范围来说，即可发生上述经、孕、产、乳诸疾。

（2）瘀血之类型有七

1）气滞血瘀

血为有形体液之一，赖心之搏动（心主血脉）和血管中之功能的"气"以推动其运行，故曰"气为血帅"。《寿世保元》说："盖气者，血之帅也，气行则血行，气止则血止，气有一息之不运，则血有一息之不行。"这一理论，早为中医学所公认。《沈氏尊生书》讲得更清楚："气运乎血，血本随气以周流，气凝则血亦凝矣。夫气滞血凝，则作痛作肿，诸变百出。"气滞血瘀属于实证类型。

2）气虚血瘀

气虚则机体的功能缓弱（包括心脏和血管的功能），血行缓慢，脉络不充，血流不畅，日久则成瘀滞。《医林改错》指出："元气既虚，必不能达于血管，血管无气，必停留而瘀，以致气虚血瘀之证。"这属于虚中有实的类型。

3）寒凝血瘀

血得温则行，得寒则凝。寒为阴邪，性主收引、凝滞，脉管遇寒则容易收缩，血液遇寒则易凝涩，这是一般的现象。《灵枢·经脉》说："寒邪客于经脉之中，则血泣而不通。"《素问·调经论》指出："气血者，喜温而恶寒，寒则泣而不流，温则消而去之。"这说明了血液运行和凝滞的机理。寒凝致瘀，这属于实寒证的类型。

4）热灼血瘀

热为阳邪，能煎熬津液，耗液伤阴。邪热过甚，血受灼烁，可使其浓浊黏稠，流通不畅而致瘀。《医林改错》说："伤受热则煎熬成块。"《伤寒杂病论》有瘀热在里之证，也是这一机理。此属于实证、热证的类型。

5）出血成瘀

《内经》说："阳络伤则血外溢，阴络伤则血内溢。"体外、体内出血的原因甚多，可由于外伤，亦可由于内伤。皮外之出血，虽可耗去一定的血量，出血量过多者甚或引起休克，但因此而瘀积成患者却少；而皮肌内或胸腹腔内之出血和脏腑中的出血，是体内离经之血，这种内出血往往成为瘀血的重要成因。《内经》说："人有所堕坠，恶血内留。"这种体内溢血的血瘀证，在内、外、妇、儿科等均可发生。

6）情志失调致瘀

五志七情等精神因素刺激过强、过久或失调，可使中枢神经处于过度抑制状态，气机不畅，血行滞碍，亦可成瘀。《灵枢·百病始生》说："若内伤于忧怒，则气上逆，气上逆则六输不通，温气不行，凝血蕴里而不散，津液涩渗，著而不去，而积皆成矣。"这是由于七情郁结，气病及血之故。基本属于实证的类型。

7）久病致瘀

中医学认为，久病入络可以致瘀，各种怪异之病亦多起于瘀，用通络活血之法治疗，每能收效。

（3）瘀血的典型症状

瘀血在妇科的主要见证，可有下列几种。

1）疼痛

中医学认为："通则不痛，痛则不通。"血瘀可使血流滞碍、组织发炎肿胀等，其病机是脉道不够通畅，甚或闭塞不通，因而出现疼痛。其特征多为部位固定，痛处拒按，或按之有块，痛较顽固、剧烈或胀痛等。最常见的病如痛经、癥瘕疼痛或产后腹痛等。

2）癥瘕肿块

瘀血壅聚于经络脏腑，日久可成癥瘕肿块。清代医家唐容川的《血证论》说："瘀血在经络脏腑之间，则结为癥瘕。"又说："气为血滞，则聚而成形。"妇科的癥瘕肿块是比较多见的，如子宫肌瘤、卵巢囊肿、子宫内膜异位症、盆腔内炎症包块、处女膜闭锁的月经潴留、内生殖器的畸胎瘤或某些妇科癌症等，都属于这一范畴。

3）妇科出血

"瘀血不去，新血不得归经。"这是中医认为妇科出血机理之一；又经行不畅，可致血不循经而妄行，成为离经之血。故妇科的各种出血症，可由血瘀所引起。如胞宫积瘀，可致崩中漏下，产后胞衣不下或胞衣不净，可致产后大量出血或长期淋漓出血，血气郁逆，血不循经而妄行，可致经行吐衄；输卵管妊娠（亦由于气血滞碍不通所致），可使脉道损伤而内部出血。这些出血因素，都是由于血瘀所造成。

4）发热

机体内有瘀阻，一方面可由瘀积化热；另一方面又可降低体内的抗御能力，从而容易引起感染发热。产后发热中的一个类型即由于瘀血壅阻。例如产褥感染，中医学认为，这是内有瘀积，继感热毒之邪所致。

5）神经精神症状

血瘀证可引起精神抑郁，哭笑无常，有些出现顽固性头痛等神经系统症状。如热入血室、经前紧张综合征等，血瘀是构成这些疾病的因素之一。

高慧中医妇科临床实践与验案精选

一、月经病

凡月经的周期、经期和经量发生异常，以及伴随月经周期出现明显不适症状的疾病，称为月经病，是妇科临床的多发病。常见的月经病有月经先期、月经后期、月经先后无定期、月经过多、月经过少、经期延长、经间期出血、崩漏、闭经、痛经、经行发热、经行头痛、经行吐衄、经行泄泻、经行乳房胀痛、经行情志异常、经断前后诸证、经断复来等。月经病发生的主要机理是脏腑功能失调，气血不和，导致冲任二脉的损伤。其病因除外感邪气、内伤七情、房劳多产、饮食不节之外，尚须注意身体素质对月经病发生的影响。月经病的辨证着重月经的期、量、色、质及伴随月经周期出现的症状，同时结合全身证候，运用四诊八纲进行综合分析。月经病的治疗原则重在治本以调经。论治过程中，首辨他病、经病的不同。如因他病致月经不调者，当治他病，病去则经自调；若因月经不调而生他病者，当予调经，经调则他病自愈。次辨标本缓急的不同，急则治其标，缓则治其本。如痛经剧烈，应以止痛为主，若经崩暴下，当以止血为先，缓则审证求因治其本，使经病得到彻底治疗。再辨月经周期各阶段的不同。经期血室正开，大寒大热之剂用时宜慎；经前血海充盛，勿滥补，宜予疏导；经后血海空虚，勿强攻，宜于调补，但总以证之虚实酌用攻补。这是月经病论治的一般规律。

月经病的治本大法有补肾、扶脾、疏肝、调理气血等。"经水出诸肾"，故调经之本在肾。补肾在于益先天之真阴，以填精养血为主，佐以助阳益气之品，使阳生阴长，精血俱旺，则月经自调。即使在淫邪致病的情况下，祛邪之后，也以补肾为宜。扶脾在于益气血之源，以健脾升阳为主，脾胃健运，气血充盛，则源盛而流自畅。

然而用药不宜过用甘润或辛温之品，以免滞碍脾阳或耗伤胃阴。疏肝以通调气机，以开郁行气为主，佐以养肝之品，使肝气得疏，气血调畅，则经病可愈。调理气血当辨气病、血病，病在气者，治气为主，治血为佐；病在血者，治血为主，治气为佐。气血来源于脏腑，其补肾、扶脾、疏肝也寓调理气血之法。上述诸法，又常以补肾扶脾为要。如《景岳全书》说："故调经之要，贵在补脾胃以资血之源，养肾气以安血之室，知斯二者，则尽善矣。"此外，不同年龄的妇女有不同的生理特点，治疗的侧重点也不同，应予考虑。

总之，月经病是常见病，病变多种多样，病证虚实寒热错杂，必须在充分理解"肾主司月经"的基础上，注意脾、肝以及气血等对月经的影响，全面掌握其治法，灵活运用。

（一）月经先期

1. 概念

月经周期提前 1～2 周者，称为"月经先期"，亦称"经期超前"或"经早"。

本病相当于西医学排卵型功能失调性子宫出血病的黄体不健和盆腔炎症所致的子宫出血。月经先期伴月经过多可进一步发展为崩漏，应及时进行治疗。

2. 病因病机

主要机理是冲任不固，经血失于制约，月经提前而至。常见的证型有气虚和血热。

（1）气虚

可分为脾气虚和肾气虚。①脾气虚：素体虚弱，或劳力过度，忧思不解，饮食失节，损伤脾气，脾伤则中气虚弱，冲任不固，不能统摄经血，故月经提前而至。②肾气虚：房劳多产，或久病伤肾，肾气虚弱，肾虚则冲任不固，不能制约经血，遂致月经提前而至。

（2）血热

可分阴虚血热、阳盛血热和肝郁化热。①阴虚血热：素体阴虚，或失血伤阴，产多乳众，耗损精血，或思虑过度，营阴暗耗，阴血虚少，虚热内生，热扰冲任，冲任不固，不能制约经血，遂致月经提前而至。②阳盛血热：素体阳盛，或过食温燥、辛辣之品，或感受热邪，热伤冲任，迫血妄行，遂致月经提前而至。③肝郁化热：素性抑郁，或情志内伤，抑郁不乐，肝气郁结，郁久化热，热伤冲任，迫血妄行，遂致月经提前而至。

3. 辨证论治

辨证主要辨其属气虚或血热，治疗以安冲为大法，或补脾固肾益气，或清热泻火，或滋阴清热。

（1）气虚型

1）脾气虚证

[**主要证候**] 经期提前，或兼量多，色淡质稀，神疲肢倦，气短懒言，小腹空坠，纳少便溏，舌淡红，苔薄白，脉缓弱。

[**证候分析**] 脾气虚弱，统血无权，冲任不固，故月经提前而至，量多；气虚血失温煦，则经色淡而质稀；脾虚中气不足，故神疲肢倦，气短懒言，小腹空坠；运化失职，则纳少便溏。舌淡红，苔薄白，脉缓弱，也为脾虚之征。

[治法] 补脾益气，固冲调经。

[方药] 补中益气汤（《脾胃论》）。

人参、黄芪、甘草、当归、陈皮、升麻、柴胡、白术。

若月经过多者，去当归，重用黄芪、党参以益气摄血；经行期间去当归，酌加艾叶、阿胶、乌贼骨以止血固摄；便溏者，酌加山药、砂仁、薏苡仁以扶脾止泻。

若心脾两虚者，症见月经提前，心悸怔忡，失眠多梦，四肢倦怠，舌淡，苔薄，脉细弱，治宜养心健脾，固冲调经，方用归脾汤（《校注妇人大全良方》）。

白术、茯神、黄芪、龙眼肉、酸枣仁、人参、木香、当归、远志、甘草、生姜、大枣。

方中人参、白术、黄芪、甘草健脾补气固冲；当归、龙眼肉、大枣健脾养血；酸枣仁、茯神、远志养心宁神；生姜、木香行气醒脾。全方共奏补脾养心，固冲调经之效。

2）肾气虚证

[主要证候] 经期提前，量少，色淡黯，质清稀，腰酸腿软，头晕耳鸣，小便频数，面色晦黯或有黯斑，舌淡黯，苔薄白，脉沉细。

[证候分析] "冲任之本在肾"，肾气不足，冲任不固，故月经提前；肾虚精血不足，故量少，经色淡黯，质稀；腰为肾之外府，肾主骨，肾虚故腰酸腿软；肾虚精血不足，髓海失养，故头晕耳鸣；肾虚则气化失常，故小便频数；肾虚则肾水之色上泛，故面色晦黯或有黯斑。舌淡黯，脉沉细，也为肾虚之征。

[治法] 补肾益气，固冲调经。

[方药] 固阴煎（《景岳全书》）。

人参、熟地黄、山药、山茱萸、远志、炙甘草、五味子、菟丝子。

方中菟丝子补肾而益精气；熟地黄、山茱萸滋肾益精；人参、山药、炙甘草健脾益气，补后天养先天以固命门；五味子、远志交通心肾，使心气下通，以加强肾气固摄之力。全方共奏补肾益气，固冲调经之效。

若腰痛甚者，酌加续断、杜仲补肾而止腰痛；夜尿频数者，酌加益智仁、金樱子固肾缩尿。

（2）血热型

1）阴虚血热证

[**主要证候**] 经期提前，量少，色红质稠，颧赤唇红，手足心热，咽干口燥，舌红，苔少，脉细数。

[**证候分析**] 阴虚内热，热扰冲任，冲任不固，故月经提前；阴虚血少，冲任不足，血海满溢不多，故经血量少；血为热灼，故经色红而质稠；虚热上浮，故颧赤唇红；阴虚内热，故手足心热；阴虚津少，故咽干口燥。舌红，苔少，脉细数，也为阴虚血热之征。

[**治法**] 养阴清热，凉血调经。

[**方药**] 两地汤（《傅青主女科》）。

生地黄、玄参、地骨皮、麦冬、阿胶、白芍。

方中地骨皮、玄参、麦冬养阴清热；生地黄滋阴清热凉血；白芍和血敛阴；阿胶滋阴止血。全方共奏滋阴清热，凉血调经之效。

若月经量少者，酌加山药、枸杞子、何首乌滋肾以生精血；手足心热甚者，酌加白薇、生龟甲育阴潜阳以清虚热。

2）阳盛血热证

[**主要证候**] 经期提前，量多，色紫红，质稠，心胸烦闷，渴喜冷饮，大便燥结，小便短赤，面色红赤，舌红，苔黄，脉滑数。

［证候分析］热伤冲任，迫血妄行，故月经提前，量多；血为热灼，故经色紫红，质稠；热扰心肝二经，故心胸烦闷；热邪伤津，故渴喜冷饮；大肠津少，故大便燥结；热灼膀胱，故小便短赤。面色红赤，舌红，苔黄，脉滑数，为热盛之征。

［治法］清热降火，凉血调经。

［方药］清经散（《傅青主女科》）。

牡丹皮、地骨皮、白芍、熟地黄、青蒿、黄柏、茯苓。

方中黄柏、青蒿、牡丹皮清热降火凉血；熟地黄、地骨皮清血热而生水；白芍养血敛阴；茯苓行水泄热。全方清热降火，凉血养阴，使热去则阴不伤，血安而经自调。

若月经过多者，去茯苓，酌加地榆、茜草根以凉血止血；若经行腹痛，经血夹瘀块者，酌加炒蒲黄、三七以化瘀止血。

3）肝郁化热证

［主要证候］经期提前，量多或少，经色紫红，质稠有块，经前乳房、胸胁、少腹胀痛，烦躁易怒，口苦咽干，舌红，苔黄，脉弦数。

［证候分析］肝郁化热，热扰冲任，迫血妄行，故月经提前；肝郁血海失司，故月经量多或少；血为热灼，故经色紫红，质稠有块；气滞于肝经，故经前乳房、胸胁、少腹胀痛；气机不畅，则烦躁易怒；肝经郁热，故口苦咽干。舌红，苔黄，脉弦数，为肝郁化热之象。

［治法］清肝解郁，凉血调经。

［方药］丹栀逍遥散（《女科撮要》）。

牡丹皮、炒栀子、当归、白芍、柴胡、茯苓、炙甘草。

方中柴胡、炒栀子、牡丹皮疏肝解郁，清热凉血；当归、白芍养血柔肝；白术、茯苓、炙甘草健脾和中。全方共奏清肝解郁，凉血调经之功。

若月经过多者，经时去当归，酌加牡蛎、茜草、炒地榆以固冲止血；经行不畅，夹有血块者，酌加泽兰、益母草以活血化瘀；经行乳房胀痛甚者，酌加瓜蒌、王不留行、郁金以解郁行滞止痛。

4. 验案举例

（1）月经先期案 1

高某，女，27 岁，未婚。初诊：2005 年 4 月 17 日。

[主诉] 月经周期提前 2 个月。

[现病史] 患者自述平素月经周期规律，14 岁月经来潮，7/30 ~ 32。近 2 个月月经周期提前 10 余天而至，量少色暗，乳房微胀，大便溏薄。舌质红，苔薄腻，脉细软。

[中医诊断] 月经先期（脾肾不足，冲任失调）。

[治法] 健脾益肾，调理冲任。

[方药] 党参 15g，白术 15g，山药 15g，茯苓 15g，砂仁 10g，补骨脂 10g，山茱萸 10g，巴戟天 10g，熟地黄 10g，紫石英 10g，当归 10g，仙灵脾 10g，黄精 10g，五味子 10g，菟丝子 10g，川芎 10g，柴胡 10g，白芍 10g，炙甘草 10g。

共 7 剂，水煎服，日 1 剂。

二诊（4 月 25 日）：经行 9 天净，经量初少，后为中量，伴腹痛隐隐，大便溏薄，日 1 ~ 2 次，纳可。脉细软，舌暗偏红，苔薄腻。原处方加赤石脂 10g，禹余粮 10g，玉米须 10g。

三诊（5 月 4 日）：便溏转实，但时而反复，神疲乏力，舌边尖红，苔薄，脉细软。处方同上。1个月后复诊，经期已准，经量中等，且纳可便调。

按语： 经者常候也，每月如期一至，太过与不及均为不调。"阳太过则先期而至，阴不及则后时而来"，然亦有责之脾虚者。本案患者禀赋不足，脾气素虚，故出现便溏等症。脾主统血，肾主封藏，脾肾均虚，则封藏失职经水不及期而行，治当以健脾益肾，统摄冲任为法。

（2）月经先期案2

谢某，女，20岁，未婚。初诊：2006年7月1日。

[主诉] 月经周期提前3个月。

[现病史] 患者平素月经周期4～5/28～30。近3个月来，月经4～5/14～20。量中等，色紫黑。无血块，痛经（－）。舌红，苔白，脉弦细。

[中医诊断] 月经先期（肝肾亏虚证）。

[治法] 补肾益气，养肝调经。

[方药] 黄芪30g，当归15g，川芎15g，白芍12g，赤芍12g，山药15g，白术12g，桑寄生15g，川续断15g，泽兰15g，益母草10g，香附15g，炒蒲黄10g，血余炭30g，升麻15g，炙甘草10g。

共7剂，水煎服，日1剂。

二诊（7月7日）：自述纳谷不佳，周身乏力。舌淡，苔厚腻，脉细。方药：黄芪30g，山药25g，山茱萸25g，白术15g，生薏苡仁20g，党参10g，升麻20g，杜仲炭15g，丹参5g，当归5g，川芎5g，血余炭30g，茜草10g，仙鹤草20g，生地榆30g，炙甘草10g。

三诊（7月24日）：LMP：7月18日，6天净，量中等，色紫红，有血块，痛经（－）。纳谷转佳，乏力减轻，寐可，大便稍干，小便略黄。舌红，苔白，边有齿痕，脉滑。方药：黄芪30g，当归5g，赤芍10g，白芍10g，川芎10g，熟地黄12g，党参15g，生薏苡仁20g，山药15g，何首乌20g，肉苁蓉20g，血余炭20g，茜草10g，茯苓10g，丹参5g，杜仲15g，炙甘草15g。

半年后复诊，月经周期规律，纳可，寐可，食谷安。

按语： 肝司血海，主疏泄，性喜条达，若情志抑郁，可致肝气逆乱，疏泄失司，冲任失调，血海蓄溢失常；肾主闭藏，若素体肾气不足，以致肾气不守，闭藏失职，冲任功能紊乱，血海蓄溢失常，月经周期紊乱。肝肾同源，精血互生，二者相互影响，使月经先期而至。该患者平素工作压力大，性情急躁易怒，提示肝郁，肝肾相互影响，肝郁则肾气亦郁。结合舌脉，辨证为肝肾气郁兼肾虚，取诸药疏肝补肾，养血调经，故诸症缓解。

（二）月经后期

1. 概念

月经周期错后7天以上，甚至错后3～5个月一行，经期正常者，称为"月经后期"，亦称"经期错后""经迟"。

本病相当于西医学的月经稀发。月经后期如伴经量过少，常可发展为闭经。

2. 历史沿革

本病首见于汉代张仲景的《金匮要略·妇人杂病脉证并治》，在"温经汤"方下，即有"至期不来"的记载。其后《备急千金要方》《圣济总录》等在一些方剂下亦载有"或隔月不来……或后期而至"，但仍未作为独立的病证来研究。宋代王子亨、许叔微始从病理上加以论述。如《校注妇人大全良方·调经门·王子亨方论》载"阴不及则后时而来",认为月经延后是阴血不足所致。《普济本事方·妇人诸疾·紫石英丸》记载"阴气乘阳,则胞寒气冷,血不运行……故今乍少而在月后",又提出阴盛阳虚、胞寒气冷是月经后期的病理,较之前人有所发展。元代朱丹溪在总结前人经验的基础上,结合自己的观察,在《丹溪心法·妇人八十八》中提出"血虚""血热""痰多"是月经后期的病机,并指出相应的方药,进一步丰富了月经后期的内容。明代薛己、万全、张景岳等更是提出了"脾经血虚""肝经血少""气血虚弱""气血虚少""气逆血少""脾胃虚损""痰湿壅滞"以及"水亏血少,燥涩而然""阳虚内寒,生化失期"等月经后期的发病机理,并提出补脾养血、滋水涵木、气血双补、疏肝理气、导痰行气、清热滋阴、温经活血、温养气血等治法和相应的方药,使本病在病因、病理、治法、方药等方面渐臻完备。

3. 病因病机

主要发病机理是精血不足或邪气阻滞,血海不能按时满溢,遂致月经后期。常见的分型有肾虚、血虚、血寒、气滞和痰湿。

（1）肾虚

先天肾气不足,或不节房事,房劳多产,损伤肾气,肾虚冲任不足,血海不能按时满溢,遂致经行错后。

（2）血虚

数伤于血,或产多乳众,病后体虚,饮食减少,化源不足,营血衰少,冲任不足,血海不能按时满溢,遂致经行错后。

（3）血寒

1）虚寒

素体阳虚，或久病伤阳，阳虚内寒，脏腑失于温养，生化失期，气虚血少，冲任不足，血海不能按时满溢，遂致经行错后。

2）实寒

经产之时，感受寒邪，或过服寒凉，寒邪搏于冲任，血为寒凝，胞脉不畅，血行迟滞，血海不能按时满溢，遂致经行错后。

（4）气滞

素性抑郁，情志不遂，气不宣达，血为气滞，冲任不畅，气血运行迟滞，血海不能按时满溢，遂致经行错后。

（5）痰湿

素体肥胖，痰湿内盛，或劳逸过度，饮食不节，损伤脾气，脾失健运，痰湿内生，痰湿下注冲任，壅滞胞脉，气血运行缓慢，血海不能按时满溢，遂致经行错后。

4. 诊断

（1）临床表现：本病以月经周期延后超过七天，并连续出现两个月经周期以上为临床特征，可伴见经量、经色、经质的异常。经量少（亦有量多），经色可见深红、淡红或黯红，经质可有黏稠、稀薄或伴有血块。有的还可伴有胸、胁、小腹胀满或疼痛。

（2）检查：妇科检查，必要时做妊娠试验以排除妊娠。

5. 辨证论治

以月经错后、经期基本正常为辨证要点。治疗须辨明虚实，虚证治以温经养血，实证治以活血行滞。

（1）肾虚型

[**主要证候**] 经期错后，量少，色淡黯，质清稀，腰酸腿软，头晕耳鸣，带下清稀，面色晦黯，或面部黯斑，舌淡黯，苔薄白，脉沉细。

[**证候分析**] 肾虚精血亏少，冲任不足，血海不能按时满溢，故经行错后，量少，色淡黯，质清稀；肾主骨生髓，脑为髓海，腰为肾之外府，肾虚则腰酸腿软，头晕耳鸣；肾气虚，水失气化，湿浊下注，带脉失约，故带下清稀；肾主黑，肾虚则肾色上泛，故面色晦黯或面部黯斑。舌淡黯，苔薄白，脉沉细，为肾虚之征。

[**治法**] 补肾益气，养血调经。

[**方药**] 大补元煎（《景岳全书》）。

人参、山药、熟地黄、杜仲、当归、山茱萸、枸杞子、炙甘草。

方中人参、山药、杜仲补肾气以固命门；山茱萸、枸杞子补肾填精而生血；当归、熟地黄养血益阴。全方共奏补肾益气，养血调经之效。

若月经量少者，酌加紫河车、肉苁蓉、丹参养精血以行经；带下量多者，酌加鹿角霜、金樱子、芡实固涩止带；若月经错后过久者，酌加肉桂、牛膝以温经活血，引血下行。

（2）血虚型

[**主要证候**] 经期错后，量少，色淡质稀，小腹空痛，头晕眼花，心悸失眠，皮肤不润，面色苍白或萎黄，舌淡，苔薄，脉细无力。

[**证候分析**] 营血虚少，冲任不能按时通盛，血海不能如期满溢，故月经错后，量少，色淡质稀；血虚胞脉失养，故小腹空痛；血虚上不荣清窍，故头晕眼花；血虚外不荣肌肤，故皮肤不润，面

色苍白或萎黄；血虚内不养心，故心悸失眠。舌淡，苔薄，脉细无力，也为血虚之征。

[**治法**] 补血养营，益气调经。

[**方药**] 人参养荣汤（《和剂局方》）。

人参、白术、茯苓、炙甘草、当归、白芍、熟地黄、肉桂、黄芪、五味子、远志、陈皮、生姜、大枣。

若月经过少者，去五味子，酌加丹参、鸡血藤；若经行小腹隐隐作痛者，重用白芍，酌加阿胶、香附。

（3）血寒型

1）虚寒证

[**主要证候**] 经期错后，量少，色淡质稀，小腹隐痛，喜热喜按，腰酸无力，小便清长，面色㿠白，舌淡，苔白，脉沉迟无力。

[**证候分析**] 阳气不足，阴寒内盛，脏腑虚寒，气血生化不足，气虚血少，冲任不能按时通盛，血海满溢延迟，故月经推迟而至，量少，色淡，质稀；胞中虚寒，胞脉失于温养，故经行小腹隐隐作痛，喜热喜按；阳虚肾气不足，外府失养，故腰酸无力；阳气不布，故面色㿠白；膀胱虚寒，失于温煦，故小便清长。舌淡，苔薄，脉沉迟无力，为虚寒之征。

[**治法**] 温经扶阳，养血调经。

[**方药**] 大营煎（《景岳全书》）。

当归、熟地黄、枸杞子、炙甘草、杜仲、牛膝、肉桂。

方中肉桂温经扶阳，通行血脉；熟地黄、当归、枸杞子、杜仲补肾填精养血；牛膝活血通经，引血下行。全方共奏温经扶阳，养血调经之效。

若经行小腹痛者，酌加巴戟天、小茴香、香附；虚甚者，加人参。

2）实寒证

[**主要证候**]经期错后，量少，经色紫黯有块，小腹冷痛拒按，得热痛减，畏寒肢冷，舌黯，苔白，脉沉紧或沉迟。

[**证候分析**]寒邪客于冲任，血为寒凝，运行不畅，血海不能按期满溢，故月经推迟而至，量少；寒凝血滞，故经色紫黯有块；寒邪客于胞中，气血运行不畅，"不通则痛"，故小腹冷痛，得热后气血稍通，故小腹痛减；寒为阴邪，易伤阳气，阳气不得外达，故畏寒肢冷。舌黯，苔白，脉沉紧或沉迟，也为实寒之征。

[**治法**]温经散寒，活血调经。

[**方药**]温经汤（《妇人大全良方》）。

人参、当归、川芎、白芍、肉桂、莪术、牡丹皮、甘草、牛膝。

方中肉桂温经散寒，通脉调经；当归、川芎养血活血调经；人参甘温补气，且肉桂通阳散寒；莪术、牡丹皮、牛膝活血祛瘀，助当归、川芎通行血滞；白芍、甘草缓急止痛。全方共奏温经散寒，活血调经之效。

若经行腹痛者，加小茴香、香附、延胡索以散寒滞止痛；月经过少者，酌加丹参、益母草、鸡血藤养血活血调经。

（4）气滞型

[**主要证候**]经期错后，量少，经色黯红或有血块，小腹胀痛，精神抑郁，胸闷不舒，舌象正常，脉弦。

[**证候分析**]血为气滞，冲任气血运行不畅，血海不能按时满溢，故月经错后，量少；气滞血瘀，故经色黯红，或有小血块；气机不畅，经脉壅滞，故小腹胀痛，精神抑郁，胸闷不舒。脉弦也为气滞之征。

[**治法**] 理气行滞，活血调经。

[**方药**] 乌药汤（《兰室秘藏》）。

乌药、香附、木香、当归、甘草。

方中乌药理气行滞，香附理气调经，木香行气止痛，当归活血行滞调经，甘草调和诸药。全方共奏行气活血调经之效。

若小腹胀痛甚者，酌加莪术、延胡索；乳房胀痛明显者，酌加柴胡、川楝子、王不留行；月经过少者，酌加鸡血藤、川芎、丹参。

（5）痰湿型

[**主要证候**] 经期错后，量少，色淡，质黏，头晕体胖，心悸气短，脘闷恶心，带下量多，舌淡胖，苔白腻，脉滑。

[**证候分析**] 痰湿内盛，滞于冲任，气血运行不畅，血海不能如期满溢，故经期错后。量少，色淡质黏；痰湿停于心下，气机升降失常，故头晕，心悸气短，脘闷恶心；痰湿流注下焦，损伤带脉，带脉失约，故带下量多。舌淡胖，苔白腻，脉滑，也为痰湿之征。

[**治法**] 燥湿化痰，活血调经。

[**方药**] 芎归二陈汤（《丹溪心法》）。

陈皮、半夏、茯苓、甘草、生姜、川芎、当归。

方中半夏、陈皮、甘草燥湿化痰，理气和中；茯苓、生姜渗湿化痰；当归、川芎养血活血。全方使痰湿除，经脉无阻，其经自调。

若脾虚食少，神倦乏力者，酌加人参、白术；脘闷呕恶者，酌加砂仁、枳壳；白带量多者，酌加苍术、车前子。

6. 验案举例

（1）月经后期案1

于某，女，43岁，已婚。初诊：2008年3月12日。

[主诉] 经期错后 1 年余。

[现病史] 患者自述平素月经周期 3 ～ 5/30。1 年前无诱因出现月经延后至 50 天 1 次。月经稀发，色紫黯，经前乳房胀痛。伴头晕、腰痛。纳可，白带不多。舌暗，苔白，脉弦缓。

[中医诊断] 月经后期（气滞证）。

[治法] 理气行滞调经。

[方药] 当归 15g，赤芍 15g，川芎 30g，生地黄 10g，桃仁 10g，红花 10g，藁本 10g，菊花 10g，白芷 10g，蔓荆子 10g，郁金 10g，菖蒲 15g，益母草 15g，柴胡 10g，川楝子 10g，青皮 10g，枳实 10g，川牛膝 15g。

共 7 剂，水煎服，日 1 剂。

二诊（4 月 6 日）：服药 1 周后行经，LMP：3 月 27 日～ 4 月 4 日。症状较以往明显好转。经量可，色黯红，无血块，痛经（－）。无腰痛、头痛。B 超提示正常。舌红，苔白，脉弦。方药：黄芪 30g，当归 10g，赤芍 10g，白芍 10g，生地黄 10g，川芎 20g，桃仁 10g，红花 10g，柴胡 10g，白芷 10g，蔓荆子 10g，郁金 10g，菖蒲 10g，川楝子 10g，益母草 15g，香附 15g，枸杞子 20g，巴戟天 10g。

半年后复诊，经期规律，症状消失。

按语：患者素性抑郁，情志不遂，气不宣达，血为气滞，冲任不畅，气血运行迟滞，月经后期而至；肾主闭藏，若先天肾气亏虚，肾虚冲任不足，血海不能按时满溢而后期；肝肾同源，精血互生，二者相互影响。该患者长期精神抑郁，经前乳房连及两胁胀痛，提示肝郁，经期腰膝酸软，腰为肾之府，即肾气亏虚则腰膝酸软，肝为肾之子，二者相互制约，相反相成，肝郁则肾气亦闭郁不宣，结合舌脉，辨证为肝肾气郁，肝郁肾虚型。故采用疏肝补肾、养血调经之法，则诸症缓解。

（2）月经先期案 2

曾某，女，29 岁，已婚。初诊：2008 年 4 月 5 日。

[**主诉**] 月经周期延后半年余。

[**现病史**] 患者平素月经周期 4 ～ 5/28 ～ 32。半年前出现月经周期延后，40 ～ 50 天一潮，经量少，色淡黯，经行小腹冷痛，得热痛减，腰膝酸疼，口淡，大便烂，舌淡黯，苔白，脉沉细。

[**中医诊断**] 月经后期（血寒证）。

[**治法**] 扶阳祛寒调经。

[**方药**] 桂枝 10g，艾叶 10g，熟附子 10g，当归 15g，川芎 10g，熟地黄 20g，党参 20g，白术 15g，牛膝 12g，乌药 10g，补骨脂 10g，山茱萸 10g，巴戟天 10g，紫石英 10g，仙灵脾 10g，黄精 10g，五味子 6g，菟丝子 10g，炙甘草 10g。

共 7 剂，水煎服，日 1 剂。

二诊（4 月 13 日）：处方同上，共 14 剂。

三诊（5 月 10 日）：用药后月经来潮，量较前增多，色黯红，小腹冷痛减轻，可忍受，舌红，苔白，脉细。处方同上。嘱忌生冷寒凉之品。

两个月后复诊，月经 30 ～ 35 天一潮，经量增加，经行腹痛消失。

按语：月经过少最早出现于《脉经》。关于其病因的认识，《丹溪心法》提出"血虚""血热""痰多"，《医方考》论述月经后期乃"寒、郁、气、痰"等为患。血寒者，可因经期调摄失宜；或冒雨涉水，感受寒邪；或过食生冷寒凉之品，血为寒凝，滞涩冲任，经行运行失畅，月经后期而至。若素体阳虚或久病伤阳，阴寒内盛，不能温养脏腑，气血生化不足，气虚血少，冲任不充，血海满溢延迟，故月经后期而至。临床治疗多以健脾、补肾温阳、阴阳双补为主，以期阳生阴长。

（三）月经先后无定期

1. 概念

月经周期或前或后 1 ～ 2 周且连续 3 个月经周期者，称为"月经先后无定期"，又称"经水先后无定期""月经愆期""经乱"。

本病相当于西医学排卵型功能失调性子宫出血病的月经不规则。青春期初潮后 1 年内及更年期月经先后无定期者，如无其他证候，可不予治疗。月经先后无定期若伴有经量增多及经期紊乱，常可发展为崩漏。

2. 历史沿革

本病作为月经不调来描述者，当首见于唐代《备急千金要方·月经不调》，书中描述："妇人月经一月再来或隔月不来。"其后宋代《圣济总录·妇人血气门》则称为"经水不定"。直至明代万全《万氏女科》始提出"经行或前或后"的病名，并提出"悉从虚治"的治法，主张用"加减八物汤主之"，并宜常服"乌鸡丸"。明代张景岳《景岳全书·妇人规·经脉类》则将本病称为"经乱"，亦赞同万全对本病"悉从虚治"的观点，且进一步将虚明确分为血虚和肾虚，而有"血虚经乱"和"肾虚经乱"之说，认为"凡女人血虚者，或迟或早，经多不调……凡欲念不遂，沉思积郁，心脾气积，致伤冲任之源，而肾气日消，轻则或早或迟，重则渐成枯闭"，并提出了相应的治法和方药。张景岳主张对血虚之证不可妄行克削及寒凉等剂，肾虚者宜兼治心脾，当慎于房事，不可纵欲。清代《医宗金鉴》称本病为"愆期"，认为提前为有热，延后属血滞，血滞之中又有气虚血少、涩滞不足和气实血多、瘀滞有余之别，进一步阐明本病并非"悉然属虚"，尚有属实者。清代《傅青主女科·调经》将本病称为"经水先后无定期"，认为"经来或前或后无定期"为肝气郁结，由肝及肾所致，认为"经水出诸肾，而肝为肾之子，肝郁则肾亦郁矣，肾郁而气必不宣，前后之或断或续，正肾气之或通或闭耳"，治法主张"疏肝之郁而开肾之郁"，方用"定经汤"。傅青主在景岳"心脾气积""肾气不守"的基础上有了更进一步的发展，认为本病病在肝肾之郁，重在肝郁，由肝郁而致肾郁，强调肝气郁结为经水先后无定期的重要病机，为后世认识本病病机重在肝失疏泄、气血失调提供了理论依据，至今仍具有十分重要的指导意义。

3. 病因病机

月经先后无定期的主要病机是经血蓄泄失常，多因气血失调，与肝、肾、脾三脏功能失调密切相关。肝、肾、脾三脏关系着气血运行和冲任协调状况，若其功能紊乱，则会出现经血蓄泄失常，从而导致本病的发生。

（1）肾虚

少年肾气未充，更年期肾气渐衰；或素体肾气不足，房劳多产，久病大病，损伤肾气，肾气不充，开阖不利，冲任失调，血海蓄溢失常，遂致经行先后无定期。

（2）脾虚

素体脾虚，饮食失节；或思虑过度，损伤脾气，脾虚统摄无权及生化不足，冲任气血失调，血海蓄溢失常，遂致经行先后无定期。

（3）肝郁

素性抑郁，或忿怒过度，肝气逆乱，气乱血乱，冲任失司，血海蓄溢失常，遂致月经先后无定期。

4. 辨证论治

以月经周期或长或短，但经期正常为辨证要点。治疗以调理冲任气血为原则，或疏肝解郁，或调补脾肾，随证治之。

（1）肾虚型

[主要证候] 经行或先或后，量少，色淡，质稀，头晕耳鸣，腰酸腿软，小便频数，舌淡，苔薄，脉沉细。

[证候分析] 肾虚封藏失职，开阖不利，冲任失调，血海蓄溢失常，故经行先后无定期；肾虚则髓海不足，故头晕耳鸣；腰为肾之外府，肾主骨，肾虚则腰酸腿软。舌淡，苔薄，脉沉细，为肾虚之征。

[治法] 补肾益气，养血调经。

[方药] 固阴煎。

若腰骶酸痛者，酌加杜仲、巴戟天；带下量多者，酌加鹿角霜、沙苑子、金樱子。若肝郁肾虚者，症见月经先后无定期，经量或多或少，平时腰痛膝酸，经前乳房胀痛，心烦易怒，舌黯红，苔白，脉弦细，治宜补肾舒肝，方用定经汤（《傅青主女科》）。

当归、白芍、熟地黄、柴胡、山药、茯苓、菟丝子、炒荆芥。

方中柴胡、炒荆芥疏肝解郁；当归、白芍养血柔肝；熟地黄、菟丝子补肾而益精血；山药、茯苓健脾生血。全方舒肝肾之郁气，补肝肾之精血，肝气舒而肾精旺，气血疏泄有度，血海蓄溢正常，月经自无先后不调之虞。

（2）脾虚型

[**主要证候**] 经行或先或后，量多，色淡质稀，神倦乏力，脘腹胀满，纳呆食少，舌淡，苔薄，脉缓。

[**证候分析**] 脾虚统摄无权，冲任气血失调，血海蓄溢失常，故致月经先后不定期；脾虚生化气血之源不足，故经色淡红而质稀；脾主四肢、肌肉，脾虚则神倦乏力；脾虚运化失职，故脘腹胀满，纳呆食少。舌淡，苔薄，脉缓，也为脾虚之征。

[**治法**] 补脾益气，养血调经。

[**方药**] 归脾汤。

若食少腹胀者，酌加麦芽、砂仁、陈皮；月经量多者，去生姜、当归，酌加乌贼骨、棕榈炭。

（3）肝郁型

[**主要证候**] 经行或先或后，经量或多或少，色黯红，有血块，或经行不畅，胸胁、乳房、少腹胀痛，精神郁闷，时欲太息，嗳气食少，舌质正常，苔薄，脉弦。

[**证候分析**] 肝郁气结，气机逆乱，冲任失司，血海蓄溢失常，故月经或先或后，经血或多或少；肝气郁滞，经脉不利，故经行不畅，色黯有块；肝郁经脉涩滞，故胸胁、乳房、少腹胀痛；气机不利，故精神郁闷，时欲太息；肝强侮脾，脾气不舒，故嗳气食少；证属气滞，内无寒热，故舌象正常。脉弦，为肝郁之征。

[**治法**] 疏肝解郁，和血调经。

[**方药**] 逍遥散（《和剂局方》）。

柴胡、当归、白芍、白术、茯苓、甘草、薄荷、煨生姜。

若经来腹痛者，酌加香附、延胡索；夹有血块者，酌加泽兰、益母草；有热者，加牡丹皮、栀子；脘闷纳呆者，酌加枳壳、厚朴、陈皮；兼肾虚者，酌加菟丝子、熟地黄、续断。

5. 其他疗法

（1）针法

1）气海、三阴交、肾俞、交信、脾俞、足三里

一般多在行经前3～5天开始针刺，连针3～5天，至下次月经来潮前再针。针刺气海应先排空小便，针尖略斜向会阴部，直刺1～1.5寸，使针感放射至小腹、会阴部或大腿内侧。针刺肾俞、脾俞时，应向脊柱方向直刺0.5～1寸。脾俞穴针感可向肋间扩散；肾俞穴针感可放射至腰臀部。在四肢穴位施术时，针尖略偏于上，针感可向上传导。待得气后留针，并间歇捻转，以使针感持续，针感宜稍弱。针灸并用为好，针刺加用悬灸，可使热渗透于内。

2）肝俞、期门、中极、太冲、三阴交

方义：取俞募配穴法，肝之原穴太冲善疏理肝气；中极在任脉上，位于少腹正中，临近胞宫；佐三阴交可养肝之阴而顺肝之性，令其肝气条达，疏泄有权而月经自可定期而下。诸穴配合，有疏肝解郁、理气调经的功效。适用于月经先后无定期属肝郁气滞者。

温针泻法：毫针刺肝俞后，复改仰卧位，再刺期门和中极穴，此二穴行呼吸补泻之泻法后，取艾条寸许置于针柄，急点吹火令其速燃，毕则摇大其孔，不闭其穴。三阴交用迎随补泻之补法，令针感沿胫骨内缘向阴股方向放射。

亦可用耳针、头针治疗，或体针、耳针、头针配合运用，疗效

更佳。

（2）灸法

1）雀啄灸：关元、肾俞、太溪、三阴交、水泉，每穴灸10分钟。

方义：关元位于脐下3寸，当任脉之上，益阴脉之海，肾经原穴及其背俞合用以培补先天，合水泉、三阴交填精滋水而益冲任之脉。诸穴配合，有滋水涵木、调养精血的功效。适用于月经先后无定期属肾气不足者。

2）悬灸：关元、肾俞均可以艾条温灸，每穴20分钟左右。太溪、三阴交、水泉各穴灸10～15分钟即可。每日2次，连灸3～5日。

3）温针灸：肾俞，以2寸毫针进针后行呼吸补泻之补法，再切2cm左右长的艾条置于针柄上。慢慢灼烧，烧毕，待针凉后再紧闭其穴，勿令气泄，将针取出。其余诸穴亦可用此法。中极可以连灸2～3壮，其余穴位灸1～2壮，此法亦可连用数日。经前3日左右施治，效果更佳。

6. 验案举例

周某，女，28岁，已婚。初诊：2004年9月11日。

[主诉] 月经不调10余年。

[现病史] 患者自述14岁月经初潮，周期先后无定，20～40天一次，经量偏多，曾经中药调治，经量减至正常。26岁结婚，婚后即孕，于42天时因故流产。经期无痛经，伴小腹坠胀，腰肢酸软，经期前后易患感冒。末次月经为8月10日，今临期未来。妇科检查：子宫前位，较正常略小。舌质偏红，苔腻，脉细弦。

[**中医诊断**] 月经先后不定期（肝肾不足证）。

[**治法**] 养肝益肾，调补冲任。

[**方药**] 当归 12g，白芍 9g，生地黄 12g，熟地黄 12g，枸杞子 12g，菟丝子 12g，巴戟天 12g，山药 12g，山茱萸 9g，川续断 12g，党参 12g，补骨脂 10g，紫石英 10g，仙灵脾 10g，黄精 10g，五味子 10g，炙甘草 10g。

共 7 剂，水煎服，日 1 剂。

二诊（9 月 24 日）：经期延后 10 天而至，现第 4 天，经量中等，伴神疲乏力，腰酸肢软，口干便坚。舌质红，苔薄腻，脉细。原处方加女贞子 12g，桑椹 12g，桑寄生 12g，柏子仁 12g。7 剂。

三诊（10 月 2 日）：精力较前充沛。舌边尖红，苔薄腻，脉细软。治法同上，共 14 剂。

四诊（10 月 18 日）：经期将近，尚无行经预感。舌质红，苔薄腻，脉弦细。方药：当归 9g，丹参 12g，柴胡 6g，延胡索 6g，香附 10g，川楝子 19g，红藤 15g，蒲公英 15g，川续断 12g，狗脊 12g，桑寄生 12g。

五诊（10 月 26 日）：20 日经至，量中等，周期趋准，经随访不久获孕。

按语：月经先后无定期是妇科临床常见病之一，本病主要机理为冲任气血不调，血海蓄溢失常所致。常见分型有肾虚、脾虚、肝郁，犹以肝郁为多见。本病治疗，临床上以疏肝气、温肾阳、健脾为主。

（四）月经过多

1. 概念

月经周期正常，经量明显多于既往者，称为"月经过多"，亦称"经水过多"或"月经过多"。

本病相当于西医学排卵型功能失调性子宫出血病引起的月经过多，或子宫肌瘤、盆腔炎症、子宫内膜异位症等疾病引起的月经过多。宫内节育器引起的月经过多，可按本病治疗。

2. 病因病机

主要病机是冲任不固，经血失于制约而致血量多。常见的分型有气虚、血热和血瘀。

（1）气虚

素体虚弱，或饮食失节，劳倦过度，大病久病，损伤脾气，中气不足，冲任不固，血失统摄，遂致经行量多。

（2）血热

素体阳盛，或恣食辛燥，感受热邪，七情过极，郁而化热，热扰冲任，迫血妄行，遂致经行量多。

（3）血瘀

素性抑郁，或忿怒过度，气滞而致血瘀；或经期产后余血未尽，感受外邪；或不禁房事，瘀血内停，瘀阻冲任，血不归经，遂致经行量多。

3. 辨证论治

以月经量多而周期、经期正常为辨证要点，结合经色和经质的变化以及全身证候分辨虚实、寒热。治疗要注意经时和平时的不同，平时治本是调经，经时固冲止血需标本同治。

（1）气虚型

[**主要证候**] 行经量多，色淡红，质清稀，神疲体倦，气短懒言，小腹空坠，面色㿠白，舌淡，苔薄，脉缓弱。

[**证候分析**] 气虚则冲任不固，经血失于制约，故经行量多；气虚火衰不能化血为赤，故经色淡红，质清稀；气虚中阳不振，故神疲体倦，气短懒言；气虚失于升提，故小腹空坠；气虚阳气不布，故面色㿠白。舌淡，苔薄，脉缓弱，也为气虚之象。

[**治法**] 补气升提，固冲止血。

[**方药**] 安冲汤（《医学衷中参西录》）加升麻。

白术、黄芪、生龙骨、生牡蛎、生地黄、白芍、海螵蛸、茜草根、续断。

方中黄芪、白术、升麻补气升提，固冲摄血；生龙骨、生牡蛎、海螵蛸、续断固冲收敛止血；生地黄、白芍凉血敛阴；茜草根止血而不留瘀。全方共奏补气升提、固冲止血之效。

若经行有瘀块或伴有腹痛者，酌加泽兰、三七、益母草；兼腰骶酸痛者，酌加鹿角霜、补骨脂、桑寄生；兼头晕心悸者，生地黄易熟地黄，酌加制何首乌、五味子。

（2）血热型

[**主要证候**] 经行量多，色鲜红或深红，质黏稠，口渴饮冷，心烦多梦，尿黄便结，舌红，苔黄，脉滑数。

[**证候分析**] 阳热内盛，伏于冲任，经行之际，热迫血行，故经行量多；血为热灼，故经色红而质稠；热邪伤津，则口渴饮冷，尿黄便结；热扰心神，故心烦多梦。舌红，苔黄，脉滑数，为血热

之征。

[**治法**] 清热凉血，固冲止血。

[**方药**] 保阴煎（《景岳全书》）加炒地榆、槐花。

生地黄、熟地黄、黄芩、黄柏、白芍、山药、续断、甘草。

方中黄芩、黄柏、生地黄清热凉血；熟地黄、白芍养血敛阴；山药、续断补肾固冲；炒地榆、槐花凉血止血；甘草调和诸药。全方共奏清热凉血、固冲止血之效。

若经血黏稠有腐臭味，或平时黄带淋漓，下腹坠痛者，重用黄芩、黄柏，酌加马齿苋、败酱草、薏苡仁；热甚伤津，口干而渴者，酌加天花粉、玄参、麦冬以生津止渴。

（3）血瘀型

[**主要证候**] 经行量多，色紫黯，质稠有血块，经行腹痛，或平时小腹胀痛，舌紫黯或有瘀点，脉涩有力。

[**证候分析**] 瘀血阻于冲任，新血难安，故经行量多；瘀血内结，故经色紫黯有块；瘀阻胞脉，"不通则痛"，故经行腹痛，或平时小腹胀痛。舌紫黯或有瘀点，脉涩有力，为血瘀之征。

[**治法**] 活血化瘀，固冲止血。

[**方药**] 桃红四物汤（《医宗金鉴》）加三七、茜草。

当归、熟地黄、白芍、川芎、桃仁、红花。

方中桃仁、红花活血化瘀；当归、川芎活血养血调经；熟地黄、白芍补血养阴以安血室。瘀去则冲任通畅，自能血循常道。加三七、茜草以增强祛瘀止血之效。

若经行腹痛甚者，酌加延胡索、香附；血瘀夹热，兼口渴心烦者，酌加黄芩、黄柏、炒地榆。

4.验案举例

苗某，女，14岁，未婚。初诊：2014年8月28日。

[主诉] 月经量多半年余。

[现病史] 患者自述12岁月经初潮，7/30。量中等，色暗，无血块。近半年来行经期量增多，色红，无血块，痛经（−）。食少，睡眠差，易泄泻。有贫血病史。舌红，苔白，边有齿痕，脉沉细。

[中医诊断] 月经过多（气虚证）。

[治法] 补气摄血固冲。

[方药] 生地榆15g，砂仁10g，山茱萸10g，山药15g，杜仲炭15g，桑寄生10g，川续断10g，女贞子10g，墨旱莲10g，熟地黄10g，黄芪10g，党参10g，白术20g，升麻炭10g，血余炭15g，茜草炭10g，仙鹤草15g，白及15g，藕节15g，三七15g，炙甘草10g。

共7剂，水煎服，日1剂。

二诊（9月5日）：眠好，大便成形。处方同上，共14剂。

三诊（9月20日）：服药后经来，经量较之前减少，色红，无血块。处方同上。

连续治疗3个月后复诊，月经周期规律，经量中等，纳可，寐安。

按语：月经过多是指周期正常而月经量明显超出正常者。中医辨证主要有气虚、血热、血瘀三型。气虚统摄无权，冲任不固，经血失约，血热迫血妄行于下，而使经量增多。患者经量过多，日久以致脾虚，往往未能恢复而月经又来潮，导致气血亏虚。加之劳累过度及饮食失调，复损脾气，适逢经来量多，气随血陷，而致冲任不固，血流如崩。妇女以血为本，以气为用，而气血来源于脾胃，脾胃虚弱必导致中气亏损。伤于血者可影响及气，伤于气者可影响及血。冲任受损，血液亏虚，气失固摄为其发病的关键。故从顾护阳气、扶脾肾阳气、升阳举陷为法治疗有很好疗效。

（五）月经过少

1. 概念

月经周期正常，经量明显少于既往，经期不足 2 天，甚或点滴即净者，称"月经过少"，亦称"经水涩少""经量过少"。

本病相当于西医学性腺功能低下、子宫内膜结核、炎症或刮宫过深等引起的月经过少。

月经过少伴月经后期者，可发展为闭经。本病属器质性病变者，病程较长，疗效较差。

2. 病因病机

主要机理为精亏血少，冲任气血不足，或寒凝瘀阻，冲任气血不畅，血海满溢不多而致。常见的分型有肾虚、血虚、血寒和血瘀。

（1）肾虚

先天禀赋不足，或房劳久病，损伤肾气；或屡次堕胎，伤精耗气，肾精亏损，肾气不足，冲任亏虚，血海满溢不多，遂致月经量少。

（2）血虚

数伤于血，大病久病，营血亏虚；或饮食劳倦，思虑过度，损伤脾气，脾虚化源不足，冲任气血亏虚，血海满溢不多，致经行量少。

（3）血寒

经期产后，感受寒邪；或过食生冷，寒邪伏于冲任，血为寒滞，运行不畅，血海满溢不多，致经行量少。

（4）血瘀

经期产后，余血未净之际，七情内伤，气滞血瘀；或感受邪气，邪与血结，瘀滞冲任，气血运行不畅，血海满溢不多，致经行量少。

3. 诊断

（1）月经周期基本正常，经量明显减少，甚至点滴即净为本病的诊断要点，常与月经后期并见。

（2）有些药物可引起月经过少，如避孕药、治疗精神病药、抗肿瘤药、治疗子宫内膜异位症类药物（如他莫昔芬、丹哪唑、内美通等）。此外，雷公藤片、溴隐亭等药物也会引起月经减少，临证时应详细询问有关病史。

（3）多次人工流产手术或手术粗暴，损伤子宫基底层内膜或宫腔粘连，都会引起月经过少，故需要询问人流手术情况。产后大出血有时先表现为月经过少，继而引起闭经。

（4）无排卵型功血单纯月经过少的情况比较少见，有时是无排卵闭经的先兆。多囊卵巢综合征也可见月经过少，常伴月经后期，体重增加，继而发生闭经。卵巢早衰者也是先表现为月经过少，继而发生闭经。

4. 辨证论治

以经量的明显减少而周期正常为辨证要点，也可伴有经期缩短。治疗要分辨虚实。虚证者重在补肾益精，或补血益气以滋经血之源；

实证者重在温经行滞，或祛瘀行血以通调冲任。

（1）肾虚型

[**主要证候**] 经来量少，不日即净，或点滴即止，血色淡黯，质稀，腰酸腿软，头晕耳鸣，小便频数，舌淡，苔薄，脉沉细。

[**证候分析**] 肾气不足，精血亏虚，冲任气血衰少，血海满溢不多，故经量明显减少，或点滴即净，色淡黯，质稀；精血衰少，脑髓不充，故头晕耳鸣；肾虚腰腿失养，故腰酸腿软；肾虚膀胱失于温固，故小便频数。舌淡，苔薄，脉沉细，也为肾虚之征。

[**治法**] 补肾益精，养血调经。

[**方药**] 当归地黄饮（《景岳全书》）加紫河车、丹参。

当归、熟地黄、山茱萸、杜仲、山药、牛膝、甘草。

方中熟地黄、山茱萸、当归、紫河车补肾益精养血；当归、丹参养血活血调经；杜仲、牛膝补肾强腰膝；山药补脾以资生化之源；甘草调和诸药。全方共奏补肾填精、养血调经之效。

若形寒肢冷者，酌加肉桂、仙灵脾、人参；夜尿频数者，酌加益智仁、桑螵蛸。

（2）血虚型

[**主要证候**] 经来量少，不日即净，或点滴即止，经色淡红，质稀，头晕眼花，心悸失眠，皮肤不润，面色萎黄，舌淡，苔薄，脉细无力。

[**证候分析**] 营血衰少，冲任气血不足，血海满溢不多，故月经量少，不日即净，或点滴即止，经色淡红，质稀；血虚不能上荣清窍，故头晕眼花；血少内不养心，故心悸失眠；血虚外不荣肌肤，故面色萎黄，皮肤不润。舌淡，苔薄，脉细无力，也为血虚之征。

[**治法**] 补血益气调经。

［**方药**］滋血汤（《证治准绳·女科》）。

人参、山药、黄芪、白茯苓、川芎、当归、白芍、熟地黄。

方中熟地黄、当归、白芍、川芎补血调经；人参、黄芪、山药、白茯苓补气健脾，益生化气血之源。合而用之，有滋血调经之效。

若心悸失眠者，酌加炒酸枣仁、五味子；脾虚食少者，加鸡内金、砂仁。

（3）血寒型

［**主要证候**］经行量少，色黯红，小腹冷痛，得热痛减，畏寒肢冷，面色青白，舌黯，苔白，脉沉紧。

［**证候分析**］血为寒凝，冲任阻滞，血行不畅，故经行量少，色黯红；寒客胞脉，则小腹冷痛，得热痛减；寒伤阳气，则畏寒肢冷，面色青白。舌黯，苔白，脉沉紧，为寒邪在里之征。

［**治法**］温经散寒，活血调经。

［**方药**］温经汤。

（4）血瘀型

［**主要证候**］经行涩少，色紫黑有块，小腹刺痛拒按，血块下后痛减，或胸胁胀痛，舌紫黯，或有瘀斑紫点，脉涩有力。

［**证候分析**］瘀血内停，冲任阻滞，故经行涩少，色紫黑有血块，小腹刺痛拒按；血块下后瘀滞稍通，故使痛减；瘀血阻滞，气机不畅，故胸胁胀痛。舌紫黯，或有瘀斑紫点，脉涩有力，为血瘀之征。

［**治法**］活血化瘀，理气调经。

［**方药**］通瘀煎（《景岳全书》）。

当归尾、山楂、香附、红花、乌药、青皮、木香、泽泻。

方中当归尾、山楂、红花活血化瘀；香附理气解郁调经；乌药、青皮、木香行气止痛；泽泻利水以行滞。全方共奏活血化瘀、理气调经之效。若兼少腹冷痛，脉沉迟者，酌加肉桂、吴茱萸；若平时少腹疼痛，或伴低热不退，舌紫黯，苔黄而干，脉数者，酌加牡丹皮、栀子、泽兰。

5. 验案举例

李某，女，39 岁，已婚。初诊：2014 年 7 月 31 日。

[**主诉**] 月经量少半年余。

[**现病史**] 患者自述近半年月经来时 3 天即净，少腹胀痛拒按，量少不畅，点滴而出，色黯，伴有血块，血块下后疼痛乃减。舌红，苔白厚腻，脉弦细。

[**中医诊断**] 月经过少（气滞血瘀，阻于经脉）。

[**治法**] 行气活血，化瘀通经。

[**方药**] 川牛膝 15g，益母草 15g，苦参 10g，黄精 10g，延胡索 15g，川楝子 10g，红藤 15g，丹参 10g，赤芍 10g，桃仁 10g，金银花 10g，连翘 10g，肉桂 10g，水蛭 10g，补骨脂 10g，山茱萸 10g，巴戟天 10g，菟丝子 10g，仙灵脾 10g，黄精 10g，五味子 10g。

共 7 剂，水煎服，日 1 剂。

二诊（8 月 7 日）：处方同上。

三诊（9 月 1 日）：自述月经来潮，量少，色黑，无血块，有褐色分泌物并夹有血丝。守上方加生薏苡仁 15g，败酱草 10g，穿山甲 15g。

四诊（9 月 25 日）：处方同上。

五诊（10 月 9 日）：自述本次月经量较前增多，色稍黯，无血块，下血通畅。守上方加昆布 10g，乌药 10g，小茴香 10g。连续治疗半年后经量恢复正常。

按语：月经过少主要与脾肾有关，且本病虚多实少。久病可致精神抑郁，气滞血瘀，瘀阻冲任，气血运行受阻；肝肾同源，精血互生，二者相互影响。肾为水火之脏，元气所聚，为元阳之根本。肾藏精，肾虚精气不足，无精化血，冲任失养，月经源匮乏，血海不盈故发月经过少。临床多以疏肝补肾、养血调经之法治疗，效果明显。

（六）经期延长

1. 概念

月经周期正常，经期超过了 7 天以上，甚或 2 周方净者，称为"经期延长"，又称"经事延长"。

本病相当于西医学排卵型功能失调性子宫出血病的黄体萎缩不全者、盆腔炎、子宫内膜炎等引起的经期延长。宫内节育器和输卵管结扎后引起的经期延长也按本病治疗。

2. 病因病机

发病机理主要是冲任不固，经血失于制约而致。常见的分型有气虚、虚热和血瘀。

（1）气虚

素体虚弱，或劳倦过度，损伤脾气，中气不足，冲任不固，不能制约经血，以致经期延长。

（2）虚热

素体阴虚，或病久伤阴，产多乳众，或忧思积念，阴血亏耗，阴虚内热，热扰冲任，冲任不固，不能制约经血以致经期延长。

（3）血瘀

素体抑郁，或大怒伤肝，肝气郁结，气滞血瘀；或经期交合阴阳，以致外邪客于胞内，邪与血相搏成瘀，瘀阻冲任，经血妄行。

3. 辨证论治

以经期延长而月经周期正常为辨证要点。治疗以固冲调经为大法，气虚者重在补气升提，阴虚血热者重在养阴清热，瘀血阻滞者以通为止，不可概投固涩之剂，犯虚虚实实之戒。

（1）气虚型

[主要证候] 经行时间延长，量多，经色淡红，质稀，肢倦神疲，气短懒言，面色㿠白，舌淡，苔薄，脉缓弱。

[证候分析] 气虚冲任不固，经血失于制约，故经行时间延长，量多；气虚火衰不能化血为赤，故经色淡而质稀；中气不足，故肢倦神疲，气短懒言；气虚阳气不布，故面色㿠白。舌淡，苔薄，脉缓弱，也为气虚之征。

[治法] 补气升提，固冲调经。

[方药] 举元煎（《景岳全书》）加阿胶、艾叶、乌贼骨。

人参、黄芪、白术、炙甘草、升麻。

方中人参、白术、黄芪、炙甘草补气健脾摄血；升麻升举中气；阿胶养血止血；艾叶暖宫止血；乌贼骨固冲止血。全方共奏补气升提，固冲止血之效。

若经量多者，酌加生牡蛎、五味子、棕榈炭；伴有经行腹痛，经血有块者，酌加三七、茜草根、血余炭；兼血虚者，症见头晕心悸，失眠多梦，酌加制何首乌、龙眼肉、熟地黄。

（2）虚热型

[主要证候] 经行时间延长，量少，经色鲜红，质稠，咽干口燥，潮热颧红，手足心热，大便燥结，舌红，苔少，脉细数。

[证候分析] 阴虚内热，热扰冲任，冲任不固，经血失约，故经行时间延长；血为热灼，故量少，色红而质稠；阴虚内热，故颧红潮热，手足心热；热灼津亏，故咽干口燥。舌红，苔少，脉细数，也为虚热之征。

[治法] 养阴清热，凉血调经。

[方药] 清血养阴汤（《妇科临床手册》）。

生地黄、牡丹皮、白芍、玄参、黄柏、女贞子、墨旱莲。

方中黄柏、牡丹皮清热凉血；生地黄、玄参、墨旱莲滋阴凉血止血；女贞子滋肾阴；白芍敛肝阴。全方共奏滋阴清热，凉血调经之效。

若月经量少者，酌加熟地黄、丹参；潮热不退者，酌加白薇、地骨皮。

（3）血瘀型

[主要证候] 经行时间延长，量或多或少，经色紫黯有块，经行小腹疼痛拒按，舌紫黯或有小瘀点，脉涩有力。

[证候分析] 瘀血阻于冲任，瘀血不去，新血难安，故经行时间延长，量或多或少；瘀血阻滞，气血运行不畅，“不通则痛”，故经行小腹疼痛拒按，经血有块。舌紫黯或有小瘀点，脉涩有力，也为血瘀之征。

[治法] 活血祛瘀，固冲调经。

[方药] 棕蒲散（《陈素庵妇科补解》）。

棕榈炭、蒲黄、炭归身、炒白芍、川芎、生地黄、牡丹皮、秦芄、泽兰、杜仲。

方中炭归身、川芎、泽兰活血祛瘀；牡丹皮、生地黄、白芍凉血和阴，清泄血分之热；秦芄、杜仲壮腰补肾，固摄冲任；蒲黄炭、棕榈炭活血止血。全方活血祛瘀，凉血止血，故月经可调。

4. 验案举例

郎某，女，24岁，未婚。初诊：2007年6月25日。

[主诉] 行经期延长伴月经周期错后半年余。

[现病史] 患者平素月经周期规律，6～7/30～32。近半年月经周期延后且经期延长，6～14/35～45。量中等，色或红或紫黑，少量血块，痛经（++），易生气。经行时便溏，嗜睡。舌淡红，苔白，脉滑。

[中医诊断] 经期延长，月经后期（气虚血瘀证）。

[治法] 补气摄血，固精祛瘀。

[方药] 小茴香10g，乌药10g，炮姜10g，当归10g，柴胡15g，香附15g，青皮15g，川芎10g，赤芍15g，乳香10g，没药10g，延胡索15g，黄芪30g，党参15g，白术15g，杜仲20g，血余炭30g，茜草10g，白及10g。

共7剂，水煎服，日1剂。

二诊（7月29日）：服药后痛经消失，但仍经期延长，LMP：7月13日，至今未净。量中等，深褐色，点滴状持续15天左右，舌红，苔白，脉沉细。方药：当归10g，赤芍10g，白芍10g，熟地黄12g，川芎5g，桃仁5g，红花5g，黄芪30g，党参15g，白术10g，炮姜6g，山茱萸25g，山药25g，杜仲炭15g，生地榆30g，血余炭30g，藕节12g，白及12g，三七粉5g，炙甘草6g。

三个月后复诊月经周期规律，经期延长消失。

按语：经期延长的发病机理有虚有实，虚者多因阴虚内热，扰动血海，或气虚失于统摄，冲任虚损不能制约经血；实者多因瘀血阻滞冲任，新血不得归经，以致经期延长。本病为气虚不能统摄血液，而致血液外溢，故对经期延长的治疗重在标本兼顾，以益气固经为要，使其经期缩短，达到正常范围。扶阳者，多从培扶脾肾阳气入手，达到固摄气血的作用。重在益气固冲，健脾养肾，正是遵循《景岳全书·妇人规·经脉类》"调经之要，贵在补脾胃以资血之源，养肾气以安血之室，知斯二者则尽善矣"之意。

（七）经间期出血

1. 概念

月经周期基本正常，在两次月经之时，发生周期性出血者，称为"经间期出血"。

本病相当于西医学排卵期出血，若出血期长，血量增多，不及时治疗，进一步发展可致崩漏。

2. 病因病机

月经中期又称"氤氲期"，是冲任阴精充实、阴气渐长、由阴盛向阳盛转化的生理阶段。若肾阴不足、脾气虚弱、湿热扰动或瘀血阻遏，可使阴阳转化不协调，遂发生本病。常见的分型有肾阴虚、脾气虚、湿热和血瘀。

（1）肾阴虚

素体阴虚，房劳多产，肾中精血亏损，阴虚内热，热伏冲任，于氤氲之时，阳气内动，阳气乘阴，迫血妄行，因而出血；血出之后，阳气外泄，阴阳又趋平衡，故出血停止，下次周期又再复发。

（2）脾气虚

忧思劳倦，或饮食不节，损伤脾气，脾气虚弱，冲任不固，于氤氲之时，阳气内动，但阳气不足，血失统摄，故而出血；阴随血泄，阴阳又趋平衡，故出血停止，下次周期又再复发。

（3）湿热

外感湿热之邪，或情志所伤，肝郁犯脾，水湿内生，湿热互结，蕴于冲任，于氤氲之时，阳气内动，引起湿热，迫血妄行，遂致出血；湿热随经血外泄，冲任复宁，出血停止，下次周期又再复发。

（4）血瘀

经期产后，余血内留，离经之血内蓄为瘀，或情志内伤，气郁血结，久而成瘀，瘀阻冲任，于氤氲之时，阳气内动，引动瘀血，血不循经，遂致出血；瘀随血泄，冲任暂宁，出血停止，下次周期又再复发。

3. 辨证论治

本病以发生在氤氲期有周期性的少量子宫出血为辨证要点，进行分析则更为准确。治疗以调摄冲任阴阳平衡为大法，选用滋肾阴、补脾气、利湿热或消瘀血之方药随证治之。

（1）肾阴虚型

[主要证候] 经间期出血，量少，色鲜红，质稠，头晕耳鸣，腰腿酸软，手足心热，夜寐不宁，舌红，苔少，脉细数。

[证候分析] 肾阴不足，热伏冲任，于氤氲期，阳气内动，阳气乘阴，迫血妄行，故发生出血；阴虚内热，故出血量少，色鲜红，

质稠；肾主骨生髓，肾阴虚，脑髓失养，故头晕耳鸣；肾虚则外府失养，故腰腿酸软；阴虚内热，故手足心热；肾水亏损，不能上济于心，故夜寐不宁。舌红，少苔，脉细数，也为肾阴虚之征。

[治法] 滋肾益阴，固冲止血。

[方药] 加减一贯煎（《景岳全书》）。

生地黄、白芍、麦冬、熟地黄、甘草、知母、地骨皮。

方中生地黄、熟地黄、知母滋肾益阴；地骨皮泻阴火；白芍和血敛阴；麦冬养阴清心；甘草调和诸药。全方合用，功能滋肾益阴、固冲调经，故出血可止。

若头晕耳鸣者，酌加珍珠母、生牡蛎；夜寐不宁者，酌加远志、夜交藤；出血期，酌加墨旱莲、炒地榆、三七。

（2）脾气虚型

[主要证候] 经间期出血，量少，色淡，质稀，神疲体倦，气短懒言，食少腹胀，舌淡，苔薄，脉缓弱。

[证候分析] 脾气虚弱，冲任不固，于氤氲期，阳气不足，不能统摄气血，因而出血；脾虚化源不足，故经量少，色淡，质稀；脾气虚弱，中阳不振，故神疲体倦，气短懒言；运化失司，则食少腹胀。舌淡，苔薄，脉缓弱，也为脾气虚之征。

[治法] 健脾益气，固冲摄血。

[方药] 归脾汤。

（3）湿热型

[主要证候] 经间期出血，血色深红，质稠，平时带下量多色黄，小腹时痛，心烦口渴，口苦咽干，舌红，苔黄腻，脉滑数。

[证候分析] 湿热内蕴，于氤氲期，阳气内动，引动湿热，损伤冲任，迫血妄行，因而出血；湿热与血搏结，故血色深红，质稠；

湿热搏结，瘀滞不通，则小腹作痛；湿热流注下焦，带脉失约，故带下量多色黄；湿热熏蒸，故口苦咽干，心烦口渴。舌红，苔黄腻，脉滑数，也为湿热之象。

[治法] 清热除湿，凉血止血。

[方药] 清肝止淋汤（《傅青主女科》）去阿胶、红枣，加茯苓、炒地榆。

白芍、生地黄、当归、阿胶、牡丹皮、黄柏、牛膝、香附、红枣、小黑豆。

方中黄柏、小黑豆、茯苓清热解毒，利水除湿；香附、牡丹皮、牛膝理气活血止痛；当归、白芍养血柔肝，缓急止痛；生地黄、炒地榆凉血止血。全方共奏清热除湿、凉血止血之效。

出血期间，去当归、香附、牛膝，酌加茜草根、乌贼骨；带下量多者，酌加马齿苋、土茯苓；食欲不振或食后腹胀者，去生地黄、白芍，酌加厚朴、麦芽；大便不爽者，去当归、生地黄，酌加薏苡仁、白扁豆。

（4）血瘀型

[主要证候] 经间期出血，血色紫黯，夹有血块，小腹疼痛拒按，情志抑郁，舌紫黯或有瘀点，脉涩有力。

[证候分析] 瘀血阻滞冲任，于氤氲期，阳气内动，引动瘀血，血不循经，因而出血，血色紫黯，夹有血块；瘀阻胞脉，故小腹疼痛拒按；瘀血内阻，气机不畅，故情志抑郁。舌紫黯或有瘀点，脉涩有力，也为血瘀之征。

[治法] 活血化瘀，理血归经。

[方药] 逐瘀止血汤（《傅青主女科》）。

大黄、生地黄、当归尾、赤芍、牡丹皮、枳壳、龟甲、桃仁。

方中桃仁、大黄、赤芍、牡丹皮、当归尾活血化瘀，引血归经；枳壳理气行滞；生地黄、龟甲养阴益肾，固冲止血。全方共奏活血化瘀、理气归经之效。

出血期间，去赤芍、当归尾，酌加三七、炒蒲黄；腹痛较剧者，酌加延胡索、香附；夹热者，酌加黄柏、知母。

4. 验案举例

杨某，女，27 岁，未婚。初诊：2003 年 11 月 6 日。

[主诉] 经间期阴道不规则少量流血 2 年余。

[现病史] 患者自述平素月经周期 5 ～ 7/28 ～ 30。两年来月经过后 10 天左右，阴道有少量出血，呈深褐色，色鲜红，质稠，伴腰酸，持续 4 ～ 5 天血止。现为月经周期第 12 天，阴道流血 2 天。自感小腹坠痛，腰酸，舌质红，苔薄，脉细。

[中医诊断] 经间期出血（肾阴虚证）。

[治法] 滋阴益气，养阴止血。

[方药] 熟地黄 15g，山药 15g，山茱萸 12g，牡丹皮 12g，女贞子 12g，墨旱莲 12g，枸杞子 15g，菟丝子 15g，党参 15g，茯苓 15g，延胡索 10g，续断 15g，赤石脂 15g，甘草 5g。

共 7 剂，水煎服，日 1 剂。

二诊（11 月 30 日）：患者服药 2 剂血止，11 月 22 日月经按时而至，现经净 3 天，未见阴道流血，上方去延胡索、阿胶、赤石脂。

三诊（2004 年 1 月 28 日）：患者已有 2 月未出现经间期出血。

按语：本病的病理特点是肾阴虚，阴阳转化不利。因此，补阴是前提，促使阴阳顺利转化非常重要。该病主要病机为：氤氲之时，肾阳初长，肾阳不足，无以蒸腾肾精，化生肾气，影响胞宫的固藏。

同时，胞脉血行瘀滞，新血不得归经乃致本病。方中一派滋阴凉血之品，药中肯綮，疗效显然。

（八）崩漏

1. 概念

妇女不在行经期间阴道突然大量出血，或淋漓下血不断者，称为"崩漏"，前者称为"崩中"，后者称为"漏下"。若经期延长达2周以上者，应属崩漏范畴，称为"经崩"或"经漏"。一般突然出血，来势急，血量多的叫崩；淋漓下血，来势缓，血量少的叫漏。崩与漏的出血情况虽不相同，但其发病机理是一致的，而且在疾病发展过程中常相互转化，如血崩日久，气血耗伤，可变成漏，久漏不止，病势日进，也能成崩，所以临床上常常崩漏并称。

2. 病因病机

导致崩漏的主要病因病机是冲任不固，不能制约经血，使子宫藏泻无度。常见脾虚、肾虚、血热、血瘀四型。崩漏病本在肾，病位在冲任，变化在气血，表现为子宫藏泻无度。崩漏以肾脾两虚型为多见，肾主生殖，主封藏，为先天之本，冲任之本在于肾；脾主运化，主统摄，为后天之本，气血生化之源。月经的物质基础为血，若肾脾两虚，肾虚不能封藏，脾虚失于统摄，则可致冲任失固，经血失于制约，非时而下，发为崩漏。病机重点为肾脾两虚，冲任失固。对于青春期崩漏，肥胖、紧张是诱因，以肾虚居多，兼有血热和脾虚、血瘀。青春期肾气初盛，发育未全，肾虚封藏失司，冲任不固，导致胞宫藏泻失常，引发崩漏；围绝经期崩漏以肾虚、脾虚为主，兼有血热和血瘀。围绝经期妇女天癸近绝，肾精渐衰，脾阳虚衰，血失统摄则导致冲任不固，血不归经；另或瘀血阻于脉中，新血不得归经而外溢；或血热灼伤脉络，妄行于脉外引发崩漏。育龄期崩漏以肝郁兼脾肾两虚为主。妇人本最易受情志所伤，肝主疏泄，肝气郁结，血不藏于肝，加之肾气不足，精血亏损，肾虚则水不涵木，肝藏血，肝阴亏虚，肝阳偏旺，则引发崩漏。青春期崩漏患者多从肾论治，育龄期崩漏患者注重调肝，更年期患者则以健脾为主。对于顽固性崩漏，不论中年或更年期妇女，务必诊刮送病理检查，及早排除子宫内膜癌，以免延误病情。

3. 验案举例

（1）崩漏案 1

李某，女，51 岁，已婚。初诊：2014 年 6 月 9 日。

[主诉] 阴道不规则出血近 1 年。

[现病史] 患者于 1 年前无明显诱因出现月经经期延长，最长可达 1 个月，少则 2 周，出血量多，色淡，伴有腰膝酸。曾在当地医院就诊，查 B 超示：子宫大小、形状、内膜厚度正常，性激素检查各项指标大致正常，遂诊断为功能性子宫出血。曾嘱其口服妇康片、甲羟孕酮、乌鸡白凤丸等药，效果欠佳。现症见：正值经期，月经第 7 天，量中等，经色黯红，有血块，腰膝酸软，乏力懒言，大便溏，舌淡胖，苔白，脉细数。

[中医诊断] 崩漏（脾肾两虚，冲任不固）。

[西医诊断] 功能失调性子宫出血。

[治法] 补肾填精，健脾益气，固冲摄血。

[方药] 黄芪 30g，当归 10g，川芎 10g，熟地黄 12g，巴戟天 10g，白术 10g，补骨脂 12g，山药 10g，菟丝子 10g，仙鹤草 10g，鸡血藤 30g，杜仲炭 15g，血余炭 10g，茜草炭 10g，赤芍 10g。

共 7 剂，水煎服，日 1 剂。

二诊（6 月 17 日）：服药 7 剂，今日仍有经血淋漓，血量较前减少。刻下腰酸不适，舌胖淡，苔滑，脉细无力。予益气养阴固冲为法治疗。方药：黄芪 30g，当归 10g，川芎 10g，熟地黄 12g，巴戟天 10g，白术 10g，补骨脂 12g，山药 10g，菟丝子 10g，仙鹤草 10g，鸡血藤 30g，杜仲炭 15g，血余炭 10g，茜草炭 10g，赤芍 10g，党参 10g，茯苓 10g。

三诊（6 月 24 日）：服药 7 剂，经血净，腰酸乏力告愈，舌红，苔薄白，脉弦。守上方，去仙鹤草、杜仲炭、血余炭、茜草炭，加用女贞子、肉苁蓉。水煎服，10 剂。

按语：一诊方中黄芪健脾益气，升阳举陷；山药入脾、肺经，补脾胃、益肺肾，既可平补脾胃，又可益肾涩精；白术健脾益气；三药共奏健脾益气、固冲摄血之效。当归、赤芍、川芎、熟地黄为四物汤组成，能养血补血。山茱萸人肝、肾经，补益肝肾，既可补精固肾，又可固经止血；杜仲炭入肝、肾经，补肝肾，强筋骨，炒炭用可补肾止血；熟地黄入心、肝、肾经，滋阴补血益肝，可补肾填精固血；三药共奏补肾调冲任之功。血余炭散瘀止血，使血止不留瘀；茜草炭凉血止血，化瘀止血，炒炭用则加强止血功效；仙鹤草入肺、肝、脾经，可收敛止血，并可用于寒热虚实各种出血证。全方针对病机，既可补肾健脾、固冲止血，又可凉血化瘀、收敛止血。二诊在原方的基础上加茯苓、党参，意在与白术相伍，有四君子汤之意，以补气摄血，《素问·标本病传论》云："知标本者，万举万当，不知标本，是谓妄行。"该患者以脾肾气虚见证，舌胖淡，苔滑，脉细无力，均为脾肾气虚之象，《内经·灵枢》有云"气为血之帅""中焦受气取汁，变化而赤，是谓血"，故补脾胃之气意在养气补血摄血，同时添加补肾填精之药以补已亏之精，调理冲任。三诊患者血已止，故去固冲摄血之药，稍加女贞子、肉苁蓉以达药专力强之效。

（2）崩漏案2

李某，女，54岁，已婚。初诊：2008年5月16日。

[主诉]月经淋漓不断2月余。

[现病史]平素月经规律，3～5/27～30。近2日月经量增多，色淡，有小块，伴腰部酸困，头晕，心烦，乏力，饮食、二便正常，舌淡，苔薄白，脉沉细。B超示：子宫肥大，内膜增厚。

[中医诊断]崩漏（肾阴阳两虚证）。

[西医诊断]子宫肥大，子宫内膜增厚。

[治法]滋阴助阳，温清并用。

[方药]仙灵脾10g，巴戟天10g，知母10g，当归10g，白芍10g，牡丹皮10g，墨旱莲20g，龙骨15g，煅牡蛎15g，仙鹤草10g，金银花20g，黄柏10g，紫河车10g。

7剂，水煎服，每日1剂。

二诊（5月21日）：月经干净，仍觉心烦，乏力，舌淡，苔薄白，脉弦细。前方去金银花、紫河车，加女贞子15g，何首乌20g，荷叶10g。

三诊（6月12日）：月经来潮2天，无明显不适。

按语：更年期崩漏，肾阴虚为致病之本，在肾精虚衰的同时，阳气也随之衰弱，出现以肾阴虚为主的阴阳两虚之证。肾阴虚，虚火动血；肾阳虚，封藏不固，冲任失约，则经来淋漓不断，久崩、久漏则易外感热毒，故常用金银花、紫河车清热解毒。

（3）崩漏案3

杨某，女，48岁，已婚。初诊：2012年3月8日。

[**主诉**] 阴道不规则流血3月余。

[**现病史**] 自诉平时月经规律，6～7/30，量多，色红。痛经（−）。近3个月无诱因出现月经紊乱，经期提前，有时1月两潮，经量多且淋漓不尽，月经干净后又出现赤白带下，量多，伴口鼻干燥，身躁，失眠多梦，偶有耳鸣。LMP：2月20日，至今未净。舌质淡，苔薄白，脉沉细。

[**中医诊断**] 崩漏（肾虚证）。

[**治法**] 补肾固冲止血。

[**方药**] 熟地黄10g，肉苁蓉10g，巴戟天10g，百合20g，山药20g，甘草6g，栀子15g，枸杞子20g，荆芥炭10g，五味子10g，酸枣仁15g，远志6g，仙鹤草20g。

7剂，水煎服，每日1剂。

二诊（3月15日）：服药后赤白带下，伴腰酸，失眠多梦，饮食及二便可。守前方去荆芥炭。

三诊（4月11日）：诉上次服药后，月经3月17日干净，此次月经4月7日来潮，现经量少，色红，无血块，失眠多梦，舌质红，苔薄白，脉细。继服上方。

连服3个月经周期，患者月经恢复正常。

按语：患者年近五旬，肾气及冲任虚衰，开合无制，子宫藏泻失常，易为漏下之证。患者素体经血量多，营血亏虚，津液不能上承，故见口鼻干燥；阴虚血少，血不养心，阴不敛阳则身躁、失眠多梦；耳鸣，舌淡，苔白，脉沉细，均为肾虚之征。从辨证看，身躁、口鼻干燥，可见有热，而舌脉却无明显火热之象，故治疗上宜阴阳兼顾，用药应避其寒热偏颇。《景岳全书·妇人规》指出："若虚夹火者，所重在虚，当以养营安血为主。"养营重在补中焦，助气血生化之源，方中以山药、甘草健脾益气；五味子收敛补肾固摄以安血；栀子、仙鹤草止血，又可清热解毒治赤白带下；枸杞子、百合、酸枣仁滋养心肾、安神除烦，辅以远志安神助眠；荆芥炭收敛止血且引血归经。全方补肾止血、阴阳兼顾，达到良好效果。

（4）崩漏案4

万某，女，49岁，已婚。初诊：2014年6月17日。

[**主诉**] 月经淋漓不断半月余。

[**现病史**] 患者自述14岁初潮，平素月经规律，4～5/30。LMP：2014年5月31日。量中等，色黯红，夹有血块，小腹冷痛，纳可，寐可，二便调，舌质黯，有瘀斑，苔白，脉弦涩。

[**中医诊断**] 崩漏（寒凝血瘀，冲任不固）。

[**西医诊断**] 子宫内膜增厚。

[**治法**] 温经散寒，化瘀固冲。

[**方药**] 小茴香10g，干姜10g，没药10g，延胡索15g，肉桂6g，川芎10g，当归10g，白芍10g，蒲黄10g（包煎），五灵脂10g（包煎），香附15g，益母草10g，泽兰10g。

7剂，水煎服，每日1剂。

二诊（6月26日）：患者自诉服上方后血渐止，但自昨日起阴道少许出血，量少，色黯，夹少许血块，腹坠痛，纳眠可，二便调，舌黯有瘀斑，脉细涩。B超示：子宫内膜厚1.8cm。方药：桃仁10g，红花6g，川芎6g，当归15g，白芍10g，益母草20g，牛膝10g，玫瑰花10g，熟地黄15g，肉桂3g，小茴香6g，水蛭3g。7剂，水煎服，每日1剂。

三诊（7月3日）：服上药后，血块甚多，伴腹痛，块出为快。现阴道出血量明显减少，偶有黏稠物流出，色黯，腹隐痛，纳眠可，大便溏，小便调，舌暗，瘀斑变浅，脉涩。B超示：子宫内膜厚0.4cm。方药：川芎6g，当归10g，白芍15g，熟地黄20g，蒲黄10g（包煎），五灵脂10g（包煎），茜草炭15g，益母草15g，鸡血藤15g，阿胶6g（烊化）。7剂，水煎服，每日1剂。

四诊（7月11日）：服上方后阴道无异常分泌物流出，偶有腰腹隐痛，用少腹逐瘀汤加菟丝子10g，杜仲10g，肉苁蓉10g，巴戟天10g，紫石英10g。7剂，水煎服，日1剂。后复诊腰腹痛消失，月经恢复正常。

按语：本例患者为寒凝崩漏。方中桃仁、红花活血化瘀；水蛭破瘀通经，活血祛瘀，促进子宫收缩，促使内膜剥脱，有药物刮宫之效。益母草在《本草纲目》中谓"治崩中漏下，瘀血内阻"；肉桂、小茴香温通经脉；蒲黄、五灵脂、茜草炭均为化瘀止血之品。诸药合用，滞血得行，腐血乃祛，再兼以补肾固冲善其后，故能奏效。

（5）崩漏案5

薛某，女，50岁，已婚。初诊：2010年10月21日。

［**主诉**］月经淋漓不断 30 天。

［**现病史**］患者平素月经规律，5 ～ 7/25 ～ 30。量中等，色红，无血块。痛经（－）。LMP：9 月 21 日。量时多时少，今阴道少量出血，色淡，痛经（－），乏力，头晕，偶有心悸，健忘，大便溏，小便调，舌淡红，苔白，脉细。B 超示：子宫内膜厚 1.4cm，盆腔积液0.6cm。

［**中医诊断**］崩漏（脾肾亏虚证）。

［**西医诊断**］子宫内膜增厚，盆腔积液。

［**治法**］补益心脾，兼以养肾。

［**方药**］党参 15g，黄芪 15g，茯神 10g，远志 15g，炒酸枣仁10g，当归 15g，龙眼肉 6g，木香 6g，炒白术 15g，甘草 6g，山药15g，菟丝子 15g，杜仲 10g，枸杞子 10g，山茱萸 6g。

7 剂，水煎服，每日 1 剂。

二诊（10 月 27 日）：服药后乏力减轻，无头晕，健忘亦好转，无心悸。自昨日起阴道出血量多，色黯，夹血块，腰酸腹痛，心烦多梦，纳可，大便不畅，小便调，舌黯，苔白，脉细涩。B 超示：子宫内膜厚 2.0cm，西医建议刮宫治疗，患者未行刮宫术。方药：当归 15g，山药 15g，菟丝子 10g，茯苓 15g，杜仲 10g，枸杞子 15g，山茱萸 10g，桃仁 10g，红花 6g，牛膝 10g，水蛭 6g，土鳖虫 6g。7剂，水煎服，每日 1 剂。

三诊（11 月 4 日）：患者阴道出血量多，轻微头晕，乏力，腰酸，大便溏滞。方药：上方去水蛭、土鳖虫，加扁豆 15g，益母草15g。7 剂，水煎服，每日 1 剂。

四诊（11 月 12 日）：阴道仍有出血，量时多时少，色黯，夹血块，仍有头晕、乏力，纳可，寐可，二便调。方药：黄芪 15g，党参

10g，甘草 6g，当归 15g，山药 15g，菟丝子 10g，茯苓 15g，杜仲 10g，枸杞子 15g，山茱萸 10g，桃仁 6g。7 剂，水煎服，每日 1 剂。

五诊（11 月 20 日）：今日阴道出血量多，色暗，夹血块，小腹胀痛，稍有乏力，无头晕，纳可，寐可，二便调，舌淡胖，有齿痕，脉细涩。B 超示：子宫内膜厚 1.5cm。方药：水蛭 3g，土鳖虫 6g，桃仁 10g，红花 6g，牛膝 10g，益母草 15g，当归 15g，菟丝子 10g，茯苓 10g，枸杞子 15g，山茱萸 6g。7 剂，水煎服，每日 1 剂。

六诊（11 月 27 日）：患者自述服上方后出血量甚多，腹痛，睡眠不佳，每小时换卫生巾 1 次，无头晕，稍有乏力，纳可，寐可，二便调，舌淡，苔白，有齿痕，脉细。B 超示：子宫内膜厚 0.4cm。方药：煅牡蛎 12g（先煎），龟甲（捣）6g，阿胶 6g（烊化），仙鹤草 15g，党参 10g，黄芪 15g，白术 10g，甘草 6g，升麻 6g。7 剂，水煎服，每日 1 剂。

七诊（12 月 4 日）：血止，诸症减轻，偶有腰痛。方药：菟丝子 15g，白芍 15g，当归 10g，熟地黄 15g，山药 15g，茯苓 15g，柴胡 6g，荆芥穗 6g，桃仁 10g，红花 6g，焦山楂 15g，谷芽 30g，炒麦芽 15g。

再次复诊，诸症消失。

按语：此例为血瘀崩漏，病机是因虚致瘀，初方使用补脾益气法治疗，少加化瘀之品，故疗效欠佳。崩漏日久，久病及肾，肾虚封藏失职，肾精失守，冲任不固，气虚推动血运无力而致瘀。治当固肾为本，因腐血不祛，新血难生，宜破血逐瘀兼以补肾，标本兼顾，乃得以治愈。

（九）闭经

1. 概念

女子年逾 18 周岁，月经尚未来潮，或月经来潮后又中断 6 个月以上者，称为"闭经"，前者称原发性闭经，后者称继发性闭经，古称"女子不月""月事不来""经水不通""经闭"等。妊娠期、哺乳期或更年期的月经停闭属生理现象，不作闭经论，有的少女初潮 2 年内偶尔出现月经停闭现象，可不予治疗。

本病属难治之症，病程较长，疗效较差，因此，必要时应采用多种方法综合治疗以提高疗效。因先天性生殖器官缺如，或后天器质性损伤致无月经者，药物治疗难以奏效。近年来中医药在治疗闭经上取得了重大的进步。

2. 病因病机

发病机理主要是冲任气血失调，有虚、实两个方面，虚者由于冲任亏败，源断其流；实者因邪气阻隔冲任，经血不通。导致闭经的病因复杂，有先天因素，也有后天获得，可由月经不调发展而来，也有因他病致闭经者。常见的分型有肾虚、脾虚、血虚、气滞血瘀、寒凝血瘀和痰湿阻滞。

（1）肾虚

先天不足，少女肾气未充，精气未盛，或房劳多产，久病伤肾，以致肾精亏损，冲任气血不足，血海不能满溢，遂致月经停闭。

（2）脾虚

饮食不节，思虑或劳累过度，损伤脾气，气血化生之源不足，冲任气血不充，血海不能满溢，遂致月经停闭。

（3）血虚

素体血虚，或数伤于血，或大病久病，营血耗损，冲任血少，血海不能满溢，遂致月经停闭。

（4）气滞血瘀

七情内伤，素性抑郁，或忿怒过度，气滞血瘀，瘀阻冲任，气血运行受阻，血海不能满溢，遂致月经停闭。

（5）寒凝血瘀

经产之时，血室正开，过食生冷，或涉水感寒，寒邪乘虚客于冲任，血为寒凝成瘀，滞于冲任，气血运行阻隔，血海不能满溢，遂致月经停闭。

（6）痰湿阻滞

素体肥胖，痰湿内盛，或脾失健运，痰湿内生，痰湿、脂膜壅塞冲任，气血运行受阻，血海不能满溢，遂致月经停闭。

3. 辨证论治

在确诊闭经之后，还要明确是经病还是他病所致，因他病致闭经者，当先治他病然后调经。辨证重在辨明虚实或虚实夹杂的不同情况。治疗上，虚证者，治以补肾滋肾，或补脾益气，或补血益阴，以滋养经血之源；实证者，治以行气活血，或温经通脉，或祛邪行滞，以疏通冲任经脉。本病虚证多实证少，切忌妄行攻破之法，犯虚虚实实之戒。

（1）肾虚证

1）肾气虚证

[主要证候] 月经初潮来迟，或月经后期量少，渐至闭经，头晕耳鸣，腰酸腿软，小便频数，性欲淡漠，舌淡红，苔薄白，脉沉细。

[证候分析]肾气不足，精血衰少，冲任气血不足，血海不能满溢，故月经初潮来迟，或后期量少，渐至停闭；肾虚不能化生精血，髓海、腰府失养，故头晕耳鸣，腰酸腿软；肾气虚阳气不足，故性欲淡漠；肾虚不能温化膀胱，故小便频数。舌淡红，苔薄白，脉沉细，也为肾气虚之征。

[治疗]补肾益气，养血调经。

[方药]大补元煎加丹参、牛膝。

若闭经日久，畏寒肢冷甚者，酌加菟丝子、肉桂、紫河车；夜尿频数者，酌加金樱子、覆盆子。

2）肾阴虚证

[主要证候]月经初潮来迟，或月经后期量少，渐至闭经，头晕耳鸣，腰膝酸软，或足跟痛，手足心热，甚则潮热盗汗，心烦少寐，颧红唇赤，舌红，苔少或无苔，脉细数。

[证候分析]肾阴不足，精血亏虚，冲任气血虚少，血海不能满溢，故月经初潮来迟，或后期量少，渐至停闭；精亏血少，上不能濡养空窍，故头晕耳鸣，下不能濡养外府，故腰膝酸软，或足跟痛；阴虚内热，故手足心热；热劫阴液外泄，故潮热盗汗；虚热内扰心神，则心烦少寐；虚热上浮，则颧红唇赤。舌红，少苔或无苔，脉细数，也为肾阴虚之征。

[治法]滋肾益阴，养血调经。

[方药]左归丸。

若潮热盗汗者，酌加青蒿、鳖甲、地骨皮；心烦不寐者，酌加柏子仁、丹参、珍珠母；阴虚肺燥，咳嗽咯血者，酌加白及、仙鹤草。

3）肾阳虚证

[主要证候]月经初潮来迟，或月经后期量少，渐至闭经，头晕

耳鸣，腰痛如折，畏寒肢冷，小便清长，夜尿多，大便溏薄，面色晦黯，或目眶黯黑，舌淡，苔白，脉沉弱。

[证候分析] 肾阳虚衰，脏腑失于温养，精血化生之源不足，冲任气血不足，血海不能满溢，故月经初潮来迟，或后期量少，渐至停闭；肾阳虚衰，阳气不布，故形寒肢冷；肾阳虚，不足以温养体海、外府，故头晕耳鸣，腰痛如折；肾阳虚膀胱气化失常，故小便清长，夜尿多；肾阳虚不能温运脾阳，运化失司，故大便溏薄；肾在色为黑，肾阳虚，故面色晦黯，目眶黯黑。舌淡，苔白，脉沉弱，也为肾阳虚之征。

[治法] 温肾助阳，养血调经。

[方药] 十补丸（《济生方》）。

熟地、山药、山茱萸、泽泻、茯苓、牡丹皮、肉桂、五味子、炮附子、鹿茸。

方中鹿茸、炮附子、肉桂温肾壮阳，填精养血；熟地、山茱萸补肾益精血，更助以山药以资生化之源；少佐以泽泻、茯苓渗湿利水；牡丹皮清泄虚火，与温肾药配伍，使补而不滞，温而不燥；五味子助肉桂引火归原，纳气归肾。全方温肾助阳，滋养精血，肾气旺盛，任冲通盛，月事以时下。

（2）脾虚证

[主要证候] 月经停闭数月，肢倦神疲，食欲不振，脘腹胀闷，大便溏薄，面色淡黄，舌淡胖有齿痕，苔白腻，脉缓弱。

[证候分析] 脾虚生化之源匮乏，冲任气血不足，血海不能满溢，故月经停闭数月；脾虚运化失职，湿浊内盛，故食欲不振，脘腹胀闷，大便溏薄；脾主四肢，脾虚中气不振，故肢倦神疲。舌淡胖，有齿痕，苔白腻，脉缓弱，也为脾虚之征。

[**治法**] 健脾益气，养血调经。

[**方药**] 参苓白术散（《和剂局方》）加当归、牛膝。

人参、白术、茯苓、白扁豆、甘草、山药、莲子肉、桔梗、薏苡仁、砂仁。

（3）血虚证

[**主要证候**] 月经停闭数月，头晕目花，心悸怔忡，少寐多梦，皮肤不润，面色萎黄，舌淡，苔少，脉细。

[**证候分析**] 营血亏虚，冲任气血衰少，血海不能满溢，故月经停闭；血虚上不能濡养脑髓清窍，故头晕目花；血虚内不养心神，故心悸怔忡，少寐多梦；血虚外不荣肌肤，故皮肤不润，面色萎黄。舌淡，苔少，脉细，也为血虚之征。

[**治法**] 补血养血，活血调经。

[**方药**] 小营煎（《景岳全书》）加鸡内金、鸡血藤。

当归、熟地黄、白芍、山药、枸杞子、炙甘草。

方中熟地黄、枸杞子、白芍填精养血，山药、鸡内金、炙甘草健脾以生血；当归；鸡血藤补血活血调经。全方合用，养血为主，兼能活血通络。

若血虚日久，渐至阴虚血枯经闭者，症见月经停闭，形体羸瘦，骨蒸潮热，或咳嗽唾血，两颧潮红，舌绛苔少，甚或无苔，脉细数。治宜滋肾养血，壮水制火，方用补肾地黄汤（《陈素庵妇科补解》）。

熟地黄、麦冬、知母、黄柏、泽泻、山药、远志、茯神、牡丹皮、酸枣仁、玄参、桑螵蛸、竹叶、龟板、山茱萸。

方中知柏地黄丸滋肾阴泻相火，佐以玄参、龟板、桑螵蛸滋阴潜阳，竹叶、麦冬清心火，远志、酸枣仁宁心神，使心气下通，胞脉流畅，月事自来矣。

（4）气滞血瘀证

[**主要证候**] 月经停闭数月，小腹胀痛拒按；精神抑郁，烦躁易怒，胸胁胀满，嗳气叹息，舌紫黯或有瘀点，脉沉弦或涩而有力。

[**证候分析**] 气机郁滞，气滞血瘀，瘀阻冲任，血海不能满溢，故月经停闭；瘀阻胞脉，故小腹胀痛拒按；气机不畅，故精神抑郁，烦躁易怒，胸胁胀满，嗳气叹息。舌紫黯或有瘀点，脉沉弦或涩而有力，也为气滞血瘀之征。

[**治法**] 行气活血，祛瘀通络。

[**方药**] 膈下逐瘀汤（《医林改错》）。

当归、赤芍、桃仁、川芎、枳壳、红花、延胡索、五灵脂、牡丹皮、乌药、香附、甘草。

方中枳壳、乌药、香附、延胡索行气活血止痛；赤芍、桃仁、牡丹皮、五灵脂活血祛瘀止痛；当归、川芎养血活血调经；甘草调和诸药。全方行气活血，祛瘀行滞，故能通络。

若烦躁、胁痛者，酌加柴胡、郁金、栀子；夹热而口干，便结，脉数者，酌加黄柏、知母、大黄。

（5）寒凝血瘀证

[**主要证候**] 月经停闭数月，小腹冷痛拒按，得热则痛缓，形寒肢冷，面色青白，舌紫黯，苔白，脉沉紧。

[**证候分析**] 寒邪客于冲任，与血相搏，血为寒凝致瘀，瘀阻冲任，气血不通，血海不能满溢，故经闭不行；寒客胞中，血行不畅，不通则痛，故小腹冷痛拒按，得热后血脉暂通，故腹痛得以缓解；寒伤阳气，阳气不达，故形寒肢冷，面色青白。舌紫黯，苔白，脉沉紧，也为寒凝血瘀之征。

[**治法**] 温经散寒，活血调经。

[**方药**] 温经汤。

若小腹冷痛较剧者，酌加艾叶、小茴香、姜黄；四肢不温者，酌加制附子、仙灵脾。

（6）痰湿阻滞证

[**主要证候**] 月经停闭数月，带下量多，色白质稠，形体肥胖，或面浮肢肿，神疲肢倦，头晕目眩，心悸气短，胸脘满闷，舌淡胖，苔白腻，脉滑。

[**证候分析**] 痰湿阻于冲任，瘀阻血海，经血不能满溢，故月经数月不行；痰湿下注，损伤带脉，故带下量多，色白质稠；痰湿内盛，故形体肥胖；痰湿困阻脾阳，运化不良，水湿泛溢肌肤，故面浮肢肿，神疲肢倦；痰湿停于心下，清阳不升，故头晕目眩，心悸气短，胸脘满闷。舌淡胖，苔白腻，脉滑，也为痰湿之征。

[**治法**] 豁痰除湿，活血通经。

[**方药**] 丹溪治湿痰方（《丹溪心法》）。

苍术、白术、半夏、茯苓、滑石、香附、川芎、当归。

方中苍术、半夏燥湿化痰；白术、茯苓健脾祛湿；滑石渗利水湿；当归、川芎、香附行气活血。痰湿去则冲任、血海自无阻隔，而获通经之效。

若胸脘满闷者，酌加瓜蒌、枳壳；肢体浮肿明显者，酌加益母草、泽泻、泽兰。

4.验案举例

（1）闭经案1

杨某，女，27岁，已婚。孕2产0。初诊：2008年7月10日。

[**主诉**] 人流术后停经半年余。

[**现病史**] 患者平素月经周期规律，5～7/28～31。量中等，色红。痛经（－）。自述于 2008 年 1 月 9 日行人流术，术后行清宫术，近半年来月经未行，纳可，寐可，二便调，舌质黯红，苔薄白，脉缓。B 超提示：子宫大小 4.7cm×4.5cm×3.3cm，内膜厚 0.4cm，性激素检查无异常。

[**中医诊断**] 闭经（肾虚血瘀型）。

[**治法**] 益肾扶阳，活血通经。

[**方药**] 柴胡 9g，赤芍 10g，白芍 10g，菟丝子 20g，覆盆子 10g，枸杞子 20g，女贞子 15g，鸡血藤 15g，牛膝 10g，泽兰 10g，苏木 9g，蒲黄 9g，益母草 15g，刘寄奴 10g，仙茅 9g，仙灵脾 15g。

7 剂，水煎服，日 1 剂。

二诊（7 月 18 日）：月经未来潮。方药：上方加四物汤继服。共 14 剂，水煎服，日 1 剂。

三诊（8 月 2 日）：服药后仍未行经，但白带增多，色清，质稀。方药：上方加桃仁 10g，红花 10g。共 14 剂，水煎服，日 1 剂。

四诊（8 月 17 日）：月经来潮，色红，量中等。舌红，苔薄，脉缓。方药：上方加仙灵脾 15g，桃仁 9g。共 14 剂，水煎服，日 1 剂。

继服 3 个月，行经正常。

按语：患者病起于人流术后，因人流不全再次行清宫术，伤及子宫内膜，故导致术后闭经。就诊时患者虽无明显自觉症状，但依据产后多虚多瘀的特点，结合患者舌脉，辨证为肾虚血瘀之证。治疗当以益肾扶阳、活血通络为原则。方中菟丝子、枸杞子、覆盆子、女贞子补肾益精；赤芍、鸡血藤、益母草、刘寄奴活血通络；柴胡、白芍疏肝解郁，敛阴调经；牛膝引经血下行；仙茅、仙灵脾温肾扶阳，阴阳双补，以促进子宫内膜的生长。守法守方治疗月余，后期加桃红四物汤以养血活血，B超复查时子宫内膜增厚至正常，月经随即而下。经潮后继按前法加减化裁以巩固疗效，月经按月而潮。

（2）闭经案2

张某，女，35岁，已婚，孕1产1。初诊：2006年8月11日。

[主诉] 停经半年余。

[现病史] 平素月经规律，3～5/30～32。量中等，色红，无血块，痛经（–）。2年前无明显诱因出现月经紊乱，月经每衍期而至，经量明显减少，有时3月不潮，需服用黄体酮后方至。久服则效果不显。腰膝酸软，全身乏力，畏寒，精神欠佳，白带量少，阴部干涩。舌淡红，苔薄白，边有齿痕，脉沉。性激素检测示：P：1.00ng/mL，T：0.59ng/mL，LH：6.71mIU/mL，FSH：57.34mIU/mL，PRL：12.68ug/L，E：297.56pg/mL。

[中医诊断] 闭经（脾肾亏虚证）。

[治法] 补脾益肾，活血通经。

[方药] 肉桂6g，黄精10g，锁阳10g，党参20g，黄芪20g，菟丝子20g，山药20g，枸杞子20g，仙灵脾15g，肉苁蓉15g，巴戟天15g，紫河车15g，鹿角霜15g，补骨脂10g，紫石英20g。

14剂，水煎服，日1剂。

二诊（8月26日）：自诉月经虽未来潮，但精神较前好转，仍有腰酸，怕冷，阴部干涩，舌红，苔灰薄，边有齿痕，脉沉软。方药：上方加杜仲10g，续断10g，桑寄生10g。14剂，水煎服，日1剂。

三诊（9月11日）：月经未来潮，精神好转，腰部略酸，无腹痛，无乳胀。白带增多，阴部干涩感较前减轻。舌红，苔灰黄，边有齿痕，脉沉软。继服上方。

四诊（10月20日）：服药后，10月13日月经来潮，量少，色红，无痛经，共5天。现觉四肢乏力，略有腰酸，白带量少，脉弦滑，舌红，苔薄，边有齿痕。上方继续调理3个月，月经正常，诸症消失。性激素水平恢复正常。

按语：患者35岁出现闭经及更年期症状，FSH升高明显，考虑为卵巢功能降低。辨证属闭经之脾肾亏虚证。《傅青主女科》云："脾为后天，肾为先天，脾非先天之气不能化，肾非后天之气不能生。"故益肾补脾，先后天双补，同时加紫石英、鹿角霜、补骨脂温补肾阳以滋先天，加紫河车重补肾精，益气养血，使脾肾得养、精充血旺，经水有源。二诊时仍有腰酸，故于前方加用杜仲、续断、桑寄生以益肾壮腰。三诊月经虽未至，但症状改善，故守法守方治疗，后月经来潮。经潮后仍服药治疗3个月，使月经周期建立，性激素水平恢复正常。因闭经一般病程较长，治疗时疗程长、见效慢，有时需服药数月方能见效，治疗重在守法守方，不能半途而废，无功而返。对于月经复潮后患者，仍需坚持服药以巩固疗效，直至月经正常来潮2～3次为痊愈。

（3）闭经案3

王某某，女，39岁，已婚。孕1产0。初诊：2008年3月15日。

[**主诉**] 停经2月余。

[**现病史**] 患者自述月经规律，5～7/30。诉去年5月行人流术后，曾行经3次。今年1月20日用黄体酮后行经1次，至今未

行经。B超示：子宫内膜薄。易疲乏，腰痛，便秘，舌苔，薄白，脉细。

[**中医诊断**] 闭经（肾虚证）。

[**西医诊断**] 子宫内膜薄。

[**治法**] 补肾通经。

[**方药**] 熟地黄 20g，肉苁蓉 20g，菟丝子 15g，巴戟天 10g，黄精 10g，杜仲 15g，川牛膝 15g，木瓜 15g，当归 10g，桃仁 10g，红花 4g，火麻仁 20g。

7 剂，水煎服，日 1 剂。

二诊（3 月 23 日）：月经未来潮，精神明显疲乏，腰痛显减，便秘稍缓，舌苔，薄白，脉细。方药：白术 20g，白芍 10g，怀山药 15g，柴胡 10g，熟地黄 30g，当归 10g，杜仲 15g，酸枣仁 15g，沙参 10g，牡丹皮 10g，肉苁蓉 30g，火麻仁 20g。14 剂，水煎服，日 1 剂。

三诊（4 月 7 日）：未行经，伴小腹胀，但 B 超示子宫内膜已增厚 2mm，舌苔，薄白，脉细。方药：白术 20g，白芍 10g，怀山药 15g，柴胡 10g，熟地黄 30g，当归 10g，杜仲 15g，酸枣仁 15g，沙参 10g，牡丹皮 10g，肉苁蓉 30g，火麻仁 20g，女贞子 15g，仙灵脾 15g。7 剂，水煎服，日 1 剂。

四诊（4 月 15 日）：诉月经已行，量、色均正常，查 B 超示：子宫内膜正常。舌苔，薄白，脉细。原方连服 3 个月，行经已正常。

按语：人流术后导致的闭经，近年来临床十分多见，病机为人流术后致冲、任二脉虚损，肾虚肝郁，经水不行。《傅青主女科·年未老经水断》中云："有年未至七七而经水先断者，人以为血枯经闭也，谁知是心肝脾之气郁乎……治法必须散心肝脾之郁，而大补其肾水，仍大补其心肝脾之气，则精溢而经水自通矣，方用益经汤。"高慧教授常谓本方补通并用，心肝脾肾四经同治，可作为继发性闭经虚实两证之基本方，效用灵验。

（4）闭经案 4

陈某，女，16岁，未婚。初诊：2004年9月12日。

[主诉] 停经半年余。

[现病史] 患者自述14岁月经初潮，约半年后基本建立正常月经周期，7/30～32，量多，色红，无血块，轻微痛经。1年前无明显诱因出现月经不调，2～3个月行经1次，LMP:2004年3月1日。性激素检测无异常，B超示子宫发育正常，双侧卵巢未见异常。患者形体偏胖，面部有痤疮，情绪低落，郁闷不舒。自述自闭经后体形较前发胖，平素白带量多，质稠，色白，饮食、二便均正常。舌质略黯，舌苔白厚，脉弦细。

[中医诊断] 闭经（肝气郁滞证）。

[治法] 理气疏肝，活血通经。

[方药] 青皮10g，柴胡6g，郁金6g，赤芍10g，白芍10g，代赭石10g，鸡血藤20g，益母草20g，当归10g，川芎10g，桃仁10g，红花10g，川牛膝10g熟地黄10g，黄精10g，肉苁蓉10g，巴戟天10g，牡丹皮10g，赤小豆20g，草薢20g。

7剂，水煎服，日1剂。

二诊（9月25日）：月经来潮，量少色黯，伴腹痛，3天而止，情绪较前好转，舌苔转为薄白，继服前方。

三诊（10月30日）：10月23日月经来潮，行经5天，经量较前增多，有血块，伴少腹坠痛，情志舒畅，面部痤疮减轻，白带较前减少，舌质淡黯，舌苔，薄白。方药：神曲 10g，茯苓 10g，焦山楂 10g，柴胡 6g，郁金 10g，赤芍 10g，白芍 10g，当归 10g，益母草 20g，鸡血藤 20g，代赭石 10g，川芎 10g，桃仁 10g，红花 10g，生地黄 10g，熟地黄 10g，砂仁 3g。14 剂，水煎服，日 1 剂。

四诊（11 月 4 日）：诸症消失，纳可，寐可，二便调。继服 3 个月，后复诊月经正常。

按语： 本患者月经闭止后身体逐渐发胖，郁闷，倦怠，白带量多，舌苔白厚，为湿热内蕴、肝气不舒之象；湿热郁于血分，阻遏血脉，胞脉闭阻，经水不行。在疏肝理气活血通经的同时，注重驱除病因，用赤小豆、赤芍、草薢从血中清化湿热，正所谓邪去正自安。另外，月经来潮后，视其经量少，表明脾肾不足，后期选用神曲、茯苓、焦山楂、生地黄、熟地黄健脾益肾；当归、益母草、鸡血藤养血活血，以收全功。

（十）痛经

1. 概念

凡在经期或经行前后，出现周期性小腹疼痛，或痛引腰骶，甚至剧痛晕厥者，称为"痛经"，亦称"经行腹痛"。

西医学把痛经分为原发性痛经和继发性痛经，前者又称功能性痛经，系指生殖器官无明显器质性病变者，后者多继发于生殖器官某些器质性病变，如盆腔子宫内膜异位症、子宫腺肌病、慢性盆腔炎等。本节讨论的痛经，包括西医学的原发性痛经和继发性痛经。功能性痛经容易痊愈，器质性病变导致的痛经病程较长，缠绵难愈。

2. 病因病机

本病的发生与冲任、胞宫的周期性生理变化密切相关。主要病机在于邪气内伏或精血素亏，更值经期前后，冲任二脉气血的生理变化急骤，导致胞宫的气血运行不畅，"不通则痛"，或胞宫失于濡养，"不荣则痛"，故使痛经发作。常见的分型有肾气亏损、气血虚弱、气滞血瘀、寒凝血瘀和湿热蕴结。

（1）肾气亏损

先天肾气不足，或房劳多产，或久病虚损，伤及肾气，肾虚则精亏血少，冲任不足，经行血泄，胞脉愈虚，失于濡养，"不荣则痛"，故痛经。

（2）气血虚弱

素体虚弱，气血不足，或大病久病，耗伤气血，或脾胃虚弱，化源不足，气虚血少，经行血泄，冲任气血更虚，胞脉失于濡养，"不荣则痛"，故使痛经。

（3）气滞血瘀

素性抑郁，或忿怒伤肝，肝郁气滞，气滞血瘀，或经期产后，余血内留，蓄而成瘀，瘀滞冲任，血行不畅，经前经时气血下注冲任，胞脉气血更加壅滞，"不通则痛"，故使痛经。

（4）寒凝血瘀

经期产后，感受寒邪，或过食寒凉生冷，寒客冲任，与血搏结，以致气血凝滞不畅，经前经时气血下注冲任，胞脉气血更加壅滞，"不通则痛"，故使痛经。

（5）湿热蕴结

素有湿热内蕴，或经期产后，感受湿热之邪，与血搏结，稽留于冲任、胞宫，以致气血瘀滞不畅，经行之际，气血下注冲任，胞脉气血更加壅滞，"不通则痛"，故使痛经。

3. 辨证论治

本病以伴随月经来潮而周期性小腹疼痛为辨证要点，根据其疼痛发生的时间、部位、性质、喜按或拒按等不同情况，明辨其虚实寒热及在气在血。一般痛在经前、经期，多属实；痛在经后、经期，多属虚。痛胀俱甚、拒按，多属实；隐隐作痛、喜揉喜按，多属虚。得热痛减多为寒，得热痛甚多为热。痛甚于胀多为血瘀，胀甚于痛多为气滞。痛在两侧少腹病多在肝，痛连腰际病多在肾。其治疗大法以通调气血为主。

（1）肾气亏损型

[主要证候] 经期或经后小腹隐隐作痛，喜按，月经量少，色淡质稀，头晕耳鸣，腰酸腿软，小便清长，面色晦黯，舌淡，苔薄，脉沉细。

[证候分析] 肾气本虚，精血不足，经期或经后，精血更虚，胞宫、胞脉失于濡养，故小便隐隐作痛，喜按；肾虚冲任不足，血海满溢不多，故月经量少，色淡质稀；肾精不足，不能上养清窍，故头晕耳鸣；肾亏则腰腿失养，故腰酸腿软；肾气虚膀胱气化失常，故小便清长。面色晦黯，舌淡，苔薄，脉沉细，也为肾气亏损之征。

[治法] 补肾填精，养血止痛。

[方药] 调肝汤（《傅青主女科》）。

当归、白芍、山茱萸、巴戟天、甘草、山药、阿胶。

方中巴戟天、山茱萸补肾气，填肾精；当归、白芍、阿胶养血缓急止痛；山药、甘草补脾肾、生精血。全方共奏补肾填精养血、缓急止痛之功。

若经量少者，酌加鹿角胶、熟地黄、枸杞子；腰骶酸痛剧者，酌加桑寄生、杜仲、狗脊。

（2）气血虚弱型

[主要证候] 经期或经后小腹隐痛喜按，月经量少，色淡质稀，神疲乏力，头晕心悸，失眠多梦，面色苍白，舌淡，苔薄，脉细弱。

[证候分析] 气血本虚，经血外泄，气血更虚，胞宫、胞脉失于濡养，故经期或经后小腹隐痛喜按；气血虚，冲任不足，血海满溢不多，故月经量少，色淡质稀；气虚中阳不振，故神疲乏力；血虚不养心神，故心悸、失眠多梦；气血虚不荣头面，故头晕、面色苍白。舌淡，苔薄，脉细弱，也为气血虚弱之征。

[治法] 补气养血，和中止痛。

[方药] 黄芪建中汤（《金匮要略》）加当归、党参。

黄芪、白芍、桂枝、炙甘草、生姜、大枣、饴糖。

方中黄芪、党参、桂枝补气温中，通络止痛；当归、白芍、饴糖养血和中，缓急止痛；炙甘草、生姜、大枣健脾胃以生气血，欲补气血先建中州。本方共奏补气养血、和中止痛之效。

（3）气滞血瘀型

[主要证候] 经前或经期小腹胀痛拒按，胸胁、乳房胀痛，经行不畅，经色紫黯有块，块下痛减，舌紫黯，或有瘀点，脉弦或弦涩有力。

[证候分析] 肝郁气滞，瘀滞冲任，气血运行不畅，经前经时，气血下注冲任，胞脉气血更加壅滞，"不通则痛"，故经行小腹胀痛拒按；肝气郁滞，故胸胁、乳房胀痛；冲任气滞血瘀，故经行不畅，经色紫黯有块；血块排出后，胞宫气血运行稍畅，故腹痛减轻。舌紫黯或有瘀点，脉弦或弦涩有力，也为气滞血瘀之征。

[治法] 行气活血，祛瘀止痛。

[方药] 膈下逐瘀汤。

若痛经剧烈伴有恶心呕吐者，酌加吴茱萸、半夏、莪术；若兼小腹胀坠或痛连肛门者，酌加姜黄、川楝子；兼寒者小腹冷痛，酌加艾叶、小茴香；夹热者，口渴，舌红，脉数，宜酌加栀子、连翘、黄柏。

（4）寒凝血瘀型

[主要证候] 经前或经期小腹冷痛拒按，得热则痛减，经血量少，色黯有块，畏寒肢冷，面色青白，舌黯，苔白，脉沉紧。

[证候分析] 寒客冲任，血为寒凝，瘀滞冲任，气血运行不畅，经行之际，气血下注冲任，胞脉气血壅滞，"不通则痛"，故痛经发作；寒客冲任，血为寒凝，故经血量少，色黯有块；得热则寒凝暂通，故腹痛减轻；寒伤阳气，阳气不能敷布，故畏寒肢冷，面色青白。舌黯，苔白，脉沉紧，为寒凝血瘀之征。

[治法] 温经散寒，祛瘀止痛。

[方药] 温经汤。

若痛经发作者，酌加延胡索、小茴香；小腹冷凉，四肢不温者，酌加熟附子、巴戟天。若经行期间，小腹绵绵而痛，喜暖喜按，月经量少，色淡质稀，畏寒肢冷，腰骶冷痛，面色淡白，舌淡，苔白，脉沉细而迟或细涩，为虚寒所致痛经。治宜温经养血止痛，方用大营煎加小茴香、补骨脂。

（5）湿热蕴结型

[主要证候] 经前或经期小腹灼痛拒按，痛连腰骶，或平时小腹痛，至经前疼痛加剧，经量多或经期长，经色紫红，质稠或有血块，平素带下量多，黄稠臭秽，或伴低热，小便黄赤，舌红，苔黄腻，

脉滑数或濡数。

[证候分析] 湿热蕴结冲任，气血运行不畅，经行之际气血下注冲任，胞脉气血壅滞，"不通则痛"，故痛经发作；湿热瘀结胞脉，胞脉系于肾，故腰骶坠痛，或平时小腹痛，至经前疼痛加剧；湿热伤于冲任，迫血妄行，故经量多，或经期长；血为热灼，故经色紫红，质稠或有血块；湿热下注，伤于带脉，带脉失约，故带下量多，黄稠臭秽；湿热熏蒸，故低热，小便黄赤。舌红，苔黄腻，脉滑数或濡数，为湿热蕴结之征。

[治法] 清热除湿，化瘀止痛。

[方药] 清热调血汤（《古今医鉴》）加红藤、败酱草、薏苡仁。

牡丹皮、黄连、生地黄、当归、白芍、川芎、红花、桃仁、莪术、香附、延胡索。

方中黄连、薏苡仁清热除湿；红藤、败酱草清热解毒；当归、川芎、桃仁、红花、牡丹皮活血祛瘀通经；莪术、香附、延胡索行气活血止痛；生地黄、白芍凉血清热，缓急止痛。全方共奏清热除湿、化瘀止痛之效。

若月经过多或经期延长者，酌加槐花、地榆、马齿苋；带下量多者，酌加黄柏、樗根白皮。

4. 验案举例

（1）痛经案1

李某，女，18岁，未婚。初诊：2000年8月21日。

[主诉] 行经腹痛2年余。

[现病史] 患者自述14岁月经始来，3～4/27～30，量中等，

色紫黑，无血块。LMP：7 月 25 日。腰痛，下腹坠胀痛，性情急躁易怒，伴经前乳房胀痛，白带量多，质稀色白。双目涩痛，大便干，纳可，寐可。无低热、泄泻、乏力等症状。舌紫黯，苔白，脉细。

[中医诊断] 痛经（肝郁脾虚证）。

[治法] 疏肝行气，健脾养血。

[方药] 柴胡 15g，白芍 15g，当归 15g，焦白术 15g，茯苓 20g，香附 20g，砂仁 15g，郁金 15g，姜黄 15g，炙甘草 15g，牡丹皮 15g，川芎 15g。

共 7 剂，水煎服，日 1 剂。

二诊（9 月 1 日）：8 月 25 日月经来潮，仍痛经，量中等，色黯，有血块。上方去白术，加半夏 15g 以燥湿化痰。

三诊（9 月 10 日）：有嗜睡，属痰湿上蒙清窍，上方加石菖蒲 15g 以开窍醒神。

四诊（9 月 24 日）：正值行经第 1 天，痛经未减轻。上方加乌药 15g 以行气散寒止痛。

五诊（10 月 22 日）：月经来潮，腹痛大减，首诊方加乌药 15g 以行气散寒止痛；因牡丹皮性寒，故去之；且痛经大减，故原方去姜黄。继服 3 个月，痛经消失。

按语：肝喜条达而恶抑郁，嗔怒之后，肝气郁滞，气血运行不畅，冲任壅滞，故经行腹痛，经前乳胀；肝郁木旺，肝克脾土以致脾虚，故食差；目为肝之外窍，肝藏血，肝血不足，不足以濡养于目，肝气郁滞，肝经经脉不畅，故目痛；大肠气机阻滞，传导失畅，故大便干；脉弦为气机郁滞之征。病乃肝郁气滞，脾虚血虚，治宜疏肝行气，健脾养血。方选逍遥散加减。方中柴胡疏肝解郁，白芍养血柔肝，肝体阴而用阳，两药合用，既疏肝又柔肝治肝郁。当归甘温质润，既补血和血，又能润肠通便，与白芍合用，共同补血以治血虚。焦白术健脾燥湿，茯苓健脾利湿，二者健脾治脾虚。香附疏肝解郁，散肝气之郁结，调经止痛。砂仁气味芬芳，化湿醒脾，且能行气。郁金既能活血，又能行气，可止气血瘀滞之痛。姜黄既入血分又入气分，川芎行气活血，二药合用，活血行气止腹痛。牡丹皮辛行苦泄，活血祛瘀。炙甘草调和药性，益气和中。全方共奏疏肝解郁、健脾养血之功。

（2）痛经案2

任某，女，32岁，已婚。初诊：2001年3月25日。

[**主诉**] 行经腹痛20余年。

[**现病史**] 患者平素月经规律，5～7/30～32。量中等，色黯，有血块，痛经（++）。经来小腹胀痛20年，近3个月痛经加重，睡眠差，食不香。二便调。患者平素急躁易怒，多梦。舌淡，苔白，脉弦。

[**中医诊断**] 痛经（肝郁气滞证）。

[**治法**] 行气活血止痛。

[**方药**] 香附20g，乌药15g，延胡索15g，砂仁15g，川芎15g，木香10g，炙甘草15g，当归15g。

7剂，水煎服，日1剂。

二诊（4月2日）：服上方后，诸症大减，继服7剂，嘱患者下次月经前1周服用，连续治疗3个月，患者痊愈。

按语："肝者将军之官"，喜条达而恶抑郁。患者平素急躁易怒，肝之疏泄失常，气机郁滞，故经来腹痛以胀痛为主；肝主疏泄，气机调畅，气行则血行，气滞则血停，气机郁结，则血行不利，以致

瘀血，故月经伴有血块；情志郁结化火，胆腑不清，胆气不宁，扰
及心神，心神不安则多梦；脉弦为肝郁气滞之征。病乃肝气郁结，
疏泄不利，气血运行不畅。治宜行气活血止痛，方选加味乌药汤。
方中香附味辛，性微温，疏肝行气，调经止痛；乌药善于行气止痛，
且能疏肝解郁；延胡索为活血行气止痛之良药，《本草纲目》载"盖
延胡索活血化气，第一品药也"，川芎为妇科要药，能行气活血、调
经，二药合用，可增强行气活血调经之功；砂仁、木香行气止痛；
炙甘草缓急止痛，调和药性；当归补血活血，调经止痛。全方共奏
行气活血止痛之功。

（3）痛经案 3

蔡某某，女，35 岁，已婚。初诊：2003 年 5 月 22 日。

[主诉] 行经腹痛 10 余年。

[现病史] 患者自述平素月经规律，15 岁初潮，5 ～ 7/25 ～ 30。
量中等，色黯红，有血块。LMP：5 月 1 日，量中，色黯红，行经
前两天小腹疼痛，痛连腰骶，难以忍受，影响正常工作及生活。平
素白带量多，色略偏黄。纳可，寐可，二便调。舌红，苔黄腻，脉
滑数。

[中医诊断] 痛经（湿热蕴结证）。

[治法] 补肾健脾，清热除湿。

[方药] 金银花 20g，茵陈 20g，焦山栀 15g，桑叶 20g，青蒿
10g，淡竹叶 15g，太子参 20g，北沙参 20g，芡实 10g，紫苏梗 10g，
炙甘草 10g，黄精 12g，女贞子 20g，覆盆子 15g。

7 剂，水煎服，日 1 剂。

二诊（6 月 6 日）：LMP：2014 年 5 月 31 日，量、质无明显

改变，痛经较前略缓解；白带量减少，色白；纳可，寐可，二便调。舌红，苔黄腻，脉滑数。方药：金银花20g，茵陈20g，焦山栀15g，桑叶20g，青蒿10g，淡竹叶15g，太子参20g，砂仁3g，芡实10g，紫苏梗10g，炙甘草10g，黄精10g，黄芩15g，竹茹10g，柴胡20g，泽泻10g，猪苓15g。7剂，水煎服，日1剂。

三诊（6月14日）：患者服药后无明显不适，白带正常。舌红，苔黄腻，脉滑数。方药：金银花20g，茵陈20g，焦山栀15g，桑叶20g，青蒿10g，淡竹叶15g，太子参20g，砂仁6g，芡实10g，紫苏梗10g，炙甘草10g，黄精10g，黄芩20g，竹茹10g，柴胡20g，泽泻10g，猪苓15g，延胡索10g，益母草20g，皂角刺10g，乌梢蛇10g。14剂，水煎服，日1剂。

四诊（6月28日）：正值经期第1天，色黯红，量、质中等，痛经缓解。纳可，寐可，二便调。舌红，苔薄白，脉滑。患者服药后无明显不适，白带正常。方药：金银花20g，焦山栀15g，桑叶20g，青蒿10g，炒白术20g，白扁豆10g，芡实10g，紫苏梗10g，炙甘草10g，黄精10g，竹茹10g，柴胡20g。连服3个月，痛经消失。

按语：本例患者为湿热蕴结型痛经。湿热之邪，盘踞冲任子宫，气血失畅，湿热与血互结，则壅滞不通，故腹痛，痛连腰骶；湿热扰血，故经色黯红质稠；累及任带二脉，则带下异常。舌红，苔黄腻，脉滑数，均为湿热蕴结之候。初诊以金银花、焦山栀、桑叶、黄芩、青蒿清热；茵陈、淡竹叶利湿；太子参、芡实、紫苏梗、炙甘草、黄精健脾利湿；月经即将来潮，不忘同时以北沙参、女贞子护阴，覆盆子补肾填精。二诊患者白带量减少，但舌红黄腻，脉滑数，湿热仍较重，以垂盆草、泽泻、猪苓等利尿通淋；砂仁、竹茹清中焦之湿热；柴胡和解表里，加强清热利湿之功效。三诊患者白带虽正常，但舌红，苔黄腻，脉滑数，湿热仍重，因处于月经后期，在前方之上加益母草以活血化瘀，延胡索、皂角刺、乌梢蛇行气活血止痛。四诊正值月经第 1 天，患者因湿热得利，瘀血得痛，痛经缓解，去淡竹叶、泽泻、猪苓、延胡索、益母草、皂角刺、乌梢蛇，继续清热化湿以巩固治疗。

（十一）经行前后诸证

经行前后诸证是指每于行经前后或行经期间，周期性地出现明显不适的全身或局部症状者，以经前 2～7 天和经期多见，古代医籍根据不同的主证，分别冠以"经行乳房胀痛""经行头痛""经行感冒""经行发热""经行身痛""经行口糜""经行泄泻""经行浮肿""经行吐衄""经行风疹块""经行情志异常"等病名。该病可出现单一主证，也可两三证同时并见，严重影响和困扰着女性生活和工作。现代研究将以上病症统称为经前期综合征（premenstrual syndrome，PMS）。

本病的特点是伴随月经前后而周期性反复性发作，因此女性特殊的生理变化特点和体质因素成为发病的内在条件。由于女性经、带、胎、产、乳的特殊生理特点，使机体常处于阴血偏虚的状态，月经前期，阴血渐次下注于血海，血海由满为溢，全身阴血相对不足，致病因素乘时而作。若素体禀赋充足，体质壮盛，后天补养得当，冲任气血调和，则月经前后和经期无明显不适。若素体禀赋不足，体质虚弱，后天失于调养，或素体本有肝郁、脾虚、肾虚、气血素虚等因素，当月经来潮之时，机体不能很好地适应冲任气血的变化，则导致阴阳失调，脏腑功能紊乱，伴随各种不适症状的发生。月经净后，致病因素仍然存在，但由于阴血逐渐恢复，气血趋于调和，脏腑功能也暂时恢复平衡，各种症状随之消失。本病主要病位在肝，还涉及脾、肾、心等脏。常见病因病机有肝郁、脾虚、肾虚、血瘀、气血亏虚，肝脾肾三脏的功能失调是导致该病发生的主要原因，其中肝郁最为多见。肝主疏泄，调畅情志，肝血充足则冲任调和，胞宫则可按时蓄溢。肝经绕阴器、过少腹、布胸胁、上行乳头，与冲任二脉共同调节女性特有的生理功能。若患者情志不舒，肝失调达，经前、经时阴血下注血海冲任，肝血较平时更虚，肝郁加重，冲气偏盛则循肝脉上逆，肝经气血壅滞，乳络不畅，致经行乳房胀痛；肝郁化火，上扰清窍，致行经头痛；若肝火夹冲气上逆，扰乱心神，则致行经情志异常；肝气迫血上溢，血热气逆，发为经行吐血、衄血；肝郁克脾，脾失健运，脾不运湿，湿渗大肠则行经泄泻；水溢肌肤，则行经水肿；肝血不足，血虚生风则发经行风疹；肝郁过久，夹心火上炎则经行口糜。

　　本病的治疗中应注重辨证论治和整体观念相结合，结合月经的期、量、色、质和舌脉，及患者体质状况辨寒热虚实。以月经周期冲任气血变化为规律，补虚泻实，调理气血，尤以调肝为主，经前、经期针对主证治其标，平时辨证求因治其本，以达冲任通盛、气血调达之目的。

（十二）经行乳房胀痛

1.概念

每于行经前或正值经期、经后，出现乳房作胀，或乳头胀痒疼痛，甚至不能触衣者，称"经行乳房胀痛"。本病多见于青壮年妇女，为妇科常见病。

2. 病因病机

乳房为阳明胃经循行之所，乳头为厥阴肝经支络所属，足少阴肾经入乳内，所以此病与肝、胃、肾关系紧密。经前或经期，阴血逐下注与血海，肝血偏虚，冲气偏盛致肝疏泄不力，气血壅滞，络脉欠通，不通则痛；或肝肾本虚，乳络失养而痛。经血来潮后，壅滞气血得以疏散，胀痛自消。若乳房有结节或肿块，经后不能自消，需排除"乳腺增生症"或"乳房恶性病变"，定期检查以及早防治。

3. 治疗原则

该病病机主要为肝脾肾三脏与冲任系统功能失调，以肝脏的失调为关键。注重养血柔肝，肝肾同源，注重肝阴肾阴同补。经后期血海空虚，此时应补气养血，补肾养阴；经间期是重阴转阳的转化时期，冲任气血变化明显，此时应行气通络和血助排卵；经前期为阳长期，乃阴阳、气血旺盛之时，是治疗本病的关键时期，治疗上应标本兼治，或疏肝理气，或滋肾养肝，或健脾利湿；行经期是重阳转化期，血海满溢，气血冲任变化急骤，治宜活血化瘀，推动气血运行，以保证经行通畅，不留瘀滞。随着社会的发展，女性的生活压力越大越容易发生经前期综合征。虽然经前期综合征发病率很高，但就诊率却很低，因此临床医生应重视对此类患者的心理辅导及治疗，除药物治疗外，还应嘱其重视调节情志，保持心情舒畅，情绪稳定，普及妇女的正常生理卫生常识，正确对待在经前期出现的一系列不适症状，提高妇女的生活水平及质量。

4. 辨证论治

经行乳房胀痛实证多痛于经前，触按有块，经后乳房胀痛渐止。虚证多痛于行经之后，按之乳房柔软无块。治疗以养血柔肝、疏肝通络为大法。属实证者宜疏肝解郁通络，在经前开始用药；属虚证者宜滋补肾阴，温补肾阳，补气健脾，并注意日常的调治。

（1）肝气郁结证

[主要证候] 临床可见患者经前或经行乳房胀满疼痛，或乳头痛痒，严重者触衣即痛；经行不畅，少腹坠胀，血色黯红；胸肋胀满，精神抑郁，情志不舒，喜叹息；舌红，苔薄白，脉弦。

[证候分析] 平素肝郁气滞，气血运行不畅，经前冲气偏盛，循肝脉上逆，肝经气血瘀滞，乳络不畅，故经行乳房胀痛或乳头痒痛；肝郁气滞，冲任阻滞，故经行不畅，血色黯红；气血运行不畅，故经行小腹胀痛；肝气不舒，气机不畅，则胸胁胀满，精神抑郁，时叹息。舌红，苔薄，脉弦，也为肝郁气滞之征。

[治法] 疏肝解郁，和胃通络。

[方药] 逍遥散（《太平惠民和剂局方》）加味。

柴胡、薄荷、当归、白芍、白术、茯苓、甘草、煨生姜、麦芽、青皮、鸡内金。

方中柴胡疏肝解郁，薄荷、青皮助柴胡疏肝；当归、白芍养血调经；白术、茯苓、甘草健脾和胃；麦芽、鸡内金和胃通乳络；煨生姜温胃行气。全方重在疏肝理脾，肝气舒，脾气运，乳胀自消。若乳房胀硬，结节成块者，则加夏枯草、橘核、王不留行以通络散结；情志忧郁者，加醋香附、合欢皮、婆罗子、郁金；少腹痛甚者，加川楝子、延胡索；若见心烦易怒，口苦口干，尿黄便难，舌苔薄黄，脉弦数者，乃肝郁化热之象，治以疏肝清热，方用丹栀逍遥散。

（2）肝肾亏虚证

[**主要证候**] 临床患者可见经行或经后乳房胀痛，按之柔软无块，月经量少，色淡；腰膝酸软，双目干涩，咽干口燥，五心烦热，舌淡或舌红少苔，脉细数。

[**证候分析**] 素体肝肾不足，阴血亏虚，乳头属肝，肾经入乳内，经行时阴血下注冲任、血海，肝肾愈虚，乳络失于滋养，故经行或经后两乳胀痛，乳房按之柔软无块；阴血虚，冲任血少，故月经量少，色淡；腰为肾之府，肝开窍于目，肝肾精血不足，则腰膝酸软，两目干涩；阴津不足，津液不能上承咽喉，则口燥咽干；阴虚不能敛阳，故五心烦热。舌淡或舌红少苔，脉细数，为肝肾亏虚之候。

[**治法**] 滋肾养肝，和胃通络。

[**方药**] 一贯煎（《续名医类案》）加味。

沙参、麦冬、生地黄、当归、枸杞子、川楝子、麦芽、鸡内金。

方中沙参、麦冬、生地黄滋阴养血，当归、枸杞子滋养肝肾，川楝子疏肝利气，麦芽、鸡内金和胃通乳络。诸药配伍，肝体得养，气机条达，则乳胀自消。

5. 验案举例

孟某，女，26 岁，已婚。初诊：2011 年 12 月 27 日。

[**主诉**] 行经前乳胀痛 5 个月。

[**现病史**] 患者平素月经尚规则，未避孕，5 个月未孕，丈夫检查正常，近 5 个月月经欠规则，4/24 ～ 31，LMP:2011 年 12 月 11 日，量中，色红，经前乳胀痛，经期痛经（±）。平素性情急躁，纳食尚可，夜寐安，二便调。既往有甲肝病史，已愈。妇科检查：外阴正

常，阴道通畅，宫颈轻度糜烂，宫体后位，质中，正常大小，活动无压痛，双附件无压痛。辅助检查：B超：En大小7mm，FC大小8mm×6mm。舌淡红，苔薄白，脉细。

[**中医诊断**] 经行乳房胀痛（肝郁气滞）。

[**治法**] 疏肝清热通络。

[**方药**] 柴胡15g，当归15g，白芍15g，白术15g，茯苓15g，生姜15g，薄荷6g，炙甘草6g，预知子10g，香附10g，路路通10g。

7剂，水煎服，日1剂。

二诊（2012年1月3日）：2012年1月2日辅助检查：E_2：964pmol/L，P：54.92nmol/L，PRL：1316.6mIU/L。舌脉如上。方药：消乳饮（龙葵15g，郁金10g，刺蒺藜10g，预知子15g，枇杷叶15g，蝉蜕6g，蒲公英15g，山慈菇15g，麦芽30g）加苍术10g，厚朴6g。7剂。

三诊（2012年1月10日）：LMP：2012年1月7日，量稍增。辅助检查：LH：7.6U/L，FSH：7.64U/L，T：0.89nmol/L。舌脉如上。方药：消乳饮。7剂。

四诊（2012年1月17日）：无不适。方药：消乳饮。2剂。

五诊（2012年1月19日）：无不适。方药：消乳饮。2剂。

六诊（2012年1月21日）：2013年1月21日辅助检查：PRL：400.85mIU/L。

按语： 经行乳房胀通过属西医学经前期紧张综合征范畴，好发于青壮年妇女。患者平素易怒，肝火偏旺，近来情志抑郁，肝郁气结，郁久化火，疏泄失司，逢经前冲脉气血充盛，肝司冲脉，肝脉气血郁满，肝脉夹乳，乳络不畅，遂致乳房胀痛。该患者泌乳素明显高于正常水平，消乳饮治疗肝经郁热型高泌乳素血症所致的乳房胀痛、闭经、不孕症等，临床取得良好效果。本案患者进药十余剂后，泌乳素即降至正常。方中郁金活血疏肝止痛，《本草汇言》谓"其性轻扬，能散郁滞"，常用于肝气郁结所致经行乳胀痛、乳癖。刺蒺藜归肝经，功擅平肝解郁，能"行肝脾滞气""疏肝之瘀"，故能治疗肝气郁结所致诸症。蝉蜕养肝清热，蒲公英清热解毒消痈，两者均可回乳、治乳腺肿痛。较大剂量麦芽疏肝兼能回乳。枇杷叶能和胃下气降火。龙葵则取其清热解毒之效。山慈菇临床虽少用，却可清热解毒，疏肝调气。诸药共用，以使肝气舒，气血调，乳络畅而乳房胀痛自消，泌乳素降至正常范围。

（十三）经行头痛

1.概念

经行头痛是指每遇经期或行经前后，出现以头痛为主要症状，可伴有恶心呕吐，头晕目眩，心悸少寐，疲乏无力，月经量少，经期腹痛，经色紫黯有块等症状，严重影响女性的生活质量。

2.病因病机

早在古医籍《张氏医通》中记载："每遇经行辄头痛，气满，心下怔忡，饮食减少，肌肤不泽，此痰湿为患也，二陈汤加当归、炮姜、肉桂。"历代医家认为经行头痛常见的病因有血瘀、血虚、肾虚、肝火、痰湿等，而临床以肝火旺盛、气滞血瘀多见。头为诸阳之会，阳明经行额前，太阳经与督脉行头后，亦上颠顶，足厥阴肝经上颠络脑，少阳经行于头两侧，五脏六腑之气血皆上荣于头。经行时气血下注冲任而为月经，此时阴血相对不足，故凡外感、内伤均可在此时引起脏腑气血的失调，经络失养，导致经行头痛。常见的病机有肝郁气滞，气郁化火，上扰清窍；或瘀血内阻，阻滞脑络，致不通则痛；或素体血虚，经行时经血下注冲任，清窍失养，或房劳多产，肾精亏虚，脑失所养，导致不荣则痛；或痰湿停滞，阻滞经络，经气不能上濡于头，脑络失养，发为头痛。

3. 辨证论治

经行头痛常以疼痛时间、疼痛性质辨其虚实。实者多痛于经前或经期，呈胀痛或刺痛；虚者多在经后或行经将净时发作，多为头晕隐痛。该病因其周期性发作的特征，宜重在辨病因病机，不必细分部位。治以调理气血、通络止痛为主。

（1）肝火证

[主要证候] 临床可见患者经行头痛，头晕目眩，月经量偏多，色鲜红，烦躁易怒，口苦咽干，舌红，苔薄黄，脉弦细数。

[证候分析] 素体肝阳偏亢，经行阴血下注冲任，气火偏旺，因足厥阴肝经与督脉上会于颠，而冲脉附于肝，肝火易随冲气上逆而致颠顶掣痛，故经行头痛；肝火内炽，则头晕目眩，烦躁易怒，口苦咽干；火热之邪迫血妄行，故经行量多，经色鲜红。舌红苔薄黄，脉弦细数，均为肝火炽盛之象。

[治法] 清热平肝息风。

[方药] 羚角钩藤汤（《重订通俗伤寒论》）。

羚羊角、钩藤、菊花、生地黄、贝母、桑叶、竹茹、生地黄、白芍、茯神、甘草。

方中羚羊角、钩藤平肝清热，息风镇痉；竹茹、贝母清热化痰；桑叶、菊花清肝明目；生地黄、白芍养阴清热；茯神宁心安神；甘草和中缓急。全方共奏平肝育阴息风之功效。若肝火旺，头痛甚者，可加龙胆草、石决明清肝泻火，平时可服杞菊地黄丸以治本。

（2）血瘀证

[主要证候]临床可见患者经前、经期头痛剧烈，痛如锥刺，行经不畅，经血紫黯有块，小腹疼痛拒按，胸闷不舒，舌黯或有瘀斑瘀点，脉细涩或弦涩。

[证候分析]经行以气血通畅为顺，气顺血和，自无疼痛之疾。头为诸阳之会，因瘀血内停，络脉不通，阻塞清窍，则每逢经行瘀随血动，欲行不得，故经前、经期头痛剧烈，痛如锥刺；血行不畅，瘀阻于胞宫，则行经不畅，经色紫黯有块，小腹疼痛拒按；瘀血阻滞，气机不利，故胸闷不舒；舌黯或有瘀斑瘀点，脉细涩或弦涩，均为气血运行不畅之象。

[治法]化瘀通络止痛。

[方药]通窍活血汤（《医林改错》）。

赤芍、川芎、桃仁、红花、老葱、麝香、生姜、红枣。

方中赤芍、川芎、桃仁、红花直入血分，行气活血，化瘀通络；取麝香、老葱之香以通上下之气，气通则血活；姜、枣调和营卫。共奏行气活血、化瘀通络之功。

（3）血虚证

[主要证候]临床可见经期或经后头痛、头晕，头部绵绵作痛，月经量少，色淡质稀，或心悸少寐，神疲乏力，舌淡，苔薄，脉虚细。

[证候分析]素体血虚，遇经行则血愈虚，血不上荣，故头痛、头晕，头部绵绵作痛；血虚冲任不足，则月经量少，色淡质稀；血虚心神失养，则心悸少寐，神疲乏力；舌淡苔薄，脉虚细，乃为血

虚之候。

[**治法**] 益气养血。

[**方药**] 八珍汤（《正体类要》）加味。

当归、川芎、白芍、熟地黄、人参、白术、茯苓、炙甘草、何首乌、蔓荆子。

方中当归、川芎、白芍养血和血；何首乌、熟地黄养肝血，滋肾阴；人参、白术、炙甘草益气健脾；茯苓健脾宁心安神；蔓荆子清利头目止痛。全方共奏养血益气之功。

（4）痰湿证

[**主要证候**] 临床可见患者经期头昏痛，头重似裹湿布，伴有形体肥胖，肢体困重，困倦无力，胸闷泛恶，颜面虚浮，口腻纳呆，饭后嗜睡，月经量少，色淡，白带绵绵，量多质稀，舌淡，苔白有齿痕，脉缓。

[**证候分析**] 痰湿内停，滞于冲任，经行冲脉气盛，冲气夹痰湿上逆，阻滞脑络，故经前或经期头昏痛，头重似裹湿布；痰湿壅盛，故形体肥胖，肢体困重，困倦无力；痰湿困伐脾土，则胸闷泛恶，口腻纳呆，饭后嗜睡；痰湿滞于冲任，故经血量少，色淡；痰湿下注，伤及带脉，则白带绵绵，量多质稀。舌淡，苔白有齿痕，脉缓，也为痰湿之征。

[**治法**] 化痰降逆，祛浊醒脑。

[**方药**] 半夏白术天麻汤加减。

茯苓、炒白术、川芎、草果、半夏、苍术、天麻、陈皮、细辛。

方中茯苓、炒白术健脾益气除湿；川芎行气开郁，活血止痛；草果健脾开胃，利水消肿；半夏燥湿化痰，降逆和胃；天麻平肝潜阳，息肝风；陈皮理气化痰，与半夏相伍又可降逆和胃，痰消浊降；

佐以细辛祛风止痛。全方肝脾并调，标本兼顾。

4. 验案举例

（1）经行头痛案 1

靳某，女，39 岁，已婚。初诊：2014 年 3 月 26 日。

[主诉]经行头痛头晕 10 年。

[现病史]患者经前经后反复出现头痛头晕，已 10 年，以两侧头部箍痛为主，痛剧时欲以头撞墙，且伴有双侧眼眶疼痛，呈抽筋样，恶心，性情急躁。体温：37.5℃。末次月经为 2014 年 2 月 28 日至 3 月 4 日，舌淡红，苔薄白，脉细。

[中医诊断]经行头痛（肝经风热）。

[治法]清热息风，镇肝降逆。

[方药]风引汤加减。炙大黄 6g，龙骨 20g，甘草 6g，牡蛎 30g，寒水石 10g，滑石 15g，赤石脂 10g，紫石英 15g，石膏 15g，蔓荆子 10g，菊花 10g，白僵蚕 10g，刺蒺藜 10g。

7 剂，水煎服，日 1 剂。

二诊（2014 年 4 月 3 日）：末次月经为 3 月 30 日至 4 月 3 日。头晕、头痛、眼眶抽痛减轻，便秘，痔血，舌脉如上。方药：生地黄 15g，炒栀子 10g，蔓荆子 10g，生白芍 15g，珍珠母 20g，玄参 10g，决明子 30g，菊花 10g，白僵蚕 10g，地龙 10g。7 剂，水煎服，日 1 剂。

三诊（2014 年 4 月 11 日）：用药后头痛明显减轻。方药：生地黄 15g，炒栀子 10g，蔓荆子 10g，生白芍 15g，珍珠母 20g，玄参 10g，决明子 30g，菊花 10g，白僵蚕 10g，地龙 10g，夏枯草 10g，钩藤 15g（后下）。7 剂，水煎服，日 1 剂。

四诊（2014 年 5 月 4 日）： 末次月经为 4 月 29 日，头痛已愈。

按语： 患者性情急躁，经行头痛，剧时欲以头撞墙，头痛如裂，低热，恶心，目眶痛。头部两侧、眼眶周围均为足少阳胆经循行路线，肝胆相表里，此为内伤头痛，责之肝胆，经行气血不足，下元亏虚，肝阳上亢所致，首诊以风引汤化裁治之，以大剂金石介药清热息风，镇肝降逆。患者内有热象，故去桂枝、干姜；加蔓荆子、菊花、僵蚕、白蒺藜，祛肝经风热，药后症状减轻。金石质重，苦寒伤身，不宜久服，中病即止。二诊易方，患者便秘，痔血，积热不去，以生地黄、玄参清热凉血；炒栀子、蔓荆子疏散风热；菊花、决明子清肝泄热；生白芍、珍珠母养阴柔肝；白僵蚕、地龙镇肝息风。较之前方，重在凉肝调肝，易金石静药，改轻灵风药，一降一升，枢化气机，肝气舒解，郁热渐清，药后头痛明显减轻，继续守方治疗，加夏枯草、钩藤以清肝泻火、息风定惊。用药月余，头痛已愈。

（2）经行头痛案 2

胡某，女，40 岁。初诊：2013 年 12 月 4 日。

[**主诉**] 经前右侧头部疼痛 10 年余。

[**现病史**] 患者每于经前第 1 ～ 2 天右侧头部剧痛，连及右侧手臂麻木，需口服散利痛片方可缓解。月经周期 28 ～ 32 天，经期 7 ～ 10 天，量色正常，有血块，无痛经。经期伴头晕，疲劳，四肢乏力，纳差。末次月经：2013 年 11 月 28 日至今，量已少。舌淡红，苔薄白，脉细。

[**中医诊断**] 经行头痛（血虚证）。

[治法] 益气养血，通养经络。

[方药] 当归芍药散加味。当归15g，芍药20g，川芎15g，茯苓10g，泽泻10g，白术10g，葛根15g，丝瓜络10g，竹茹10g。

7剂，水煎服，日1剂。

二诊（2013年12月11日）：患者自述服药后头痛缓解。予以上方继续服用。7剂。

三诊（2013年12月18日）：患者自述腰痛，手麻，带下浑浊。方药：当归15g，芍药20g，川芎15g，茯苓10g，白术10g，泽泻10g，葛根15g，丝瓜络10g，竹茹10g，野荞麦根20g，络石藤15g。7剂。

四诊（2013年12月25日）：患者自述腰痛、手麻缓解。方药：川芎20g，乌药10g，地龙10g，僵蚕10g，丝瓜络10g，白芷10g，蔓荆子10g，全蝎5g，白蒺藜10g，赤芍15g。7剂。

五诊（2014年1月3日）：末次月经为2013年12月26日～12月31日，无头痛，阴臭，带不多。方药：当归15g，芍药20g，川芎15g，茯苓10g，泽泻10g，白术10g，葛根15g，丝瓜络10g，竹茹10g，椿根皮15g，鱼腥草15g。7剂。保妇康栓1盒，外用。

按语：患者乃脾虚气血生化不足，经行时精血下注冲任，失血伤精致精血亏虚，阴血不足，血不上荣于脑，脑失所养，遂致经行头痛。方用当归芍药散加味，本方重用芍药敛肝、和营、止痛；佐以当归、川芎以调肝和血；配茯苓、白术、泽泻健脾渗湿。首诊加丝瓜络以通经活络，舒缓筋脉。加葛根以通经络，升清阳。竹茹形同藤络，故有通养经络的作用。综观全方，具有养血疏肝、通经活络、健脾利湿之功效，乃寓通于补之方。二诊再进当归芍药散养血健脾。三诊加络石藤、野荞麦根补肾通络止痛。三诊过后，脾气渐复。四诊经期将至，予以自拟方川芎活血祛瘀，行气开郁，祛风止痛；白芷祛风除湿，通窍止痛；蔓荆子疏散风热，清利头目；乌药行气止痛，温肾散寒；地龙通经活络；赤芍活血祛瘀；白蒺藜平肝解郁，祛风止痛；全蝎息风镇痉，通络止痛。药后五诊，诉头痛消失，再进当归芍药散以巩固治疗。

（十四）经行感冒

1. 概念

每值经行前后或正值经期，出现感冒症状，经后逐渐缓解者，称"经行感冒"，又名"触经感冒"。最早见于明代岳甫嘉的《妙一斋医学正印种子编·女科》："妇人遇行经时，身骨疼痛，手足麻痹，或生寒热，头疼目眩，此乃触经感冒。"并用加减五积散治疗。

2. 病因病机

本病的病机特点为正虚邪恋，多由于素体气虚或胎产、手术等耗伤正气，肺脾气虚，卫阳不密，卫外不固，经行阴血下注于胞宫，营卫化源不足，血室正开而致腠理疏松，外邪乘虚而入，故出现感冒症状。正所谓"邪之所凑，其气必虚""风者，百病之长也"，风为六淫之首，故本病以感受风邪为主，夹寒则为风寒证，夹热则为风热证；若外邪郁而不解，已离太阳之表，未入阳明之里，客于少阳之所，即半表半里之间，则为少阳证。

3. 辨证论治

本病特点为本虚标实，表里同病，故治疗大法为扶正祛邪，和血益气，表里同治。祛邪以祛风解表或和解少阳为主，使血和卫固，邪不得侵。

（1）风寒证

[**主要证候**] 临床可见患者每于经行期间出现发热，恶寒，无汗，头痛身痛，鼻塞流涕，咽喉痒痛，咳嗽痰稀，舌淡红，脉浮紧等症状。经净后，症状逐渐消失。

[**证候分析**] 素体气血不足，卫表不固，经行阴血下注冲任，正气益虚，易感外邪，风寒之邪外束肌表，卫阳被郁，故见恶寒，发热，无汗；清阳不展，络脉失和，则头痛、身痛；风寒上受，肺气不宣而致鼻塞流涕，咽喉痒痛，咳嗽痰稀；舌淡红，苔薄白，脉浮紧俱为表寒征象。

[**治法**] 解表散寒，和血调经。

[**方药**] 荆穗四物汤（《医宗金鉴》）。

荆芥、白芍、熟地黄、当归、川芎。

方中荆芥辛温解表，白芍、熟地黄、当归、川芎养血和血调经。若风寒感冒症见轻者，可用葱豉汤（《肘后备急方》，组成：葱白、淡豆豉）。

（2）风热证

[**主要证候**] 临床可见患者每于经行期间出现发热身痛，头痛汗出，微恶风，鼻塞咳嗽，痰稠，口渴欲饮，舌红，苔黄，脉浮数。

[**证候分析**] 素体虚弱，每至经期阴血下注冲任，正气相对不足，风热犯表，热郁肌腠，故发热、身痛、微恶风；风热上扰则头痛汗出；风热犯肺，肺失清肃，则鼻塞咳嗽，痰稠；热伤津液则口渴欲饮；舌红，脉浮数，为风热犯肺卫之象。

[**治法**] 疏风清热，和血调经。

[**方药**] 桑菊饮（《温病条辨》）加味。

桑叶、菊花、连翘、薄荷、桔梗、杏仁、芦根、甘草、当归、川芎。

方中桑叶、菊花、连翘、薄荷辛凉解表，桔梗、杏仁宣肺止咳，芦根清热解毒，甘草调和诸药，当归、川芎和血调经，经调感冒自愈。若咳嗽严重者，可加川贝母、百部；口渴思冷饮者，加天花粉、沙参。

（3）邪入少阳证

[**主要证候**] 临床可见患者每逢经期出现寒热往来，胸胁苦满，心烦欲呕，口苦咽干，头晕目眩，默默不欲饮食，舌红，苔薄白或薄黄，脉弦或弦数。

[**证候分析**] 素体虚弱，每至经期则患感冒，经尽渐愈；外邪客于半表半里之间，营卫不和故寒热往来，邪犯少阳，故胸胁苦满，口苦咽干；舌红，苔薄白或薄黄，脉弦或弦数，均为邪入少阳之征。

[**治法**] 和解少阳，调和肝脾。

[**方药**] 小柴胡汤（《伤寒论》）。

柴胡、黄芩、人参、法半夏、甘草、生姜、大枣。

方中柴胡入肝胆经，能疏泄肝胆气机之郁，黄芩清疏少阳胆热，柴胡之升散得黄芩之苦降，既可和解少阳，又可调畅气机；法半夏配生姜，即小半夏汤，益气和胃，降逆止呕；人参、炙甘草、大枣相伍，补脾益气。全方寒温同用，补泻兼施，升降相因，使内外宣通，气血条达，共奏和解少阳、调和肝脾之效。

（4）气虚证

[**主要证候**] 由于经行期间经血下注，气血较虚，卫气不固，气虚甚者，可出现恶寒较甚，发热，无汗，全身倦怠，咳嗽，舌苔淡

白，脉浮无力。

[证候分析] 由于经期经血下注，气血虚弱，卫气不固，气虚甚者阳气不足，出现恶寒较甚；卫外不固，营卫失和，故发热，无汗；气虚中阳不振则全身倦怠；气虚肺失宣降则咳嗽；舌苔淡白，脉浮无力均为气虚外感之象。

[治法] 益气固表，调和营卫。

[方药] 玉屏风散（《医方类萃》）加味。

黄芪、防风、白术、女贞子、白薇。

方中黄芪、白术益气固表，防风祛风解表，女贞子、白薇调和营卫。

4. 验案举例

于某，30 岁，已婚，孕 1 产 1。初诊：2012 年 1 月 12 日。

[主诉] 经期鼻塞流涕伴月经量少半年。

[现病史] 患者半年前顺产一子，因产褥期受凉感冒，出现每逢经期必感冒且月经量少的症状，现正值经期第 3 天，感冒已 3 天，畏寒，鼻塞流清涕，咽痒，无咳嗽，疲乏，纳差，欲呕吐，夜寐尚可，二便尚调。舌淡红，苔白，脉浮细。

[中医诊断] 经行感冒，月经过少（邪入少阳，肝脾不和）。

[治法] 和解少阳，调和肝脾，兼补血活血。

[方药] 小柴胡汤合四物汤加减。柴胡、黄芩、当归、川芎各 10g，生姜 3 片，甘草 6g，半夏、党参、荆芥、蒺藜、炒白芍各 15g。

3 剂，水煎服，日 1 剂。

二诊（2012 年 2 月 10 日）：患者自述服完 2 剂药后症状明显

减轻，月经量增多，3 剂后愈。现经期第 1 天，微恶寒，鼻塞流清涕，无其他不适，舌淡红，苔白，脉浮细。嘱其继服前方 3 剂。他人代述服药后病除，此后经行感冒未再复发。

按语： 该患者主因半年前顺产一子，产褥期受凉感冒后，每逢经期必感冒已半年，产后多虚，卫外失固，失于调护，邪气因入，邪客虚处，正气难复，故留此病根，此后经期血室开张，稍有不慎，邪即侵之。邪正交争，故见寒热往来等一派少阳症状，邪气居于少阳，枢机不利，故用小柴胡汤和解少阳，调达枢机。因患者经时血海由满则溢，肝血相对不足，表现出月经量少色淡，面色苍白，自感疲乏，故加四物汤补血活血。

本病以小柴胡汤为基本方，女子每逢经期，血海由满而溢，肝血相对不足，故临证以血虚症状明显者常合四物汤。若因肝血虚而导致血病及气，表现为肝气郁结证候，则加逍遥散；若血虚而致气虚，肝病传脾，表现为脾气虚，则加玉屏风散。本病正虚邪恋，治疗大法为扶正祛邪，表里同治；祛邪要依据风寒、风热及邪入少阳的不同而辨证加减，切忌发汗太过。

（十五）经行发热

1. 概念

经行发热是指每值经期或行经前后出现以发热为主的病证，称为"经行发热"或者"经病发热"。本病的特点是伴随月经周期而发热，发热可发生在经前经期或者经后，热势多不高，或为低热，或为自觉发热，且发热至少持续两个月经周期，若经行偶尔一次发热则不属于此病。

2. 历史沿革

本病始见于《陈素庵妇科补解·调经门》，云："经正行，忽然口燥咽干，手足壮热，此客热乘虚所伤……若潮热有时，或濈濈然汗出，四肢倦怠，属内伤，为虚证。"提出了经行发热有外感及内伤之分，经期发热伴有实证表现者多为外感发热；经行发热伴虚证表现者多为内伤发热，并提出治疗外感发热宜退热凉血，内伤发热宜补血清热。《医宗金鉴·妇科心法要诀》云："经行发热，时热潮热之病，若为经前则为血热之热，经后则为血虚之热，发热时热，多是外感，午后潮热，多属里热，当审阴虚之热也。"提出经行发热病因有虚、实、外感、内伤之别；同时提出了内伤发热也应辨清发热之虚实。《叶天士女科诊治秘方·卷一》首次按照气滞血瘀对经行发热进行辨证，曰："经来一半，遍身潮热，头痛口渴，小便作痛，此因伤食生冷，故血滞不行，内有余热。"指出由饮食不当，导致寒邪直中血脉，寒凝血瘀，瘀而化热而导致经行发热。清代武之望在《济阴纲目》中提出"经前潮热者，血虚有滞，经后潮热者，血虚有热"，提出经行发热无论发热在经前或者经后，都可按血虚进行辨证。综上所述，经行发热的病因可以有表、里、虚、实、内、外等诸多方面。

在治疗上，朱丹溪在《丹溪心法·妇人》中曰："经行身热，脉数头晕，四物汤加柴胡、黄芩。"吴谦在《医宗金鉴·妇科心法要诀》提出经来发热有表邪证者，用前桂枝四物汤等发之；若内热者加味地骨皮饮清之；经后发热，乃是血虚内热，用四物汤加黄芪、地骨皮补而凉之；若脾虚肝热，用逍遥散理脾清肝。《济阴纲目》根据外感、内伤之分，对经行发热的治疗进行了比较详尽的论述："经行发热若客邪所侵，补中益气加川芎、防风。肝虚血少，六味地黄丸。胃火冷饮，钱氏泻黄汤，胃虚饮冷，七味白术散。潮热时热，八珍汤。晡热内热，逍遥散，发热体倦，补中益气汤……"武之望提出："经前潮热，血虚有滞，逍遥散加牡丹皮、桃仁、延胡索。经后潮热，血虚有热，逍遥散去柴胡换地骨皮加生地黄。"

3. 辨证论治

本病属内伤发热范畴，主要为气血营卫的失调。妇人以血为本，以血为用，经行或经行前后，阴血下注冲任，易使机体阴阳失衡，若素体气血阴阳不足或经期稍有感触即发本病。发热在经前者多为实，发热在经后者多为气虚、阴虚，发热无时为实热，潮热有时为虚热，乍寒乍热为血瘀，低热怕冷为气虚。治疗以调气血、和营卫为大法。

（1）肝肾阴虚证

［主要证候］临床可见患者经期或经后午后潮热，五心烦热，或见两颧红赤，月经量少，色红，烦躁少寐，舌红而干，脉细数。

［证候分析］经行或经后，阴血既泄，阴虚不能敛阳，阳气外越，则见午后潮热；阴血不足，则月经量少，色红；虚火上浮，故两颧红赤；虚热扰动心神，则五心烦热，烦躁少寐；舌红而干，脉细数，乃肝肾精血不足，阴虚内热之象。

［治法］滋养肝肾，育阴清热。

［方药］蒿芩地丹四物汤（《中医临床家徐志华》）。

青蒿、黄芩、地骨皮、牡丹皮、生地黄、川芎、当归、白芍。

方中黄芩、青蒿、地骨皮、牡丹皮清热养阴凉血，生地黄、白芍滋阴凉血，当归养血调经。全方共奏滋阴清热、凉血调经之功。

（2）气血虚弱证

［主要证候］临床可见患者经行或经后发热，热势不扬，动则

自汗出，神疲倦怠，少气懒言，经量多，色淡质薄，舌淡，苔白润，脉虚缓。

[证候分析] 气血虚弱，经行则气随血泄，其气更虚，卫阳不固，故发热自汗；气血虚弱，冲任血海不足，故月经量少，色淡质稀；气虚中阳不振，则神疲倦怠，少气懒言。舌淡，苔白润，脉虚缓，乃气血虚弱之候。

[治法] 补血益气，甘温除热。

[方药] 补中益气汤（《脾胃论》）。

人参、黄芪、甘草、当归、陈皮、升麻、柴胡、白术。

方中人参、黄芪益气为君，白术、甘草健脾补中为臣，当归补血，陈皮理气为佐，升麻、柴胡升阳为使。全方共奏益气健脾、甘温除热之效。

（3）瘀热阻滞证

[主要证候] 临床可见患者经前或经期发热，腹痛，经色紫黯，可见血块，舌黯或尖边有瘀点，脉沉弦数。

[证候分析] 瘀热交结阻碍血行，经行瘀阻不通，营卫失和，则经前、经期发热，腹痛；瘀热煎熬，则经色紫黯而有血块；舌黯或尖边有瘀点，脉沉弦数，乃瘀热之象。

[治法] 化瘀清热。

[方药] 血府逐瘀汤加牡丹皮。

当归、川芎、生地黄、赤芍、桃仁、红花、柴胡、赤芍、枳壳、甘草、桔梗、牛膝、牡丹皮。

方中当归、川芎、生地黄、赤芍、桃仁、红花为桃红四物汤，养血活血；桃仁、赤芍、红花、牛膝活血化瘀；柴胡、牡丹皮凉血清热；枳壳、桔梗通上下气机，使气血调和则瘀热自除。

4. 验案举例

（1）经行发热案 1

吴某，女，25 岁，职员。初诊：2013 年 4 月 5 日。

[**主诉**] 经行午后低热 10 个月。

[**现病史**] 患者 17 岁月经初潮，3/30 ～ 60，量少，色淡黯。低烧 10 个月，午前轻、午后重，入夜退至正常。经行前后体温较平时略增，因低烧做各种检查、化验，未见异常。服中西药无效。症见气短、心慌、头昏、纳呆、腰背酸痛、形寒多汗，动则加剧。脉细，舌红，苔薄。末次月经：2013 年 4 月 4 日，经期体温 38.5 ～ 38.8℃。

[**中医诊断**] 经行发热（阳虚发热）。

[**治法**] 温阳扶气。

[**方药**] 党参、黄芪、白术、山药、牡丹皮、当归、仙灵脾各 10g，白芍 12g，菟丝子 15g，附片（先煎）、广木香、甘草各 5g。

5 剂，水煎服，日 1 剂。

二诊（2013 年 4 月 10 日）：患者服药 3 日后体温正常。方药：党参、黄芪、白术、益母草、牡丹皮、当归、仙灵脾各 10g，白芍 12g，菟丝子 15g，附片（先煎）、广木香、甘草各 5g。5 剂，水煎服，日 1 剂。

患者此后体温一直正常，月经于 2013 年 5 月 10 日延期而至，经期不发热。随访停药后按时行经 3 次，均未发热。

（2）经行发热案 2

高某，女，34 岁。初诊：2005 年 6 月 22 日。

[**主诉**] 经期发热 3 个月。

[**现病史**] 患者连续 3 个月经周期，于经前一天先冷后热，体温达 38～39.5℃，入夜发作，深夜热退，连续发作 6～7 天经净方罢。发热时白细胞 $0.81×10^9$/L，中性粒细胞 70%，淋巴细胞 30%，尿常规正常，尿培养阴性，肝功能正常。经输液治疗，用青霉素、链霉素、卡那霉素、红霉素均无效。妇科检查：右侧附件片状增厚，其他无异常。曾顺产一男婴。末次月经：2005 年 6 月 7 日，发冷发热共 7 天；上次月经为 5 月 6 日，发冷发热共 6 天；再上次月经为 3 月 28 日，发冷发热 7 天。追问此次病史，似有感冒。经期发热时口苦，欲呕，纳少。来诊时脉弦，舌黯，苔黄。

[**中医诊断**] 经行发热（瘀热阻滞证）。

[**治法**] 和解少阳，清热凉血。

[**方药**] 柴胡、半夏、黄芩、牡丹皮、竹茹、青蒿各 10g，当归、白芍、郁金各 12g，陈皮、甘草各 5g。

7 剂，水煎服，日 1 剂。

二诊：于 7 月 3 月经来潮，未发热发冷。

后又服上方 7 剂，未再服，观察半年未发。

按语：治疗本病，若肾虚兼血瘀，可补肾填精，佐以活血化瘀；脾虚兼血瘀可补气健脾，甘温除热，佐以活血祛瘀。经前期（月经周期的第 15～28 天）阳气日渐充实，胞宫气血日渐充盈，阴阳维持相对平衡，以阳长为主；经行发热是一个特殊的疾病，发热多在经前期，因此经行发热的患者最适合在经前期服药治本，采用补肾或健脾之剂，既可加强用药效果，又可以减少患者整月服药的痛苦。行经期（月经周期第 1～5 天）胞宫冲任精血充足，阳气旺盛，胞宫满则溢，月经来潮，体内有瘀滞患者，宜在此期加用活血化瘀之药，使瘀滞之邪有出路，瘀血祛，而新血得生，可加强活血化瘀之力。

本病日常调理包括以下几个方面：①适当的形体锻炼。快步走、慢跑、游泳等，能够提高机体免疫力。②合理膳食。合理的饮食可以减少对脾胃的刺激，有益于病情预后。饮食以清淡、易于消化的食物为宜，不过食生、冷、凉、硬的食物，饮食有节，不暴饮暴食，不过食肥甘厚味等助湿生痰之品，避免不节饮食。③防止过度劳累。无论工作、学习、劳动都应适当。房事不宜过早过频，以免损伤肾精。④防止不良情绪刺激化瘀药的用量，防止大量活血药物损伤正气，防止复感新邪。治疗过程中及病情恢复期，正气多未完全恢复，应注意生活起居的调理，慎避风寒，避免久居寒湿之地。

（十六）经行身痛

1. 概念

每遇经期或经行前后，出现身痛的症状，月经干净后逐渐减轻或消失，这种病症称为"经行身痛"。如果在月经期间偶感风寒而身体疼痛，但非每月都发作的，不属本病范畴；若呈周期性发作并见恶寒、发热、流涕等外感症状，则属经期外感病。若有痹证的患者，平素就有四肢关节肿痛或麻木，每逢经期略有加重，虽不属于本病范畴，但可以参考本病的治疗方法。

2. 历史沿革

宋代齐仲甫的《女科百问》一书中指出"经水欲行，先身体疼痛"的发病原因，与"外亏卫气之充养，内乏荣血之灌溉，血气不足"有关，并以"趁痛饮子"治疗。陈素庵《妇科补解》则认为："此由外邪侵虚而入，或寒邪，或风冷，内伤冲任，外伤皮毛，以致周身疼痛。"《医宗金鉴》又以"经来时身体疼痛"者为实，"乃血脉壅阻也""经行后或血去过多"而身体疼痛者为虚，"乃血不荣也"。本病气血虚弱，正气不足是主因，素体气血虚弱，则营卫失和，或者外邪乘虚侵入，留滞经脉而致经行身痛。

3. 辨证论治

本病治疗以调气血，和营卫，通经络为主。实证者重在理气和血，虚证者重在调血和营，若为寒湿者则以温阳散寒除湿为主。一般痛在经前多为实证、瘀证；痛在经后多为虚证。

（1）血虚证

[主要证候] 临床可见患者经行或经后肢体疼痛麻木，肢软乏力，月经量少，色淡质薄，面色无华，舌淡红，苔白，脉细弱。

[证候分析] 血虚不能濡养筋脉，经行时气血益感不足，四肢百骸失于荣养，则肢体疼痛麻木；血虚冲任血海不足，故经行量少，色淡质稀；血虚气弱，则肢软乏力，面色无华；舌淡红，苔白，脉细弱，为气血虚弱之象。

[治法] 养血益气，柔筋止痛。

[方药] 当归补血汤（《内外伤辨惑论》）加味。

黄芪、当归、白芍、鸡血藤、丹参、玉竹。

方中黄芪、当归益气养血，黄芪剂量是当归的五倍，是补气养血之剂，大补脾肺元气。白芍、鸡血藤、丹参、玉竹养血柔筋。全方共奏益气养血、缓急止痛之功。

（2）血瘀证

[**主要证候**] 临床可见患者经前或经行时肢体、关节、腰膝疼痛，得热痛减，遇寒加重，月经推迟，量少色黯，或有血块，舌紫黯，尖边或有瘀点瘀斑，苔薄白，脉沉紧。

[**证候分析**] 经行以气血通畅为顺，寒邪凝滞经络，则气血运行不畅，故腰膝、肢体、关节疼痛；血得热则行，故得热痛减，遇寒则凝滞而痛甚；寒邪阻滞胞络，气血运行不畅，则月经推迟，经行量少，色黯有块；舌紫黯，或有瘀斑，苔薄白，脉沉紧，乃寒凝血瘀之象。

[**治法**] 活血通络，益气散寒止痛。

[**方药**] 趁痛散（《经效产宝·续编》）。

当归、黄芪、白术、炙甘草、桂心、独活、牛膝、生姜、薤白。

方中当归养血活血；黄芪、白术、炙甘草健脾益气，寓有气生血之义；生姜温中散寒；桂心、独活、薤白温阳散寒止痛；牛膝补肝肾、强腰肾。全方益气养血，散寒止痛，气血和顺，身痛自除。若寒甚者可加川乌，少腹疼痛者加延胡索、益母草。

（3）寒湿阻络证

[**主要证候**] 临床可见患者经行时身体疼痛而沉重，困倦乏力，喜暖畏寒，月经推迟，量少色黯，小腹冷痛，平时带下量多，舌质黯，苔白腻，脉沉紧。

[**证候分析**] 寒湿之邪阻滞经络，则身体疼痛而沉重，喜暖畏寒；湿性重着，困倦乏力；寒湿之邪阻滞胞络，气血运行不畅，则经期推迟，小腹冷痛；寒湿之邪伤及任带二脉，则平时带下量多。舌质黯，苔白腻，脉沉紧为寒湿阻络之征。

[**治法**] 散寒除湿，活血止痛。

[**方药**]蠲痹汤加减。

生黄芪、羌活、防风、独活、桂枝、当归、川芎、赤芍、姜黄。

方中防风、羌活、独活除湿疏风，通痹止痛；川芎祛风燥湿，活血止痛；桂枝温通经脉，散寒止痛；气通则血活，血活则风散，黄芪、炙甘草补气而实卫；当归、赤芍活血而和营；姜黄理血中之气，能入手足而祛寒湿。若周身疼痛明显者，可加细辛、桑枝；腰膝冷痛酸软者，加炒杜仲、狗脊、威灵仙；关节肿痛者，加薏苡仁、白芥子等。

4. 验案举例

李某，女，26岁。初诊：2011年11月6日。

[**主诉**]经期及经后3天周身疼痛2年余。

[**现病史**]患者2年前因分娩时失血过多，加之产后休息不佳，常感疲倦，头晕心悸。产后每于经期及经后3天全身痛。曾经内科、妇科检查，并行抗"O"、血沉、类风湿因子等检查均无异常，服中西药屡治不愈。现正值月经来潮，全身痛，四肢无力，腰腹不适，头晕心悸，时感背寒，经期正常，但经量较多，色淡。舌淡红，苔薄白，脉沉细弱。

[**中医诊断**]经行身痛（气血虚弱，营卫失和）。

[**治法**]益气养血，和营通络止痛。

[**方药**]当归12g，鸡血藤30g，熟地黄20g，黄芪20g，川芎6g，白芍20g，防风10g，炙甘草10g，大枣10g，桂枝10g。

7剂，水煎服，日1剂。

二诊（2011年11月14日）：患者自诉服3剂后身痛明显减轻，但仍头晕身乏，腰膝软，舌淡，苔薄白，脉沉细。嘱继服上药加桑寄生 10g。

三诊（2011 年 11 月 21 日）：3 剂后，月经已净，症状消失，嘱其下次月经前 3 天复诊。

按上方加减调服 3 个月经周期，症状消失，随访半年无复发。

按语：气血虚弱乃本病之根本，而素体气血虚弱，则营卫失和，或者外邪乘虚侵入，留滞经脉而致经行身痛。本案患者分娩时失血耗气，产后失于调养，致气血亏虚，复加经至，阴血下注胞中，则血虚尤甚，气随血泄，营卫失和，气血不能荣养一身筋骨而经行身痛，故以益气养血，和营通络为治。

（十七）经行口糜

1. 概念

经行口糜是指每值经前或经期，口舌生疮、糜烂者。经后渐愈，具有周期性反复发作的特点。

2. 历史沿革

历代文献对本病的记载较少，但临床上经常可见。《素问·气厥论》中有"鬲肠不便，上为口糜"之论，意指此病由于大便秘结，热气上蒸发为口糜，治疗以"谨守病机，各司其属"为原则辨证论治。本病病位在口和舌，舌为心之苗，口为胃之门户，故本病病机多为心、胃之火上炎所致。若患者情志内伤，肝气郁结，肝郁过久，夹心火上炎则经行口糜；或素体肝肾阴虚，经行时阴血下注，阴血亏虚，虚火内炽，热乘于心，心火上炎，致经行口糜；或素食辛辣、膏粱厚味，胃肠蕴热，阳明胃经与冲脉相通，经行冲气偏盛，夹胃热上冲，熏蒸而致口糜。

3. 辨证论治

本病多属热证，虚实辨证当谨慎，若患者脉实而大，口干喜饮，尿黄便难，属实证；若患者脉数无力，口干不欲饮，属虚证。治疗以清热为主，佐以活血化瘀。实证者清热泻火，虚证者养阴清热。用药宜用甘寒之品，热除而无伤阴之弊。

（1）阴虚火旺证

[主要证候] 临床可见患者经期或临经前口舌糜烂，月经量少，色红，口燥咽干，五心烦热，尿少色黄，大便干燥，形体消瘦，心悸健忘，夜寐不安，舌尖红或舌红，苔少，脉细数。

[证候分析] 阴虚火旺，火热乘心，经期阴血下注，则虚火益盛，故经期口舌糜烂；阴血不足，则月经量少，色红；阴津虚少，不能上乘，则口燥咽干；阴虚不能敛阳，则五心烦热；阴虚火旺，扰动心神，故心悸健忘，夜寐不安；热灼津伤液，则形体消瘦，大便干燥，尿少色黄；舌红苔少，脉细数，均为阴虚内热之征。

[治法] 滋阴降火，佐以活血化瘀。

[方药] 知柏地黄汤（《医宗金鉴》）加蒲黄、田七。

熟地黄、山茱萸、山药、泽泻、茯苓、牡丹皮、知母、黄柏、蒲黄、田七。

方中熟地黄、山茱萸、山药补肝阴肾阴；牡丹皮、知母、黄柏清肾中之伏火；佐茯苓、泽泻由小便导热外解；蒲黄、田七活血化瘀；全方共奏滋养肝肾、清泻虚火之功。心悸少眠者，加珍珠母、龙骨以安神定悸；心烦失眠者，加酸枣仁、栀子、夜交藤清热安神；盗汗严重者，加龙骨、牡蛎、五味子以收敛止汗；腰膝酸者，加何首乌、枸杞子、女贞子以增强滋补肾阴之功；月经量少者，加红花以养血活血调经。

（2）胃热熏蒸证

[主要证候] 临床可见经行口舌生疮，口臭，口干喜饮，尿黄便结，月经量多，色深红，舌质红，苔黄厚腻，脉滑数。

[证候分析] 口为胃之门户，胃热炽盛，经行冲气夹胃热逆上，熏蒸于上，则口舌生疮、口臭；热盛迫血妄行，故月经量多，色深红；热盛灼伤津液，则口干喜饮，尿黄便结；苔黄厚，脉滑数，均为胃热炽盛之象。

[治法] 清热泻火，荡涤胃热。

[方药] 凉膈散（《和剂局方》）。

大黄、朴硝、连翘、竹叶、栀子、黄芩、甘草、薄荷。

方中大黄、朴硝清热泻下；连翘、竹叶、栀子、黄芩清热解毒；甘草缓解和中；薄荷清疏。全方咸寒苦甘，清热泻下，胃热得清，口糜则愈。

若口渴欲饮，加生石膏、知母以清热生津止渴；大便干燥加生大黄。若脾虚湿热内盛者，则口糜或口唇疱疹，脘腹胀满，大便溲臭，治宜芳香化浊，清热利湿，方用甘露消毒丹（《温热经纬》）。若心火上炎者，口舌生疮，糜烂疼痛，心中烦热不得眠或夜卧多梦，小便短赤或灼热涩痛，治宜清热泻火，方用导赤散加味。

4. 验案举例

夏某，女，36岁，已婚。初诊：2013年5月6日。

[主诉] 经期前后口腔溃疡半年余。

[现病史] 患者月经将近，乳房胀感，经前口腔糜烂15天，影

响进食。舌淡红，苔薄白，脉细。

[**中医诊断**] 经行口糜（阴虚火旺证）。

[**治法**] 滋阴降火，引火归元。

[**方药**] 熟地黄 20g，山茱萸 15g，山药 10g，泽泻 10g，茯苓 10g，牡丹皮 10g，知母 10g，黄柏 10g，蒲黄 10g，田七 5g。

5 剂，水煎服，日 1 剂。细辛 20g，研粉敷脐。

二诊（2013 年 5 月 25 日）：末次月经为 2013 年 5 月 8 日至 5 月 21 日，用药 5 天，口腔糜烂痊愈。

按语：熟地黄、山茱萸、山药补肝阴肾阴；牡丹皮、知母、黄柏清肾中之伏火；佐茯苓、泽泻由小便导热外解；蒲黄、田七活血化瘀；细辛味辛温，有小毒，归心、肺、肾经，古人用时称"不过钱"，可解表散寒，祛风止痛，通窍，温肺化饮，多用于治疗风寒感冒、头痛、牙痛、鼻塞流涕、鼻渊、风湿痹痛、痰饮喘咳等疾病。该患者经期已至，月经未至，月经后期，多责之虚与寒。经期将至，气血聚于胞宫，阴血相对不足，故水不制火，阴虚阳亢，虚阳上越，发为口糜。不可一叶障目，视其为热证，妄投苦寒清热之品，犯虚虚之戒也。此处妙用细辛，是取其"引火归元"之意。"引火归元"由张景岳首次提出，含义有二：肾阴不足，阴不制阳，虚阳外浮，此其一；阴寒内盛，格阳于外，真寒假热，此其二。医者多以附子、肉桂之属，然细辛亦可用之，因其入少阴，辛温散寒也，且可祛风通窍，上攻头面，面口疮糜更佳，以其敷脐，因神阙穴归任脉，为气血交汇聚集之所，以药入经，直达病所，药效更佳。

（十八）经行泄泻

1. 概念

每值行经前后或经期，大便溏薄，甚或清稀如水，日解数次者，称为"经行泄泻"，亦称"经行而泻"。经净后，大便即恢复正常，也有至经净后数日方止。有的肠炎患者，偶尔也可能在经期发生腹泻，但非每月必发，与月经周期无关，因而不属于本病；也有慢性肠炎患者，平时就有腹泻，一到经期便加重，这种情况虽不属经行泄泻，但在治疗上可以参考本病进行辨证论治。

2. 历史沿革

本病最早见于《陈素庵妇科补解·调经门》："经正行忽病泄泻，乃脾虚。"《新锲汪石医案》中说"此脾虚也，脾主血，属湿，经水将动，脾气血先流注血海，然后下流为经，脾血亏不能运行其湿"，并认为宜"以参苓白术散服之"。《叶天士女科诊治秘方·卷一》曰："经来之时，五更泄泻，如乳儿尿，此乃肾虚。"《景岳全书·泄泻》云："泄泻之本，无不由于脾胃。""肾为胃关，开窍于二阴，所以二便之开闭，皆肾脏所主，今肾中阳气不足，则命门火衰……阴气极盛之时，则令人洞泄不止。"清代张山雷《沈氏女科辑要笺正》引王孟英说："亦有肝木侮土者。"补充了肝旺乘土所致的经行泄泻。

3. 病因病机

本病主要责之于脾肾虚弱。脾为先天之本，主统血，为气血化生之源，脾气本虚，经前或经期，气血下注冲任，脾气益虚，运化失司，水湿下走大肠，发为泄泻；肾藏精，主水液，经前、经时气血下注，肾阳益虚，命门之火不温脾土，运化失职，水湿并走大肠，故经行泄泻；经前或经期，气血注于冲任，脾气更虚，气血下注，肾阳亦虚，命门火衰，不温脾土，失于运化，水湿并走大肠，故而经行泄泻。经前或经期肝气偏旺，肝旺则克伐脾胃，影响脾土的正常运化，致经行泄泻。

4. 辨证论治

经行泄泻辨证主要根据观察大便的性状及时间，兼证辨脾虚、肾虚之分。治疗以健脾、温肾为主，调经为辅。脾健湿除，肾气得固，泄泻自止。

（1）脾虚证

[主要证候] 临床可见患者经期或经期前后，大便溏泄，月经量多，色淡质薄，脘腹胀满，神疲肢软，或面浮肢肿；舌淡，苔白，脉濡缓。

[证候分析] 脾虚失运，经行气血下注血海，脾气益虚，不能运化水湿，湿渗大肠，则大便溏泄；脾阳不振，则神疲肢软；脾阳虚，气血化源不足，则经色淡红，质稀薄；量多者，乃为气虚不能摄血所致；脾虚运化失司，脘腹胀满；水湿泛溢肌肤，则面浮肢肿。舌淡红，苔白，脉濡缓，均系脾虚之候。

[治法] 健脾渗湿，理气调经。

[方药] 参苓白术散（《和剂局方》）。

人参、茯苓、白术、白扁豆、山药、甘草、桔梗、莲子、薏苡仁、砂仁。

方中以人参、茯苓、白术、甘草、山药健脾益气；白扁豆、薏苡仁、莲子健脾化湿；砂仁和胃理气；桔梗载药上行。全方使脾气健运，水精四布，泄泻自止。

若脾虚肝旺，肝木乘土，则经行腹痛腹泻，泻后痛止，胸胁痞闷，嗳气不舒。治宜平肝气、健脾土、调冲任，用痛泻要方（《丹溪心法》）。

（2）肾虚证

[主要证候] 临床可见患者经行或经后大便泄泻，或五更泻，经色淡，质清稀，腰膝酸软，头晕耳鸣，畏寒肢冷，舌淡，苔白，脉沉迟。

[证候分析] 肾阳虚衰，命火不足，不能上温脾阳，经行则肾虚益甚，水湿下注，是以经行泄泻；五更之时，阴寒较盛，故天亮前作泻；肾阳虚衰，不能温养脏腑，影响血之生化，故经色淡而质清稀；阳虚经脉失于温煦，则畏寒肢冷；腰为肾之府，肾主骨、生髓，脑为髓海，肾虚则头晕耳鸣，腰膝酸软；舌淡苔白，脉沉迟，均为肾阳虚衰之候。

[治法] 温阳补肾，健脾止泻。

[方药] 健固汤（《傅青主女科》）合四神丸（《证治准绳》）。

党参、白术、茯苓、薏苡仁、巴戟天、补骨脂、吴茱萸、肉豆蔻、五味子。

方中党参、白术、茯苓、薏苡仁健脾渗湿，巴戟天、补骨脂温肾扶阳，吴茱萸温中和胃，肉豆蔻、五味子固涩止泻。肾气固，脾气运，湿浊乃化，泄泻自愈。

5. 验案举例

韩某，女，35岁，已婚。初诊：2013年3月2日。

[主诉] 月经周期错后伴经期水样泻1年余。

[**现病史**] 患者平素月经后期，2～3月一行，患者末次月经2013年2月26日来潮，现月经未净，腰痛如折，腹泻如水样，持续4天。舌淡红，苔薄白，脉细。

[**中医诊断**] 经行泄泻（水湿内停）。

[**治法**] 温阳行气，渗湿止泻。

[**方药**] 猪苓9g，泽泻15g，白术9g，茯苓9g，桂枝6g，川黄连3g，川椒5g，神曲10g，苍术10g，乌梅10g，厚朴6g。

7剂，水煎服，日10剂。

二诊（2013年3月9日）：患者大便转常，腰痛消失，外感3天，流黄涕，咳嗽。方药：豆豉10g，栀子10g，葱白3条，蝉衣5g，桑叶10g，前胡10g。7剂。

按语：经期要排除子宫血海残留的一切陈旧性物质，既有经血，湿浊亦占重要地位，此时阴气下聚，阳气亦随之下泄，阳气不得敷布，不能温化水湿，水湿内停，直迫大肠，发为水样泻。故治宜温阳行气，渗湿止泻。五苓散为温阳化气、渗湿利水的代表方。川椒温中散寒除湿；厚朴、苍术、川黄连燥湿行气，气行水湿可化，其中川黄连制约桂枝、花椒、苍术、厚朴之温热之性，以免耗血动血；乌梅涩肠止泻；神曲护胃。经过治疗后，患者水样泻及腰痛症状消失，出现了外感的症状，另寻他法治疗。

治疗本病中应注意以下几点：一是兼顾月经情况。例如脾虚或肾虚证患者，表现为月经量少者，可在原法原方基础上加味理气活血药，诸如香附、丹参、泽兰、刘寄奴之类；月经量多者，则加温经止血的药物，如艾叶、炮姜炭、鹿角胶、棕榈炭之类；肝郁证而见经量过多的，与肝郁化热、迫血妄行有关，要在原方基础上加牡丹皮、生地黄、山栀炭、地榆炭等凉血止血之药。二是服药时间应在月经来潮前的 5～7 天开始，经潮后可停服，月经干净以后即需侧重调补脾肾两脏。如脾虚证重在健脾益气，可继续服用参苓白术散一周；肾虚证重在温补脾肾，可续服四神丸一周，肝郁证则予疏肝健脾和营，可服用加味逍遥丸一周。如此按月经周期的各个阶段进行调治，约 3 个月经周期，将会收到良好的效果。

（十九）经行浮肿

1. 概念

经行浮肿是指每逢经行前后，或正值经期，头面四肢浮肿者。《叶氏女科证治》称"经来遍身浮肿"，《竹林女科》称"经来浮肿"。

2. 历史沿革

古籍中有血分肿满与水分肿满之论述，但对于伴随月经周期而出现的浮肿，经后逐渐消失者很少论述。《内经》指出"诸湿肿满，皆属于脾"。《叶氏女科证治》中记载"经来遍身浮肿，此乃脾土不能化水，变为肿，宜服木香调胃汤"。《傅青主女科》道"是脾虚水溢之过，凡浮肿者可通用，俱神效"。皆论述经行浮肿与脾失健运关系密切。近代医家哈荔田认为，本病"系脾阳不振，寒湿凝滞，行经期间气血运行不畅，体液调节障碍，水湿泛滥肌肤所致"，又认为："此属血滞经脉，气不行水，脾肾两虚，运化失健，病在血分，不可单作水治，应以养血调经，崇土制水。"

3. 病因病机

脾为水之制主运化，肾为水之本司开阖。若平素思虑劳倦过度，伤及脾肾，经水将行，经血流注于胞，脾肾俱虚，阳气不运，气化不利，水湿停滞，溢于肌肤，发为经行浮肿。肝为气机之枢，若肝气郁结，肝失条达，气滞血瘀，经前、经时冲任气血壅滞，气机不利，水湿运化不利，泛滥肌肤则滞为肿。另外，肝失于疏泄，木郁侮土，脾虚气滞，健运失司，水湿蕴阻不化，水湿溢于肌肤则经行浮肿。

4. 辨证论治

本病重在辨虚实，若经行面浮肢肿，按之没指，多为脾肾阳虚之征；若经行肢体肿胀，按之随手而起，多为肝郁气滞之征。临床以虚证者多见。需要注意的是，如经净浮肿仍不能消退者，则需要考虑是否为心、肝、肾功能不良，或甲状腺功能减退及营养不良等因素引起的浮肿，需进一步确诊。

（1）脾肾阳虚证

［主要证候］临床可见患者经行面浮肢肿，按之没指，晨起头面肿甚，月经推迟，月经量多，色淡质薄；脘腹胀满，纳减，腰膝酸软，大便溏薄，舌淡，苔白腻，脉沉缓或濡细。

［证候分析］脾肾阳虚，水湿内停，经前及经期气血下注冲任，脾肾益虚，泛溢于肌肤，则见四肢浮肿，按之没指；脾肾虚损，经血失固，则经行量多，色淡红质薄；脾虚失运，则脘腹胀满，大便稀溏；腰为肾府，肾虚则腰膝酸软；舌淡，苔白腻，脉沉缓或濡细，乃为阳虚不足之候。

［治法］温肾化气，健脾利水。

［方药］肾气丸（《金匮要略》）合苓桂术甘汤（《伤寒论》）。

肾气丸：桂枝、附子、熟地黄、山茱萸、山药、茯苓、牡丹皮、泽泻；苓桂术甘汤：茯苓、白术、桂枝、甘草。

方中肾气丸温肾化气利水，苓桂术甘汤健脾利水，两方共奏温肾健脾、化气行水之功。临证时可适当加入调经活血之品，如当归、丹参、益母草，使经调肿消。

（2）气滞血瘀证

[**主要证候**] 临床可见患者经行时肢体肿胀，按之随手而起，经色紫黯有块，胸脘胀满，善叹息，舌紫黯，苔薄白，脉弦涩。

[**证候分析**] 平素气滞不行，经前、经期气血下注，冲任气血壅盛，气滞益甚，水湿运化不利，泛溢肌肤则头面肢体肿胀；冲任气滞血瘀则经血运行不畅，色黯有块；肝郁气滞，气机不利，故胸闷胁胀，善叹息；舌紫黯，苔薄白，脉弦涩，均为气滞血瘀之征。

[**治法**] 理气行滞，养血调经。

[**方药**] 八物汤（《医垒元戎》）加泽泻、益母草。

当归、川芎、芍药、熟地黄、延胡索、川楝子、炒木香、槟榔、泽泻、益母草。

方中四物汤养血活血；延胡索行血中之滞；川楝子、炒木香、槟榔疏肝理气；泽泻利水消肿；益母草活血调经。全方共奏理气活血、行水消肿之功。

5. 验案举例

赵某，女，33岁，已婚。初诊：2011年6月15日。

[**主诉**] 经行下肢肿胀3余年，加重1个月。

[**现病史**] 患者15岁初潮，平素月经7/30～35，量中，色淡红，夹血块，痛经（-），LMP：2011年6月4日，患者每逢经期及月经前下肢肿胀，按之凹陷不起，时有眼面浮肿，经净后肿胀自然

消退，平素性情抑郁，时有纳差。舌淡黯，苔白，脉细弱。尿常规及血常规均无异常，查肝肾功能及促甲状腺素均正常。

[中医诊断] 经行浮肿（脾虚气滞）。

[治法] 健脾祛湿，疏肝调气。

[方药] 桑白皮、党参、大腹皮、炙黄芪、茯苓各15g，白术、泽泻、桂枝、猪苓、通草、防己、柴胡、香附各10g，木香6g，莱菔子15g。

用上方辨证加减调理3个月经周期，现已无下肢肿胀，随访3个月经周期未复发。

（二十）经行风疹块

1. 概念

经行风疹块指每值临经或行经期间，全身皮肤突起疹块，疹形大小不一，瘙痒异常，甚则融合成片，经净渐退，常反复发作，迁延不愈，或称"经行瘾疹"。

2. 历史沿革

古代医籍对该病论述较少，《杂病广要·调经》云："妇人血气，或遍身痒，或头面痒，或虫行皮中，缘月水来时，为风所吹。"《女科百问·第四十六问》云："身瘙痒者，是体虚受风，风入腠理与血气相搏而俱往来在皮肤之间，邪气散而不能冲击为痛，但瘙痒也。"均论述该病由风邪所患。《医宗金鉴·妇科心法要诀》较完整地叙述了该病的病因病机和治法方药："遍身蓓蕾如丹毒，痒痛无时搔作疮，血风风湿兼血燥，加味逍遥连地方；愈后白屑肌肤强，血虚不润养荣汤。"近代医家哈荔田认为，本病周期性发作的原因是："经血下脱，肤腠空虚，风邪外袭，郁于肌肤之故。""先予清热利湿、凉血解毒、消风之剂治其标，以缓解症状为主；末调理脾胃、益气血、和营卫，以增强抗病邪之力，防其反复。"肝血不足，肌腠失荣，血虚生风则发经行痒疹。妇女月经期百脉空虚，气血不足，营阴亏损，经行时阴血更不足，血虚生风而痒；或风邪乘虚而入，正不胜邪，风胜而痒；或内外风相引，血愈虚，风愈胜，因而经行风疹频发。

3. 辨证论治

治疗以"治风先治血，血行风自灭""痒自风来，止痒必先疏风"为原则，以养血祛风为大法，虚证宜养血祛风，实证宜疏风清热。慎用辛温香燥之品，以免劫伤阴血。

（1）血虚证

[主要证候] 临床可见患者行经期间风疹频发，瘙痒难忍，入夜尤甚，月经多推迟，量少色淡，面色不华，肌肤不荣，舌淡红，苔薄，脉虚数。

[证候分析] 营阴不足，血虚生风，经行时阴血愈虚，风胜则痒，故风疹频发；因血属阴，故入夜痒甚；阴血不足，冲任血少，血海无以按时由满而溢泻，故月经多推迟，量少色淡；血虚不能上荣于面，则面色不华；血虚肌肤失荣，则肌肤枯燥；舌淡红、苔薄，脉虚数，均为血虚生风之象。

[治法] 养血祛风。

[方药] 当归饮子（《外科正宗》）。

当归、川芎、白芍、生地黄、黄芪、防风、荆芥、白蒺藜、何首乌、甘草。

方中四物汤加何首乌、荆芥、防风养血祛风；黄芪、甘草益气固表，扶正祛邪；白蒺藜疏肝泄风；全方共奏养血祛风止痒之功。

若风疹团瘙痒甚，入睡困难，酌加生龙齿、蝉蜕。

（2）风热证

[**主要证候**] 临床可见患者经行身发红色风疹团，瘙痒难忍，感风遇热，其痒尤甚，月经多提前，量多色红，口干喜饮，尿黄便结，舌红，苔黄，脉浮数。

[**证候分析**] 风热相搏，邪郁肌腠，则身起红色风团，瘙痒难忍；热甚伤津，则口干喜饮，尿黄便黄；热扰冲任，故月经多提前，量多色红；舌红苔黄，脉浮数，均为风热内盛之象。

[**治法**] 疏风清热。

[**方药**] 消风散（《外科正宗》）。

荆芥、防风、生地黄、当归、苦参、炒苍术、蝉蜕、木通、胡麻仁、生知母、煅石膏、生甘草、牛蒡子。

方中当归、生地黄、牛蒡子养血清热疏风；荆芥、防风、蝉蜕疏风止痒；炒苍术、苦参清热燥湿解毒；胡麻仁养血润燥；生知母、煅石膏清热泻火；木通、生甘草清火利尿，导热下行。全方共奏疏散风热，消疹止痒之功。

4. 验案举例

徐某，女，43岁，已婚。初诊：2015年3月14日。

[**主诉**] 经行风团疹块2年余。

[**现病史**] 患者平素月经规则，周期28天，经期7天，末次月经：2012年3月14日，量中，第1～5天呈暗红色，后转咖啡色，偶有血块，无痛经，无乳胀，偶有腰酸，近2年来经期出现全身荨

麻疹，伴瘙痒不适。白带量中，无异味，纳食可，夜寐安，二便调。舌淡红，苔薄白，脉细。

[**中医诊断**] 经行瘾疹（气血亏虚，风邪内扰）。

[**治法**] 散寒解表，舒筋活络。

[**方药**] 葛根 12g，炙麻黄 6g，桂枝 6g，生姜 5 片，炙甘草 6g，炒芍药 6g，大枣 5 枚，苍耳子 10g，蕲蛇 10g，僵蚕 10g。

7 剂，水煎服，日 1 剂。

二诊（2015 年 4 月 2 日）：荨麻疹减轻。妇检：外阴正常，阴道通畅，分泌物量中，质中，色白。宫颈轻糜，子宫后位，大小正常，质中，无压痛，活动可，双附件无压痛。舌脉如上。方药：葛根 12g，炙麻黄 6g，桂枝 6g，生姜 5 片，炙甘草 6g，炒芍药 6g，大枣 5 枚，苍耳子 10g，蕲蛇 10g，僵蚕 10g，金钱草 15g，木香 10g，川楝子 10g。7 剂。

三诊（2015 年 4 月 11 日）：荨麻疹夜晚发作，程度不重。继服上方。7 剂。

四诊（2015 年 6 月 14 日）：经行荨麻疹已愈。

按语：《伤寒论》记载，葛根汤方剂较多，即为桂枝汤加麻黄、葛根，成无己称"轻可去实"。太阳病、阳明病及太阳阳明合病均有此方，条文中"太阳病，项背强几几，无汗，恶风者""欲作刚痉"证，以及"太阳阳明合病下利"证，均以葛根汤主之，解肌发表，生津舒筋，升清止利。其中，葛根为主药，生津舒筋，助麻、桂解表；麻、桂驱邪，亦辛温通脉；芍药、甘草缓急止痛；大枣、生姜调和营卫。现在多用此方治疗感冒、麻疹、痢疾、肩颈疼痛等疾患，疗效显著。本医案中，患者经行瘾疹，反复 2 年，为气血亏虚之时，邪风乘虚内扰，表里相争，风能动血，郁而不发，则见皮肤斑疹隐隐，经后正气恢复，则风团立消，必培正祛风以愈疾。治病必求本，葛根汤解肌发表，调和营卫，因其以桂枝汤鼓动正气之余，以麻黄、葛根驱邪外出，本方加苍耳子清热通窍，散风止痒；蕲蛇、僵蚕搜风活络，搜风以止痒，通络以畅血，血行风自灭。7剂药后，荨麻疹减轻，复诊加金钱草清热祛风，木香、川楝子调气疏肝，芳香辟秽。14剂之后，荨麻疹已愈。

（二十一）经行吐衄

1. 概念

经行吐衄是指每逢经期或月经前后有规律地、周期性的发生吐血、衄血，常伴有经量减少或不行，又称"倒经""逆经"。

2. 历史沿革

"经行吐衄"病名最早出自《医宗金鉴·妇科心法要诀》，《傅青主女科》曰"经逆"。李时珍在《本草纲目》中说："有行经只衄血、吐血或眼耳出血者，是谓逆行。"单南山《胎产证治录》称"倒经"，《叶天士女科诊治秘方》称"逆经"。《医宗金鉴》记载："妇女经血逆行，上为吐血、衄血，及错行下为崩血者，皆因热盛也，伤阴络则下行为崩，伤阳络则上行为吐衄也。"《沈氏女科辑要笺正·水事异常》亦云："倒经一证，亦曰逆经，乃有升无降，倒行逆施，多由阴虚于下，阳反上逆，非重剂抑降，无以复其下行为顺之常。"指出经行吐衄多由阴虚于下，阳反上冲所致，治宜"重剂抑降""甚者且须攻破，方能顺降"。傅青主则在此基础上，提出本病治法宜"平肝以顺气"，方用"顺经汤"。龚廷贤在《万病回春·调经》中说："错经妄行于口鼻者，是火载血上，气之乱也。"提出经行吐衄乃因火、热为病，引起肝气上逆所致。《素问·至真要大论》曰："诸逆冲上，皆属于火。"凡血从口鼻出，均与血热有关。血的升降运行，皆从乎气，气热则血热妄行，气逆则血上溢。肝司血海，冲脉隶于阳明，附属于肝，若平素性情抑郁，肝火炽盛，肝热于冲脉，经期血海充盈，血海之血随冲气夹肝火上逆，灼伤脉络，络损血溢，遂发为经行吐衄。若素体阴虚，经行时阴血下注，阴血更虚，虚火上炎，灼伤肺络，络损血溢，以致吐衄。

3. 辨证论治

本病治疗应本着"热者清之，逆者平之"的原则，以清热降逆平冲、引血下行为主，或滋阴降火，或清泄肝胃之火，不可过用苦寒克伐之剂，因苦寒有伤脾之弊，宜用甘寒之品，取清热凉血之效，血凉则经安。

（1）肝经郁火证

[主要证候] 临床可见患者经前或经期吐衄，量较多，色鲜红；月经可提前，量少甚或不行；心烦易怒，或两胁胀痛，口苦咽干，头晕耳鸣，尿黄便结；舌红，苔黄，脉弦数。

[证候分析] 素性肝郁，木火炽盛，冲气偏盛，值经前或行经之时，冲气夹肝火上逆，热伤阳络，血随气升，故吐血、衄血；火盛则血量较多而色红；热扰冲任，则经期屡提前；因吐血、衄血较多，故经行量少，甚或不行；两胁为肝经所布；肝气郁结，则两胁胀痛，肝郁化火，则心烦易怒，口苦咽干；肝火上扰清窍则头晕耳鸣；热灼阴津，则尿黄便结；舌红，苔黄，脉弦数，为肝热内盛之象。

[治法] 清肝调经。

［**方药**］清肝引经汤。

当归、白芍、生地黄、牡丹皮、栀子、黄芩、川楝子、茜草、牛膝、白茅根、甘草。

方中当归、白芍养血柔肝，生地黄、牡丹皮凉血清热，栀子、黄芩清热降火，川楝子疏肝理气，茜草、白茅根佐生地黄可增清热凉血之功，牛膝引血下行，甘草调和诸药。

若兼有小腹疼痛，经行不畅有血块者，可加桃仁、红花以活血祛瘀止痛。

（2）肺肾阴虚证

［**主要证候**］临床可见患者经前或经期吐衄，量少，色黯红，月经先期，量少；平素可有头晕耳鸣，手足心热，两颧潮红，潮热咳嗽，咽干口渴；舌红绛，苔花剥或无苔，脉细数。

［**证候分析**］素体肺肾阴虚，虚火上炎，经行后阴虚更甚，虚火内炽，损伤肺络，故血上溢而为吐血、衄血；阴血虚则血量少、色鲜红；虚火内盛，热伤胞络，故月经先期、量少；阴虚内热，故头晕耳鸣，手足心热，潮热，两颧潮红；灼肺伤津，则咽干，口渴，咳嗽；舌红绛，苔花剥或无苔，脉细数，为阴虚内热之象。

［**治法**］滋阴养肺。

［**方药**］顺经汤（《傅青主女科》）加牛膝。

当归、熟地黄、沙参、白芍、茯苓、黑荆芥、牡丹皮、牛膝。

方中当归、白芍养血调经，沙参润肺，熟地黄滋肾养肝，牡丹皮清热凉血，茯苓健脾宁心，黑荆芥引血归经，牛膝阴血下行。

若出血量多时应及时止血，吐血可口服大黄粉或田七粉，或云南白药。衄血可用纱条压迫鼻腔部止血，用1%麻黄素滴鼻。

4. 验案举例

王某，女，25 岁，教师。初诊：2009 年 11 月 3 日。

[主诉] 经行吐血 3 个月。

[现病史] 患者平素月经规律，月经周期为 30 天，经行 4～5 天，量中，色黯，血块较多，伴腹痛、腰酸、经前胸胁、乳房胀痛。平素急躁易怒，喜冷饮。近 3 个月每于经行第 1 日即出现吐血症状。第 1 个月吐血量较多，约 500mL，仅一口即止；第 2 个月量较少，约 100mL，于经净后到本院门诊口服汤药，治疗无效；第 3 个月吐血量仍较多，约 500mL，亦仅一口即止。发病 3 个月以来，经期阴道流血量、质同以往。曾于外院查胸片，提示未见明显异常。末次月经为 10 月 13 日。舌质红，苔薄黄，脉弦。

[中医诊断] 经行吐衄（肝郁肾虚型）。

[治法] 疏肝补肾，凉血止血。

[方药] 当归 15g，柴胡 15g，白芍 20g，炒荆芥 15g，牛膝 10g，黄芩 15g，熟地黄 20g，地榆炭 15g，玄参 15g，桑叶 15g，藕节 20g，白术 15g，茯苓 15g，炙甘草 10g，麦冬 15g。

10 剂，水煎服，日 1 剂。

二诊（2009 年 11 月 25 日）：患者自述口服上方后，11 月 11 日月经来潮，未见吐血。月经量中，色红，血块较平素减少，腹痛、腰酸症状未见明显好转，经前伴乳房胀痛，舌淡，苔白，脉弦。治以补肾益阴、疏肝健脾、养血调经。方药：白芍 20g，当归 15g，柴胡 15g，黄芩 15g，熟地黄 20g，茯苓 15g，白术 15g，龙骨 30g，牡蛎 30g，菟丝子 25g，山茱萸 2g，枸杞子 25g，山药 15g，炙甘草 10g，炒荆芥 15g，牛膝 10g。10 剂，水煎服，日 1 剂。

三诊（2009 年 12 月 17 日）：口服上药后，12 月 11 日月经来潮，未见吐血，月经量中，色红，血块较少，急躁易怒、腹痛、腰酸、经前乳房胀痛之症均有所好转。后随访半年未复发。

按语：经行吐衄所指出血非局部络伤血出，而应经血倒逆，故治疗不能循其常理，切勿见血止血，而是本着"热者清之""逆者平之"的原则，治以清热降逆为主，倒经除出血过多外，止血药要少用，不要见血就止血，以清降顺气为主，使血能宁静，下达胞宫，增加月经量，上逆的血也会自然而下。临床上不只单见虚实之证，而是常常两者兼有，虚实夹杂，对于此型之治疗，应本着补虚泻实的原则。①服药时间最好在经前1周左右，吐衄还未发作时服用，以控制症状的发生；②经净后仍要治疗，以益肾调经、培补本元为主；③治疗期间忌食辛辣食物，心情安静，戒恼怒，平肝火，保持大便通畅。

（二十二）经行情志异常

1. 概念

妇女每逢经期或月经前后便出现烦躁易怒，甚至狂躁不安，语言错乱；或者情绪低落，悲伤欲哭，喃喃自语；或者喜怒无常，彻夜不眠等症状，经净后即可恢复正常，称之为"经行情志异常"。

2. 历史沿革

早在《陈素庵妇科补解·经行发狂谵语论》中就有记载："经正行发狂谵语，忽不知人，与产后发狂相似，缘此妇素系气血两虚，多怒而动肝火，今经行去血过多，风热乘之，客热与内火并而相搏，心神昏闷，是以登高而歌，去衣而走，妄言谵语，如见鬼神，治宜清热为主，有痰，兼豁痰，有食，兼消食。宜用金石清心饮。"提出了经行情志异常的表现、病因病机和治法。《妇科一百七症发明》则责之于心、肝二经为患，认为与肝火、心火有关。

行经前或经期，阴血下注冲任，全身阴血相对不足，故易出现脏腑阴阳偏盛偏衰，从而产生一系列证候，女子以肝为先，以血为本，经前阴血下注血海，全身阴血相对不足，肝失血养，肝气易郁为患，痰火内扰，遇经行气血骤变，扰动心神而致，故本病发生以肝为主；脾为后天之本，运化水谷精微，是滋养阴血的来源，且肝病又易犯脾；肝肾同源，肝血不足又可影响肾精的充盈，导致肝肾两虚；肾水不足，不能上济心火，又会导致心火偏亢，扰动心神。所以本病的发生与脾、肾、心脏腑功能有着密切关系。

3. 辨证论治

注意与热入营血和脏躁相鉴别。前者由于外邪乘血虚侵袭而致，故有寒热往来或寒热如疟之证，本病则无。后者以更年期发病为主，且无周期性，和月经无关。

（1）肝气郁结证

[主要证候] 临床可见患者经前抑郁不乐，情绪不宁，烦躁易怒，甚至怒而发狂，经后逐渐减轻或如常人，月经量多，色红，经期提前；胸胁胀满，不思饮食，彻夜不眠；苔薄腻，脉弦细。

[证候分析] 病由情志所伤，肝失条达，经前冲气旺盛，肝气夹冲气逆上，扰乱心神，致情志异常，而见抑郁不乐，情绪不宁，烦躁易怒，甚至怒而发狂；经后冲气渐平，逆火随血去而减，故经净复如常人；肝郁化热，热迫血行，则月经量多，色红；足厥阴肝经布胁肋，肝郁气滞，则胸胁胀满；肝气犯脾，故不思饮食；苔薄腻，

脉弦，为肝郁之象。

[**治法**] 疏肝解郁，养血调经。

[**方药**] 逍遥散（《太平惠民和剂局方》）。

柴胡、薄荷、当归、白芍、白术、茯苓、甘草、煨生姜。

方中柴胡疏肝解郁，薄荷、青皮助柴胡疏肝；当归、白芍养血调经；白术、茯苓、甘草健脾和胃；煨生姜温胃行气。全方重在疏肝理脾，肝气舒，脾气运，郁自解。

若肝火化瘀，症见心烦易怒，狂躁不安等，上方加牡丹皮、山栀子，或用龙胆泻肝汤（《医宗金鉴》）。

（2）痰火上扰证

[**主要证候**] 临床患者可见经行狂躁不安，失眠头痛，平时带下量多，色黄质稠，面红目赤，心胸烦闷，舌红，苔黄厚或腻，脉弦滑而数。

[**证候分析**] 痰火内盛，经前冲气旺盛，痰火夹冲气逆上，扰乱神明，蒙蔽心窍，则狂躁不安，头痛失眠；痰湿下注，则带下量多，色黄质稠；肝热痰火上扰头面，故面红目赤；痰火结于胸中，则心胸烦闷；舌红，苔黄厚或腻，脉弦滑数，均属痰火内盛之象。

[**治法**] 清热化痰，宁心安神。

[**方药**] 生铁落饮（《医学心语》）加郁金、川黄连。

天冬、麦冬、贝母、胆南星、橘红、远志、连翘、茯苓、茯神、玄参、钩藤、丹参、辰砂、石菖蒲、生铁落。

方中生铁落重镇降逆；胆南星、贝母、橘红清热涤痰；茯神、钩藤养心安神；石菖蒲、远志、辰砂宣窍安神；天冬、麦冬、丹参养阴清热，热清痰除则神志定而病自除。

若胆胃不和，痰热内扰者，则用温胆汤。大便秘结者，加生大黄、礞石，痰多者加天竺黄。

（3）心血不足证

[**主要证候**] 临床可见患者经前或经期精神恍惚，心神不宁，无故悲伤，心悸失眠，月经量少，色淡，舌淡，苔薄白，脉细弱。

[**证候分析**] 心血本虚，经前、经期气血下注冲任，心血更虚，心神失养，神不守舍，故精神恍惚，心神不定，无故悲伤，心悸失眠；血少，冲任不足，血海满溢不多，故月经量少，色淡。舌淡，苔薄白，脉细弱，为血虚之征。

[**治法**] 补益心脾，养血安神。

[**方药**] 甘麦大枣汤合养心汤加龙骨。

小麦、甘草、大枣、茯神、柏子仁、远志、五味子、酸枣仁、黄芪、茯苓、人参、当归、川芎、半夏、肉桂、龙骨。

方中小麦养心神，甘草、大枣润燥缓急；茯神、柏子仁、远志、五味子、酸枣仁宁心安神；黄芪、茯苓、人参健脾益气以资化源；当归、川芎养血活血；半夏、肉桂温运脾阳而化痰湿；加龙骨镇心安神。全方共奏补气益血，安神宁志之功。

4. 验案举例

李某，女，32岁，未婚。初诊：2015年7月17日。

[**主诉**] 行经期情志异常7年，加重10天。

[**现病史**] 患者平素月经规则，7年前因经行情志异常开始服用精神类药物后，出现月经紊乱，具体不详。5年前开始，月经靠药物维持至今，末次月经：5月30日，量中，色黯红，无血块，无痛经。近10天来患者自觉烦躁加重，行为异常，说粗话，伴幻觉幻听明显，胃纳可，夜寐安，小便调，大便结，靠药物通便。现一直口服

"卓乐定、氯氮平、盐酸苯海索、托吡酯"等精神类药物，上述症状控制仍欠理想。生育史：0-0-0-0（至今否认性生活史）。

[**中医诊断**] 经期情志异常（痰火上扰证）。

[**治法**] 燥湿化痰、清热除烦，佐以重镇降逆。

[**方药**] 黄连15g，半夏20g，竹茹20g，枳壳20g，陈皮30g，茯苓15g，甘草10g，生姜3片，大枣1枚，石菖蒲10g，龙齿20g，生铁落30g，莲子心5g。

共7剂，水煎服，日1剂。

二诊（2015年7月28日）：患者自述用药2剂，寐极佳，幻觉消失，就诊时情绪极佳，笑容可掬。月经2015年7月23日来潮，现每日服卓乐定2片，氯氮平0.5片，托吡酯3片。方药：黄连15g，半夏20g，竹茹20g，枳壳20g，陈皮30g，茯苓15g，甘草10g，生姜3片，大枣1枚，石菖蒲10g，龙齿20g，莲子心5g，太子参12g，瓜蒌皮12g，合欢皮10g。继服7剂，水煎服，日1剂。

随访，服药后诸症消失，未复发。

按语： 经行冲气旺盛，痰火夹冲气上逆，扰乱神明，蒙蔽心窍，故可见烦躁不适，行为异常，并伴幻觉幻听。方选黄连温胆汤燥湿化痰，清热除烦，方中半夏性味辛温，燥湿化痰，降逆止呕，消痞散结；黄连苦寒清热燥湿；合而用之，辛开苦降，为方中之君药。竹茹清热化痰，除烦止呕；陈皮辛苦温，理气行滞，燥湿化痰；枳实辛苦微寒，降气导滞，消痰除痞。陈皮与枳实相合，一温一凉，理气化痰之力增加。佐以茯苓，健脾渗湿，以绝生痰之源；甘草化痰和中，调和诸药；大枣补脾益胃，养血安神，缓和药性。再取生铁落饮中之生铁落一味，入上方煎饮，重镇降逆，并辅以石菖蒲开窍豁痰，醒神益智；龙齿镇惊安神；莲子心清心去热。诸药合用，故药毕患者寐极佳，幻觉消失。

（二十三）绝经前后诸证

1. 概念

绝经前后诸证，指女性在绝经期前后，伴随月经紊乱或绝经出现如烘热汗出、烦躁易怒、潮热面红、眩晕耳鸣、心悸失眠、腰背酸楚、面浮肢肿、皮肤蚁行感、情志不宁等症状，又称"经断前后诸证""绝经综合征"，本病为妇科常见病、多发病，发病率较高，证候轻重不一，持续时间或长或短，长者迁延数年，严重影响妇女的生活质量，危害妇女的身心健康。西医学"围绝经期综合征"可参照本病调治。

2. 历史沿革

古籍中对本病没有专篇论述，多散见于"年老血崩""脏躁""百合病"等病证中。《金匮要略》称之为"奔豚气""妇人脏躁""百合病""不寐"等；宋代陈自明《妇人大全良方》中提到"许学士云：妇人天癸过期而经脉不调，或三四月不行，或一月再至，腰腹疼痛。"明代张景岳《景岳全书·妇人规》言："妇人于四旬外经期将断之年……当此之际，最宜防察。"明确指出了绝经前后的妇女会出现月经改变及相关症状；明代薛已对《妇人大全良方·精血篇第二》注解："女子四十，阴气自半，而起居衰矣，止供给得三十年之运用。况男子六十四岁而精绝，女子四十九而经断。"描述了妇女绝经前后出现的年龄段及机体精血渐衰的转变。《素问·上古天真论》曰："女子七岁肾气盛，齿更发长；二七而天癸至，任脉通，太冲脉盛，月事以时下，故有子……七七任脉虚，太冲脉衰少，天癸竭，地道不通，故形坏而无子也。"说明这是妇女生理过程中一个自然的必经阶段，在这段时期，女性肾气衰退，精血渐亏，体内天癸趋于衰竭，生殖功能逐渐衰退至消失。多数妇女可以顺利地度过"七七"时期，但部分妇女由于体质因素、产育、疾病、营养、劳逸、社会环境、精神因素等方面原因，不能很好地调节身体上的变化，使得肾阴阳平衡失调而导致本病。肾为阴阳之根，若肾阴阳失调，可累及其他脏腑的阴阳失调，从本病来说，尤以心、肝、脾为主，而心肝脾三脏的功能失调亦会导致肾阴阳失衡的进一步加重，正如傅青主云："倘心肝脾有一经之郁，则其气不能入于肾中，肾之气则郁而不宣矣。"若肾阴不足，不能上济心火，则心火偏亢；肝肾同源，肾阴不足，精亏不能化血，导致肝肾阴虚，肝失柔养，肝阳上亢；肾与脾先后天互相充养，脾阳赖肾阳以温煦，肾虚阳衰，火不暖土，又导致脾肾阳虚。临床上以肾阴虚证者多见，并可兼夹气郁、瘀血、痰湿等复杂病机。

3. 辨证论治

治疗应注重滋肾益阴，佐以扶阳，调养冲任。该病为自然衰老而诱发的疾病，以期恢复原有的阴阳平衡必不可能，应注重通过调理其阴阳，以平为期而缓解症状，帮助患者恢复机体自身调节。

（1）肾阴虚证

[主要证候] 临床可见患者绝经前后月经紊乱，月经提前，量少或量多，或崩或漏，经色鲜红；头晕目眩，耳鸣，烘热汗出，五心烦热，腰膝酸痛，足跟疼痛，或皮肤干燥、瘙痒，口干便结，尿少色黄，舌红，少苔，脉细数。

[证候分析] 经断前后，肾虚天癸渐竭，冲任失调，血海蓄溢失常，故月经周期紊乱，经量少或多，色鲜红；肾阴不足，精血衰少，髓海失养，故头晕耳鸣；腰为肾府，肾主骨，肾之精亏血少，故腰酸腿软，足跟疼痛；肾阴不足，阴不维阳，虚阳上越，故烘热汗出；肾阴不足，阴虚内热，津液不足，故五心烦热，口燥便结，尿少色黄；精亏血少，肌肤失养，血燥生风，故皮肤干燥、瘙痒。舌红，苔少，脉细数，也为肾阴虚之征。

[治法] 滋养肾阴，佐以潜阳。

[方药] 左归丸合二至丸加制何首乌、龟甲。

熟地黄、山药、枸杞子、山茱萸、菟丝子、鹿角胶、龟甲胶、川牛膝、女贞子、墨旱莲、制何首乌、龟甲。

方中熟地黄、山茱萸、山药、制何首乌补肝肾，配鹿角胶、龟甲胶调补肾中阴阳，且龟甲胶补任脉之虚，鹿角胶补督脉之弱；枸杞子、菟丝子、二至丸补肝肾，益冲任；川牛膝补肝肾兼能活血，使补而不滞；龟甲滋阴潜阳，益肾强骨。全方共奏滋阴养肾、填精益髓、充养天癸、调养冲任之功。

若双目干涩，加菊花，关沙苑；头痛、眩晕甚者，加天麻、钩藤、珍珠母；心肾不交者，用百合地黄汤合甘麦大枣汤合黄连阿胶汤加减。

（2）肾阳虚证

[主要证候] 临床可见经断前后月经量多、崩漏或月经停闭不行，精神萎靡，面色晦黯，伴腰膝酸软，夜尿频数，面目肢体浮肿，下肢尤甚，形寒肢冷，便溏，舌淡，苔薄，或胖嫩，边有齿痕，脉沉细无力。

[证候分析] 经断前后，肾阳虚冲任失司，故月经量多、崩漏或

月经停闭不行；肾阳虚命火衰，中阳不振，故形寒肢冷，精神萎靡；肾主黑，肾阳虚肾水上泛，故面色晦黯；肾主骨生髓，腰为肾府，肾虚则髓海、外府失养，故腰膝酸软；肾阳虚失于温煦，不能运化水湿，故面目肢体浮肿，下肢尤甚；阳虚膀胱气化失常，关门不固，故夜尿频数。舌淡苔薄，或胖嫩边有齿痕，脉沉细无力，也为肾阳虚衰之征。

[治法] 温肾扶阳。

[方药] 右归丸加减。

制附子、肉桂、熟地黄、山药、山茱萸、枸杞子、菟丝子、鹿角胶、当归、杜仲。

方中熟地黄甘温，滋肾养血、填精益髓，配山茱萸、山药，取六味地黄丸中"三补"以生水；附子、肉桂温肾壮阳；鹿角胶为血肉有情之品，补命门之火，温督脉，固冲任；菟丝子、杜仲温阳肾气；当归、枸杞子养血柔肝。

若月经量多，加川续断、赤石脂、补骨脂温肾固冲；若腰背冷痛明显者，加川椒、鹿角片以补肾扶阳；若胸闷痰多，加瓜蒌皮、丹参、法半夏化痰祛瘀；肌肤面目浮肿甚者，加茯苓、泽泻、冬瓜皮。

（3）肾阴阳俱虚证

[主要证候] 临床可见患者绝经前后，月经紊乱，量少或多，乍寒乍热，烘热汗出，头晕耳鸣，健忘，腰背冷痛，舌淡，苔薄，脉沉弱。

[证候分析] 经断前后，肾阴阳失衡，阴损及阳或阳损及阴，导致阴阳俱虚，冲任失调，则月经紊乱，量少或多；阴阳失衡，营卫不和，则乍寒乍热，烘热汗出；肾虚精亏，脑髓失养，则头晕耳鸣，健忘；肾阳不足，失于温煦，则腰背冷痛。舌淡，苔薄，脉沉弱，

亦为肾阴阳俱虚之征。

[治法] 阴阳双补。

[方药] 二仙汤合二至丸加菟丝子、何首乌、龙骨、牡蛎。

仙茅、仙灵脾、巴戟天、当归、盐知母、盐黄柏。

方中仙茅、仙灵脾、巴戟天、菟丝子温补肾阳；女贞子、墨旱莲、制何首乌补肾育阴，生龙骨滋阴潜阳敛汗，知母、黄柏滋肾坚阴，当归养血和血。

肾藏精，主水，主生殖；肝藏血，主疏泄，调节冲任血海周期性盈满溢泻。五脏中肝肾与女性生殖成熟、衰老关系最为密切。本病特有烘热阵汗之症，发无定时，忽现忽消，似风善行数变，遂此证应为水亏及木，肝失涵养柔润，木旺化热生风所致。治疗以滋肾阴敛肝气、清心火平肝风为法。

4. 验案举例

（1）绝经前后诸证案 1

王某，女，49 岁，已婚。初诊：2000 年 12 月 9 日。

[主诉] 手足心热伴心烦失眠 2 年余。

[现病史] 患者自述患病已有 2 年余，屡经中西药治疗，但疗效不佳，有时反而加重，近日诸症加重故前来诊治。现症见：心烦，手足心发热，不欲饮食，精神恍惚，但不欲卧，头痛，失眠，多梦，咳嗽，痰少，舌略红，苔薄略黄，脉细。

[中医诊断] 绝经前后诸证（心肺阴虚型）。

[西医诊断] 更年期综合征。

[治法] 清心润肺，除烦润燥。

[**方药**] 百合知母汤加味。百合 30g，知母 18g，生地黄 15g，牡丹皮 12g，麦冬 12g，桂枝 3g，酸枣仁 15g。

7 剂，水煎服，日 1 剂。

二诊（2000 年 12 月 17 日）：患者自述病情有所好转。方药：百合 30g，知母 18g，生地黄 15g，牡丹皮 12g，麦冬 12g，桂枝 3g，酸枣仁 15g，人参 6g，白术 10g，石斛 15g。按本方调理 1 个月余，诸症悉罢。

按语：经西医诊断为更年期综合征，其治多从调节神经及内分泌等方面治疗，服用抑制神经药虽有好转，但病症不能解除。本病根据临床表现而辨为心肺阴虚证，用百合知母汤清心润肺，加生地黄、牡丹皮凉血清热，滋养心肺；麦冬养肺阴，清心热；酸枣仁补心血，安心神；桂枝辛温，使滋补之品补而不壅滞气机，更能助阳气，气化阴津。方中诸药相伍，以达病愈之目的。

（2）绝经前后诸证案 2

孙某，女，51 岁。初诊：2014 年 5 月 30 日。

[**主诉**] 精神抑郁不舒 1 年余。

[**现病史**] 患者自诉 1 年多来精神抑郁，心情不舒，总是忧愁不解，经多方检查，均认为是更年期综合征。现精神抑郁，不欲多言，时有心烦，饮食不佳，全身肌肉困重，咽中憋气不畅，深深叹息则胸咽憋气稍有缓解，舌质淡，苔白腻，脉沉弦。

[**中医诊断**] 绝经前后诸证（痰气郁结型）。

[**西医诊断**] 更年期综合征。

[**治法**] 下气化痰。

[**方药**] 半夏厚朴汤加味。清半夏 24g，厚朴 9g，茯苓 12g，生

姜 15g，紫苏叶 12g，柴胡 18g，枳实 10g，木香 6g，砂仁 12g。

7剂，日1剂，水煎2次，分2次服用，并嘱其在煎药时加 10～15mL 醋。

二诊（2014年6月8日）：患者自述服药后心情有所好转，咽中舒服，嘱其继续服用前方7剂。

三诊：患者服用前方累计50余剂，诸症悉除。

按语：更年期综合征是内分泌失常病症之一，西医大多采用调节内分泌药或营养神经类药物，但治疗效果未必理想。若从中医诊治，必须辨清病变证机，以采取合理治疗措施。审证既有气郁（如心情不畅），又有痰阻（即舌苔白腻），选用半夏厚朴汤以下气行气，燥湿化痰。加柴胡以疏肝理气，枳实以降气行气，木香以行气导滞，砂仁以化湿理气醒脾。方中诸药相互为用，以奏其功。

（3）绝经前后诸证案3

邵某，女，55岁。初诊：2014年11月1日。

[**主诉**] 心烦伴气短乏力6年余。

[**现病史**] 患者自诉6年前患更年期综合征，经中西医治疗后，诸多症状有所好转，但仍有心烦、精神萎靡不振的症状，屡经中西医治疗，效果不佳。刻诊：心烦，急躁，精神萎靡不振，常有幻视幻听，困倦乏力，气短气喘，舌质偏红，苔少，脉细弱。

[**中医诊断**] 绝经前后诸证（气阴两虚型）。

[**西医诊断**] 更年期综合征。

[**治法**] 清热宁心。

[**方药**] 防己地黄汤加味。防己 3g，桂枝 10g，防风 10g，生甘

草 6g，生地黄 50g，红参 6g，牡丹皮 12g，麦冬 18g，五味子 12g，远志 12g。

7 剂，日 1 剂，水煎 2 次，分 2 次服用。

二诊（2014 年 11 月 8 日）：患者自觉心烦有所好转，嘱其继服前方 7 剂。

三诊（2014 年 11 月 15 日）：患者自述心烦急躁症状基本解除。继续服用前方调理 1 个月余，诸症悉除。

按语：更年期综合征的主要症状表现是既有心烦急躁，又有精神萎靡不振，更有少气、气喘，以此而诊为虚热发狂证，治以防己地黄汤清虚热，加红参益气安精神，牡丹皮清心热，麦冬、五味子益阴清心安神，远志开窍醒神安神。方中诸药相用，以建其功。

二、带下病

带下之名，首见于《素问·骨空论》"任脉为病……女子带下瘕聚"。带下一词，又有广义和狭义之分，广义的带下首见于《神农本草经》，泛指妇科疾病而言。狭义的带下又有生理、病理之别：正常女子自青春期开始，肾气充盛，脾气健运，任脉通调，带脉健固，阴道内即有少量白色或无色透明无臭的黏性液体，特别是在经期前后、月经中期及妊娠期等量增多，以濡润阴户、抵御外邪，此为生理性带下。正如《沈氏女科辑要》引王孟英说："带下，女子生而即有，津津常润，本非病也。"若带下量明显增多，色、质、气味发生异常，或伴全身、局部症状者，即为带下病。

自《史记·扁鹊仓公列传》中扁鹊行医随俗而变："扁鹊名闻天下，过邯郸，闻贵妇人，即为带下医。"至民间俗语所说："十女九带。"可见，带下病是妇科中仅次于月经病的常见病、多发病。

带下过多

1. 概念

带下过多是指带下量明显增多，色、质、气味异常，伴有局部或全身症状者。古代有"白沃""赤白沥""下白物"等名称。

2. 历史沿革

宋代以前医家多认为带下病病因为风邪，其中西晋王叔和《脉经》曰："大风邪入少阴，女子漏白下赤。"隋代巢元方《诸病源候论》曰："带下者，由劳伤过度，损动经血，致令体虚受风冷，风冷入于胞络，搏其血之所成也。秽液与血相兼，连带而下。冷则多白，热则多赤，故名带下。"金元时期医家多认为带下病的病因是湿邪，其中最具代表性的医家为刘完素，在妇科病上主张带下湿热论，在《素问玄机原病式·附带下》中云："故下部任脉湿热甚者，津液涌而溢，已为带下。"朱丹溪在临床实践中体会到痰之为病的广泛性，提出了百病兼痰的著名观点，他认为情志不畅，肝气郁结化火，炼灼津液以及脾胃虚弱，水湿内聚都可以导致痰湿内生，痰随气机升降流注全身，导致各种疾病的发生。其在《丹溪心法》中曰："带漏俱是胃中痰积流下渗入膀胱。"为后世从痰论治带下病奠定了基础。七情内伤也可导致带下病，若忧思伤脾，思则气结，《金匮要略·妇人杂病脉证并治》曰："妇人之病，因虚、积冷、结气。"恐伤肾，恐则气下，若女子忧思不断，惊恐过度，素伤脾肾，则容易导致脾肾阳虚，脾虚不能运化水湿，下元虚损则气化无力，内生湿邪，流注冲任，发为带下病。饮食、房劳等生活因素均可导致带下病的发生，李时珍《奇经八脉考》中提到："刘宗厚曰：带下多因醉饱房劳，服食燥热所致。"

中医历代文献对带下病病机的论述始于《黄帝内经》，但论述并不详尽。至金元时期得以扩展，明清时期得以完善，主要为冲任督带损伤，脏腑功能失常。带下病主要病因是湿邪，因带脉不能约束，湿邪下注所致，与脾肾两脏关系密切，尤与脾脏有关。《傅青主女科》："夫带下俱是湿证，而以带名者，因带脉不能约束而有此病，故以名之。"无论是湿盛火衰而致的白带，还是肝经之湿热而致的青带、任脉之湿热所致的黄带、火热之极的黑带、湿郁火热的赤带等，均印证了"带下俱是湿证"的观点。湿邪又分为外湿和内湿之分，外湿多由"湿气之侵，热气之逼"，即外感六淫湿热之邪所致。内湿大致因肝脾肾三脏功能失调所致：脾失健运，水湿内停；肾阳虚衰，气化失常，水湿内停；肝郁侮脾，肝火夹脾湿下注。跌仆闪挫、房事纵容、狂饮醉酒、郁怒癫狂等均为带下病的病因。

历代医家治法：金元时期刘完素对于带下病的治疗主要以清利湿热为原则，他在《素问病机气宜保命集》中提出："所以为带下冤屈也。冤，结也，屈滞而病，热不散，先以十枣汤下之；后服苦楝丸，大玄胡散调下之，热去湿除，病自愈也。"张子和擅用吐下治之，在攻邪为先的同时，重视胃气的顾护，提倡食疗补虚。李东垣治疗带下病，多用补剂而兼升提，以温补中焦脾胃，升发阳气，辅以清泻阴火为总的原则，再根据具体病证以制方遣药。李东垣在治疗带下病的药物选择上也颇有研究，据其师张元素药类法象中"风升生"的理论，在提升阳气的药物上，他多选用柴胡、升麻等；并用黄芩、黄柏等清泻阴火；再用大量的温性药物以温补中焦脾胃阳气，恢复脾胃自身的功能以治本。朱丹溪以燥湿为先，并结合祛痰、泻热、降相火、解郁、导滞、固涩及益元气升提等多种治法，从多角度对带下病进行治疗，丰富和发展了带下病的治法。明代以薛立斋、王肯堂、万全为代表的医家，主张补益脾胃，升举阳气。龚廷贤提倡清上实下的治疗原则，清上即化痰燥湿，实下即温补下元，并提出治疗带下病的用药禁忌——不可骤用燥药及热药。徐春圃提出应根据病情进展确立治疗方法，初病可调理脾胃、清热渗湿，久病应以补虚升提为主。清代傅青主则以健脾益气、升阳除湿治白带，清肝利湿治青带，补任脉、泻肾火治黄带，泻火利湿治黑带，清肝扶脾、养血治血治赤带。

外治法：带下病外治法首见于《金匮要略》，曰："矾石丸，治干血下白物。矾石三分烧透，杏仁一分，共研作蜜丸枣核大，纳阴中，日一次。"其后治疗带下病的外用方不多，一般采用阴道纳药的疗法，其次采用外洗、外熏及外敷疗法。用药多采用辛温燥湿、杀虫止痒之药，以温补下元、祛湿止痒。另有针灸疗法。

3. 辨证论治

（1）脾虚证

[主要证候] 临证可见带下量多，色白或淡黄，质稀薄，绵绵不断，无臭；面色㿠白或萎黄，四肢倦怠，胸胁不舒，纳少便溏，或四肢浮肿，舌淡胖，苔白或腻，脉细缓。

[证候分析] 脾气虚弱，运化失司，湿邪下注，损伤任带，使任脉不固，带脉失约而为带下量多，色白或淡黄，质稀薄；脾虚中阳不振，则面色苍白或萎黄，四肢倦怠；脾虚失运，则纳少便溏，四肢浮肿；舌淡胖，苔白或腻，脉细缓，均为脾虚之征。

[**治法**] 健脾益气，升阳除湿。

[**方药**] 完带汤（《傅青主女科》）。

人参、白术、白芍、山药、苍术、陈皮、柴胡、黑荆芥、车前子、甘草。

方中人参、白术、山药、甘草益气健脾，白术健脾阳，山药健脾阴，各药协同为君；苍术、陈皮燥湿健脾，行气和胃；白芍柔肝，柴胡稍佐疏肝解郁，并升阳除湿；黑荆芥入血分，祛风除湿；车前子利水渗湿。全方脾胃肝同调，补虚而不滞，共奏健脾益气、升阳除湿之功。若脾虚蕴而化热，带下量多、色黄、质稠、有味，治宜健脾祛湿、清热止带，用易黄汤。

（2）肾阳虚证

[**主要证候**] 临证可见带下量多，绵绵不断，质清稀如水，腰酸如折，畏寒肢冷，小腹冷感，面色晦黯，小便清长或夜尿频多，大便溏薄，舌质淡，苔白润，脉沉迟。

[**证候分析**] 肾阳不足，命门火衰，封藏失职，精液滑脱而下，故带下量多、绵绵不断、质清稀如水；腰为肾之府，故肾虚则腰酸如折；肾阳不足，不能温煦胞宫，故小腹冷痛；阳气不能外达，则畏寒肢冷、面色晦黯；肾阳虚不能上温脾阳，则大便溏薄；不能下暖膀胱，故小便清长；舌质淡，苔薄白，脉沉迟，亦为肾阳虚之征。

[**治法**] 温肾培元，固涩止带。

[**方药**] 内补丸（《女科切要》）。

鹿茸、肉苁蓉、菟丝子、潼蒺藜、制附子、肉桂、黄芪、桑螵蛸、白蒺藜、紫菀。

方中鹿茸、肉苁蓉补肾温阳；菟丝子补肝肾，固任脉；潼蒺藜温肾止腰酸；制附子、肉桂补肾壮阳，温养命门；黄芪补气助阳；

桑螵蛸收涩固精；白蒺藜祛风胜湿，紫菀温肺益肾。全方共奏温肾培元、固涩止带之功。

（3）阴虚夹湿证

[**主要证候**] 临证可见带下量多、色黄或赤白相兼、质稠、有气味，阴部灼热，或阴部瘙痒，腰酸腿软，头晕耳鸣，五心烦热，咽干口燥，或烘热汗出，失眠多梦，舌质红，苔少或黄腻，脉细数。

[**证候分析**] 肾阴不足，相火偏旺，损伤血络，或复感湿邪，损伤任带致任脉不固，带脉失约，故带下量多、色黄或赤白相兼、质稠、有气味；腰为肾之府，肾阴虚则腰酸腿软；阴虚生内热，则五心烦热、咽干口燥；湿热下注，则阴部有灼热感或瘙痒；虚阳上扰，则头晕、烘热汗出、失眠多梦；舌红，苔少或黄腻，脉细数均为阴虚夹湿之征。

[**治法**] 滋肾益阴，清热利湿。

[**方药**] 知柏地黄汤。

熟地黄、山茱萸、山药、泽泻、牡丹皮、茯苓、知母、黄柏。

方中熟地黄滋阴补肾，益精生血；山茱萸温补肝肾，收涩精气；山药健脾益肾，涩精止泻；泽泻清泻肾火；牡丹皮清肝泻火；茯苓健脾利湿；知母、黄柏清热泻火滋阴。

（4）湿热下注证

[**主要证候**] 临证可见带下量多、色黄或呈脓性、质黏稠、有臭气，或带下色白质黏呈豆渣样，外阴瘙痒，小腹作痛，口苦口腻，胸闷纳呆，小便短赤，舌红，苔黄腻，脉滑数。

[**证候分析**] 湿热蕴结于下，损伤任带二脉，故带下量多、色黄或如脓、质黏稠，或浊如豆渣样、秽臭、阴痒；湿热蕴结，阻遏气机，则小腹作痛；湿热内盛，阻于中焦，则口苦口腻、胸闷纳呆；

小便短赤，舌红，苔黄腻，脉滑数均为湿热之征。

[**治法**] 清热利湿，佐以解毒杀虫。

[**方药**] 止带方（《世补斋不谢方》）。

猪苓、茯苓、车前子、泽泻、茵陈、赤芍、牡丹皮、黄柏、栀子、牛膝。

方中猪苓、茯苓、车前子、泽泻利水渗湿止；赤芍、牡丹皮清热，凉血活血；茵陈、黄柏、栀子清热解毒，燥湿止带；牛膝利水通淋，引诸药下行，使热清湿除带自止。

若肝经湿热下注，症见带下量多色黄或黄绿、质黏稠、或成泡沫状、有臭气，阴痒，烦躁易怒，口苦咽干，头晕头痛，舌边红，苔黄腻，脉弦滑。治宜清肝利湿止带，方用龙胆泻肝汤。

（5）热毒蕴结证

[**主要证候**] 临证可见带下量多、黄绿如脓，或赤白相兼，或五色杂下、质黏稠、臭秽难闻，小腹疼痛，腰骶酸痛，烦热头晕，口苦咽干，小便短赤，大便干结，舌红，苔黄或黄腻，脉滑数。

[**证候分析**] 热毒损伤任带，故带下赤白，或五色带；热毒熏蒸，则带下质黏如脓样，臭秽难闻；热毒伤津，则烦热头晕、口苦咽干、尿黄便秘；舌红，苔黄或黄腻，脉滑数均为热毒之征。

[**治法**] 清热解毒。

[**方药**] 五味消毒饮（《医宗金鉴》）加土茯苓、败酱草、鱼腥草、薏苡仁。

方中蒲公英、金银花、野菊花、紫花地丁、紫贝天葵均为清热解毒之品，加败酱草、土茯苓、鱼腥草、薏苡仁以清热解毒，利水除湿。

外洗法：蛇床子散。药物组成：蛇床子、川椒、明矾、苦参、百部各 15g。煎汤趁热，先熏后坐浴，每日 1 次，10 次为 1 个疗程，若阴痒溃破则去川椒。

4. 验案举例

（1）带下过多案 1

刘某，女，33 岁，已婚。初诊：2015 年 3 月 23 日。

[主诉] 带下增多 2 年余。

[现病史] 患者平素月经欠规则，初潮 14 岁，周期 30 ～ 37 天，经期 7 天，量中，无痛经史，末次月经 2015 年 2 月 26 日来潮，量中色黯，7 天净，无腹痛，经前乳胀。2 年前无明显诱因下出现白带增多，有异味，色黄，偶夹血丝，无外阴瘙痒，伴腰酸，手足冰冷，平素乏力，头昏。既往曾行胆囊切除术。生育史：1-0-2-1，2 次人流，1 次顺产。舌淡红，苔薄白，脉细。妇科检查：外阴正常，阴道通畅，分泌物量中，宫颈柱状上皮外移，中度，子宫前位，正常大小，无压痛，双侧附件无压痛。

[中医诊断] 带下过多（脾虚型）。

[治法] 健脾升阳，祛湿止带。

[方药] 调经升阳除湿汤加味。

黄芪 15g，苍术 9g，羌活 5g，防风 10g，藁本 9g，升麻 5g，柴胡 5g，独活 5g，蔓荆子 10g，炙甘草 6g，当归 6g，荷叶 10g。

7 剂，水煎服，日 1 剂。

阴道上药：黄连、黄芩、黄柏、苦参各等分，大黄、蛇床子、蒲公英、连翘、血竭、马鞭草等分研磨成粉状，干燥杀菌后制成散剂，每日对阴道进行消毒后，取适量均匀涂抹于阴道及宫颈外口。

二诊（2015年3月30日）：患者自诉带下已正常。辅助检查：TCT未见异常，HPV阴性。经期届而未潮。方药：调冲汤加荷叶10g，苍术10g，升麻10g。7剂。

按语：患者带下增多4年，带黄而臭，偶夹血丝，乃内有湿热也。腰酸肢冷，乏力头昏，经期乳胀，脾虚肝郁也。妇人素体脾虚，脾气不足，清阳不升，则乏力头昏；脾阳不舒，则四肢不温；情志失和，肝气不舒，则见乳胀；郁而化火，湿热下注而见带黄。病为虚，而标实也。该方出自李东垣《兰室秘藏》，专治"女子漏下恶血，月事不调，或暴崩不止，多下水浆之物"。盖脾胃为血气阴阳之根本，益风气上升以胜其湿。故健脾得以扶正，脾运得以除湿，湿去得以除热。"火郁则发之"，以风药升阳发散，则郁火亦除。方中黄芪、升麻、柴胡益气升阳，疏肝理脾；羌活、独活均有祛湿散邪之功，羌活治在太阳，独活则在少阴；苍术、荷叶健脾祛湿；防风、藁本、蔓荆子均为风药，祛风胜湿，药到病除。7剂则病愈，带下正常。

（2）带下过多案2

马某，女，30岁，已婚。初诊：2015年3月9日。

[**主诉**] 带下增多1年余。

[**现病史**] 患者平素月经规则，初潮13岁，周期27～28天，经期5～6天，量中，无痛经史，末次月经：2015年2月21日，量不多，5～6天停，近1年出现白带增多，无异味，无外阴瘙痒。白带增多反复发作，平时常有耳鸣，无腰酸，手足冰冷，乏力，腹胀，大便或干或稀，于2015年2月6日本院查白带常规：清洁度：Ⅲ度。生育史：1-0-2-1，2次无痛人流，1次剖宫产。舌淡红，苔薄白，脉细。妇检：外阴正常，阴道通畅，分泌物量中，宫颈光滑，

子宫前位，正常大小，活动可，无压痛，右附件压痛，左附件未触及异常。

[**中医诊断**] 带下过多（脾虚型），耳鸣。

[**治法**] 健脾补肾，祛湿止带。

[**方药**] 骨碎补 12g，补骨脂 10g，益智仁 10g，鹿角霜 10g，金樱子 20g，芡实 20g，杜仲 10g，薏苡仁 30g。

共 7 剂，水煎服，日 1 剂。

阴道上药：黄连、黄芩、黄柏、苦参各等分，大黄、蛇床子、蒲公英、连翘、血竭、马鞭草等分研磨成粉状，干燥杀菌后制成散剂，每日对阴道进行消毒后，取适量均匀涂抹于阴道及宫颈外口。

二诊（2015 年 3 月 18 日）：患者带下正常，大便量少，性冷淡 3 年，易疲倦。方药：骨碎补 12g，补骨脂 10g，益智仁 10g，鹿角霜 10g，金樱子 20g，芡实 20g，杜仲 10g，薏苡仁 30g，生黄芪 12g，仙灵脾 12g。7 剂。

按语：《傅青主女科》有云："带下俱是湿证。"其分外湿、内湿。外湿多是外感湿邪，下袭阴位，侵扰胞宫，湿热下注所致。内湿或因脾虚失运，土不制水，水湿下流，或肾虚阳微，气化不利，水湿不得分化所致。患者症见带下稀白，脘腹易胀，大便易溏，神疲乏力，四肢欠温，故为脾虚，但亦兼耳鸣、肢冷，脾阳不振，肾阳亦虚。治宜健脾祛湿为主，兼补肾温阳，收涩止带。本方用八味药物，金樱子、芡实为水陆二仙丹，兼补脾肾，涩精止带；益智仁、补骨脂补肾温阳，固精缩尿止带；骨碎补补肾益精，通经活血，治带下及耳鸣；鹿角霜温肾阳，益精血，为血肉有情之品；薏苡仁健脾祛湿，利水止带，补土而生水除湿；杜仲固肾元，强腰脊，《神农本草经》载其可"除阴下痒湿、小便余沥"。药后带下正常，性冷淡，易疲倦，此为阳气不振也，方中补骨脂、鹿角霜皆为温肾强阳之品，故效不更方，守方7剂，加生黄芪益气升阳，仙灵脾补肾壮阳。

三、妊娠病

妊娠期间，发生与妊娠有关的疾病，称妊娠病，又称"胎前病"。

妊娠病是由于内因和致病因素相互结合，影响脏腑、气血、冲任、胞宫、胞脉、胞络或胎元，引致发生。内因（孕后母体内环境改变）诚如《沈氏女科辑要》云："妊娠病源有三大纲：一曰阴亏。人身精血有限，聚以养胎，阴分必亏。二曰气滞。腹中增一障碍，则升降之气必滞。三曰痰饮。人身脏腑接壤，腹中遽增一物，脏腑之机括为之不灵，津液聚为痰饮。知此三者，庶不为邪说所惑。"

关于妊娠病的诊断，首先要明确妊娠诊断停经史，早孕反应，乳头、乳晕着色，脉滑、尺脉尤甚等临床表现。辅助检查：妊娠试验（尿TT）、基础体温（BBT）、B超以及妇科检查等判断是否妊娠。要注意与激经、闭经、癥瘕等鉴别。其次应根据临床症状和检查诊断属哪种妊娠病，自始至终要注意胎元已殒与未殒的鉴别；注意胎儿的发育情况以及母体的健康状况；必要时要注意排除畸胎等。

妊娠病的治疗原则：胎元正常者以治病与安胎并举，胎元不正者当从速下胎以益母。

（一）妊娠恶阻

1. 概念

妊娠早期出现恶心呕吐，头晕倦怠，甚至食入即吐者，称为"恶阻"，亦称之为"子病""病儿""阻病"。可参照西医妇产科学第八版第七章的妊娠特有病之妊娠剧吐。

2. 历史沿革

有关恶阻的记载，最早见于汉代《金匮要略·妇人妊娠病脉证并治》曰："妇人得平脉，阴脉小弱，其人口渴（《金匮要略心典》解此处渴作呕），不能食，无寒热，名妊娠，桂枝汤主之。"又提出用干姜人参半夏丸治疗妊娠呕吐不止。隋代巢元方《诸病源候论·恶阻候》首次提出恶阻病名，并指出"此由妇人原本虚羸，血气不足，肾气又弱，兼当风饮冷又过，心下有痰水夹之，而有娠也"。明确提出素体不足，又感风冷兼之有孕系本病的主要原因，宋代《妇人大全良方》谓："妊娠呕吐恶食，体倦嗜卧，此胃气虚而恶阻也。"《景岳全书·妇人规》又指出"凡恶阻皆由胃虚气滞，然又有素本不虚，而忽受胎妊，则冲任上壅，气不下行，故为呕逆等证"。清代《傅青主女科》则认为"肝血太燥""肝急则火动而逆也""故于平肝补血之中，加以健脾开胃之品……宜用顺肝益气汤"，对恶阻的病因及治疗增添了新意。

3. 病因病机

恶阻的发生主要是冲气上逆，胃失和降所致。历代医家对恶阻多有阐述，归纳起来常见的病因病机主要为脾胃虚弱、肝胃不和、痰湿阻滞、气阴两虚等病因病机。

（1）脾胃虚弱

妊娠后出现恶心呕吐，多为冲气上逆，胃失和降所致。因此本病与脾胃关系密切。妇人妊娠后，血易聚于冲任以养胎，血盛则气盛，又由于冲脉起于胞宫，隶于阳明，上逆则胃失和降，易致呕吐。

（2）肝胃不和

《景岳全书》曰："凡恶阻多由脾虚气滞，然亦有素本不虚，而忽受胎妊，则冲任上壅，气不下行，故为呕逆等证。"阐述了冲任上壅，肝郁犯脾则呕恶吐逆的机理。何时希认为，恶阻发病乃因妊娠后血以养胎，肝木失于滋养，肝用有余，犯于胃则见呕吐厌食。罗太无则认为可能是肝火犯胃之呕吐。

（3）痰湿阻滞

妇人多为痰湿之体，或为脾虚饮停，经血壅闭，冲脉气盛，冲气夹痰饮上泛，清阳不能上出清窍，故呕吐痰涎。

（4）气阴两虚

此证型多为恶阻发展之重证。临床多因产妇呕吐过频过久而致气阴两虚，因其呕易伤气，吐易伤阴，易伤及胎儿。

4. 诊断

（1）有停经史，早孕反应。

（2）临床表现：恶心呕吐频繁、头晕、厌食，甚至恶闻食物气味，无论进食与否都发生呕吐。病情严重则会出现全身乏力，精神萎靡，消瘦，血压下降，体温升高、黄疸或嗜睡昏迷。

（3）检查：①妇科检查：子宫增大与停经月份相符，子宫变软。

②辅助检查：尿妊娠试验阳性。

5.辨证论治

（1）脾胃虚弱证

[主要证候] 妊娠早期，恶心呕吐不食，甚则食入即吐，口淡，呕吐清水痰涎，头晕，体倦，舌淡，苔白脉，弦滑无力。

[证候分析] 脾胃素虚，孕后阴血下聚养胎，冲脉之气上逆，胃气不降，反随逆气上冲，则呕恶不食，或食入即吐；脾胃虚弱，中阳不振，浊气不降，故呕吐痰涎，神疲乏力；舌淡，苔薄，脉缓滑无力，均为脾胃虚弱之征。

[治法] 健脾和胃，降逆止呕。

[方药] 香砂六君子加减。

人参、茯苓、白术、甘草、半夏、陈皮、木香、砂仁、生姜。

（2）肝胃不和证

[主要证候] 恶心、呕吐酸水或苦水，烦渴，口干口苦，头胀头晕，胸满胁痛，嗳气叹息，舌淡红，舌苔微黄，脉弦滑。

[证候分析] 肝气郁结，失于疏泄，肝脉夹胃贯膈，肝气上逆犯胃，则胸满呕逆；肝气不舒，则两胁胀痛，嗳气叹息；肝气上逆，走空窍则头胀而晕；肝胆相为表里，肝气上逆，胆火随之上升，胆热液泄则呕吐酸或苦水、烦渴、口苦；苔薄黄、脉弦滑均为肝胃不和之征。

[治法] 清肝和胃，降逆止呕。

[方药] 橘皮竹茹汤加减。

橘皮、竹茹、大枣、生姜、甘草加法半夏、白芍、枇杷叶、柿蒂、乌梅。

（3）痰湿阻滞证

[主要证候] 心中烦闷，头眩体重，憎闻饮食气，便呕逆，吐闷颠倒，四肢垂弱，不自胜持，舌淡胖，苔白腻，脉滑。

[证候分析] 痰湿之体，或脾虚痰饮，孕后血壅气盛，冲气上逆，夹痰饮上泛，故呕吐痰涎；膈间有痰，中阳不振，故心中烦闷，憎闻饮食气，呕逆，吐闷颠倒，四肢垂弱，不能自持；痰饮中阻，清阳不升，故头眩。舌淡胖，苔白腻，脉滑，均为痰湿阻滞之征。

[治法] 健脾温中，燥湿消痰。

[方药] 茯苓丸。

茯苓、半夏、桂心、干姜、橘皮、人参、白术、葛根、甘草、枳实。

（4）气阴两虚证

[主要证候] 孕后久吐不止，呕吐带血性物，甚则滴水不入，伴形体消瘦，眼眶下陷，双目无神，口干烦渴，尿少便结，舌红少苔，脉细滑数无力。

[证候分析] 呕吐不止，不能进食而导致阴液亏损，精气耗散，阴愈虚而呕愈甚，是以无阴而作呕。舌红少苔，脉细滑数无力等均为气阴两虚的严重症状。

[治法] 治宜益气养阴，生津止呕。

[方药] 益气养阴汤。

生地黄、麦冬、五味子、玄参、白芍、石斛、鲜芦根、姜竹茹、乌梅、黄芪、太子参。

6. 验案举例

李艳杰，女，33 岁。初诊：2008 年 2 月 5 日。

[**主诉**] 妊娠剧烈呕吐 10 天余。

[**现病史**] 生育 1 个小孩，无流产病史，平日经行量少，末次月经：2007 年 12 月 15 日，现已妊娠 3 个月，因上吐下泻作急诊处理住院。现剧吐不已，神疲嗜睡，夜寐不安，脉滑，左侧尤甚，舌淡，有瘀斑，苔白。于 2007 年 12 月 15 日妊娠。

[**中医诊断**] 妊娠恶阻（脾胃虚弱证）。

[**西医诊断**] 妊娠剧吐。

[**治法**] 健脾和胃，降逆止呕。

[**方药**] 陈皮 15g，半夏 10g，茯苓 15g，炙甘草 10g，干姜 10g，木香 10g，砂仁 10g，党参 10g，白术 10g，黄芩 10g，菟丝子 20g，桑寄生 15g，川续断 15g，地骨皮 20g，白芍 12g，当归 5g，黄芪 15g。

6 剂，水煎服，日 1 剂。

二诊（2008 年 2 月 19 日）：输液 1 天后呕吐停止，腹痛腰酸，口干唇燥，大便干，脉细滑数，舌红，苔白。证系肾水匮乏，阴虚火旺，治宜养阴清热，益肾安胎。方药：陈皮 15g，半夏 10g，茯苓 15g，炙甘草 10g，干姜 10g，木香 10g，砂仁 10g，党参 10g，白术 10g，黄芩 10g，菟丝子 20g，桑寄生 15g，川续断 15g，地骨皮 20g，白芍 12g，当归 5g，黄芪 15g，生地榆 15g，藕节 15g。

三诊（2008 年 3 月 4 日）：呕吐彻底停止，食欲好转，腹痛，腰微酸，口干，脉弦数，舌红，苔白。治宜疏肝健脾，养阴清热。方药：陈皮 15g，半夏 10g，茯苓 15g，炙甘草 10g，干姜 10g，木香 10g，砂仁 10g，党参 10g，白术 10g，黄芩 10g，菟丝子 20g，桑寄生 15g，川续断 15g，地骨皮 20g，白芍 12g，当归 5g，黄芪 15g，佛手 10g，益智仁 10g。

继服 7 剂后随访，足月产一女婴。

（二）妊娠腹痛

1. 概念

妊娠期因胞脉阻滞或失养，发生小腹疼痛者，称为"妊娠腹痛"，亦名"胞阻""痛胎""胎痛""妊娠小腹痛"。相当于西医学先兆流产的症状之一。

2. 历史沿革

胞阻之名，最早见于《金匮要略·妇人妊娠病脉证并治》曰："妇人有漏下者，半产后因续下血都不绝者，有妊娠下血者，假令妊娠腹中痛，为胞阻，胶艾汤主之。"在此处所说的胞阻均伴有下血之意，还讨论了妊娠期间肝脾不和所致"妇人怀妊，腹中疠痛，当归芍药散主之"，以及阳虚、寒盛所致"妇人怀娠六七月，脉弦发热，其胎愈胀，腹痛恶寒者，少腹如扇，所以然者，子脏开故也，当以附子汤温其脏"。隋代《诸病源候论·妇人妊娠病诸候》，根据疼痛发生的部位不同分别有"妊娠心腹痛候""妊娠腰腹痛候""妊娠小腹痛候"等，并云"其腹痛不已，邪正相干，血气相乱，致伤损胞络，则令动胎也"，对妊娠腹痛与胎动不安病证间的转归关系有了更加明确的认识。清代《胎产心法·诸痛论》云："如不时腹痛，名曰胎痛，有血虚、气滞二因，然血虚居多。"突出了妊娠腹痛以"不时腹痛"为主证。

3. 病因病机

凡是痛症多与"不荣则痛""不通则痛"有关，主要是"气郁""血瘀""血虚""虚寒"等。腹痛病位多在胞脉、胞络，尚未损伤胎元。若病情加重则影响胎元，发展为"胎漏""胎动不安"。

4. 诊断

（1）病史：有停经史及早孕反应。

（2）临床表现：妊娠期出现小腹疼痛，以病势比较缓慢的小腹绵绵作痛，或冷痛不适，或隐隐作痛，或小腹连及胁肋胀痛为多见。

（3）检查：妇科检查、B超检查。

5. 辨证论治

（1）血虚证

[主要证候] 妊娠后小腹绵绵作痛，面色萎黄，头晕目眩，或心悸少寐，舌淡，苔薄白，脉细滑弱。

[证候分析] 素体血虚，孕后血聚养胎，气血愈虚，胞脉失养，故小腹绵绵作痛，按之痛减；面色萎黄，头晕目眩，心悸少寐，舌淡，苔薄白，脉细滑弱均为血虚之征。

[治法] 养血安胎止痛。

[方药] 当归芍药散加何首乌、桑寄生。

（2）气滞证

[主要证候] 妊娠后小腹胸胁胀痛，或少腹胀痛，情志抑郁，嗳气吐酸，或烦躁易怒，苔薄黄，脉弦滑。

[证候分析] 肝之经脉绕阴器，至少腹，上贯膈布胁肋。素性抑郁，孕后肝血偏虚，肝失调达，气机不畅，胞脉气血阻滞，故小

腹胸胁胀痛，或少腹胀痛。情志抑郁，烦躁易怒，苔薄黄，脉弦滑，均为气郁之征。

[**治法**] 疏肝解郁，养血安胎。

[**方药**] 逍遥散。

（3）虚寒证

[**主要证候**] 妊娠后小腹冷痛，绵绵不休，喜温喜按，面色苍白，形寒肢冷，纳少便溏，舌淡，苔白滑，脉沉细滑。

[**证候分析**] 素体阳虚，寒从内生，孕后胞脉失于温煦，气血运行不畅，故小腹冷痛，绵绵不休；血得热则行，寒遇热则散，气血暂通，腹痛缓解，故喜温喜按；面色苍白，形寒肢冷，纳少便溏，舌淡，苔白滑，脉沉细滑均为虚寒之征。

[**治法**] 暖宫止痛，养血安胎。

[**方药**] 胶艾汤。

（4）血瘀证

[**主要证候**] 妊娠后小腹常感隐痛不适，或刺痛，痛处不移；舌黯，有瘀点，脉弦滑。

[**证候分析**] 宿有癥瘕痼疾，或寒凝气滞，孕后胞脉气血运行不畅，故小腹隐痛不适，或刺痛，痛处不移；舌黯，有瘀点，脉弦滑均为血瘀之征。

[**治法**] 养血活血，补肾安胎。

[**方药**] 桂枝茯苓丸合寿胎丸。

6. 验案举例

唐某，女，26 岁。初诊：2013 年 3 月 15 日。

[**现病史**] 既往月经正常，色淡红，质稀，头晕心悸，婚后 1 年

半，初孕，现妊娠3个月余，腹痛绵绵，喜按，失眠多梦，眼花心悸，面色萎黄，舌淡，苔薄白，脉细滑。自觉疲倦纳呆，苔白，脉沉细滑。

[**中医诊断**] 妊娠腹痛（血虚证）。

[**治法**] 养血安胎止痛。

[**方药**] 当归9g，白芍15g，川芎9g，白术12g，茯苓15g，泽泻12g，砂仁3g，广木香5g，桑寄生15g。

7剂，水煎服，日1剂。

二诊：服药后，腹部胀痛大减，偶有嗳气，嗳气后则舒。方药：当归9g，白芍15g，川芎9g，白术12g，茯苓15g，泽泻12g，砂仁3g，广木香5g，桑寄生15g，藿香9g，佛手9g，枳壳5g。

用药后随访，足月产一男婴，婴儿发育良好。

（三）异位妊娠

1. 概念

凡孕卵在子宫体腔以外着床发育，称为"异位妊娠"，俗称"宫外孕"。但两者含义稍有不同，异位妊娠包括输卵管妊娠、卵巢妊娠、腹腔妊娠、阔韧带妊娠、宫颈妊娠及子宫残角妊娠。宫外孕则仅指子宫以外的妊娠，不包括宫颈妊娠和子宫残角妊娠。

2. 历史沿革

中医学古籍中未见有异位妊娠的病名记载，但在"妊娠腹痛""经漏""癥瘕"等疾病中有类似症状的描述。1958年，山西医科大学第一附属医院和山西省中医院以"活络效灵丹"加减治疗本病获得成果。1981 年，由卫生部组织编写的《中国医学百科全书·中医妇科学》把"宫外孕"作为中西医通用的病名收入，并记载了经验。1997 年被正式编入《中医妇科学》规划教材。

3. 病因病机

异位妊娠的发病机理与少腹宿有瘀滞、冲任、胞脉、胞络不畅，或先天肾气不足，后天脾气受损有关。由于脾肾气虚，不能把孕卵及时送达子宫，或由于瘀阻，运送孕卵受阻，不能移至子宫，而在输卵管内发育，以致破损胞络，阴血内溢于少腹，发生血瘀、血虚、厥脱等一系列证候。本病病机本质是少腹血瘀实证。

4. 诊断

（1）病史：未破损型和已破损型均有停经史及早孕反应，也可有盆腔炎史或不孕史。

（2）临床表现：未破损型多无明显腹痛，或仅有下腹一侧隐痛。已破损型的临床表现多有停经史，当输卵管破裂时，患者突感下腹一侧撕裂样疼痛，持续并反复发作。腹痛可破及下腹或全腹，有的还引起肩胛部放射性疼痛。阴道不规则出血：不规则阴道出血，量少，色暗，有时可排出蜕膜管形或碎片。已破损型腹腔内急性出血及剧烈腹痛可导致晕厥或休克，其程度与腹腔内出血量与出血速度有关，但与阴道出血情况不成正比。妇科检查：未破损型子宫颈举摆痛，稍大且软，与停经时间不符，一侧附件可触及薄壁边界多不清之囊性包块。已破损型多伴有阴道后穹窿饱满，触痛，宫颈摇举痛明显，子宫稍大且软，但停经时间短；出血时子宫有漂浮感，子宫一侧或后方可触及肿块，边界不清，触痛明显。

（3）辅助检查：妊娠试验、B超。

5. 辨证论治

（1）未破损型

指输卵管妊娠尚未发生流产或破裂。有停经史，可有早孕反应，或有阴道淋漓出血，一侧下腹隐痛，盆腔检查一侧附件可有软性包块，有触痛；尿妊娠试验多为阳性，B超检查附件有囊性块物，或宫内无妊娠囊、宫外有妊娠囊；脉弦滑。

[**治法**] 活血化瘀，消癥杀胚。

[**方药**] 宫外孕2号方加蜈蚣、全蝎、紫草。

（2）已破损型

输卵管妊娠破裂时间较长，腹腔内血液已形成血肿包块，即陈旧性宫外孕。输卵管妊娠破裂时间已久，盆腔内形成血肿，腹痛减轻或逐渐消失；可有下腹坠胀或便意感，阴道出血逐渐停止，盆腔检查可触及不规则包块，与周围组织粘连；脉细涩。

[**治法**] 活血化瘀，休克型需益气固脱。

[**方药**] 休克型：生脉散；不稳定型：宫外孕1号方加党参、黄芪；包块型：宫外孕2号方。

6. 验案举例

李海洁，女，25岁。初诊：2011年4月24日。

[**主诉**] 突发性右腹疼痛3天。

[**现病史**] 婚后四年未避孕，此为初孕。末次月经：2011年2月12日，于2011年4月12日被当地医院诊断为宫外孕，在当地县医

院进行杀胚治疗。现一侧下腹疼痛，阴道淋漓出血；妇科检查可触及一侧附件有软性包块，压痛明显，妊娠试验阳性或弱阳性；舌红，苔黄腻，脉细滑。

[**中医诊断**] 异位妊娠（未破损型）。

[**治法**] 活血化瘀，消癥杀胚。

[**方药**] 方用宫外孕2号方加减。内服方：丹参10g，赤芍10g，三棱10g，莪术10g，桃仁10g，薏苡仁20g，败酱草15g，红藤10g，苍术10g，黄柏10g，川牛膝15g，金银花15g，连翘15g，王不留行15g，蒲公英15g，夏枯草15g，炙甘草10g，蜈蚣10g，砂仁10g，补骨脂10g。12剂，水煎服，日1剂。

灌肠方：丹参15g，赤芍15g，三棱15g，莪术15g，桃仁15g，细辛6g，肉桂15g，干姜10g，穿山甲6g，水蛭10g，薏苡仁20g，败酱草15g，红藤15g，皂角刺10g，夏枯草15g，鸡血藤15g，板蓝根15g，紫草15g。8剂，日1剂，灌肠用。

二诊（2011年5月10日）：血HCG为35nmol/L，单倍。下腹痛症状明显减轻，神疲劳倦，舌淡，苔白，脉细，在继续杀胚基础上加入补气药。内服方：党参20g，白术15g，茯苓15g，丹参15g，赤芍15g，三棱10g，莪术10g，桃仁10g，薏苡仁20g，败酱草15g，红藤10g，苍术10g，黄柏10g，川牛膝15g，金银花15g，连翘15g，王不留15g，蒲公英15g，夏枯草15g，炙甘草10g，蜈蚣1条，砂仁10g，补骨脂10g。12剂，水煎服，日1剂。灌肠方：守初诊灌肠方。8剂，日1剂，灌肠用。

用药后随访患者，腹痛消失，B超检查发现包块消失。

（四）胎漏、胎动不安

1. 概念

胎漏：妊娠期间阴道有少量出血，时出时止，称为"胎漏"，亦称"胞漏""漏胎"。

胎动不安：妊娠期间出现腰酸、腹痛、小腹下坠，或伴有少量阴道出血者，称为"胎动不安"。

胎漏、胎动不安相当于西医的先兆流产。

2. 历史沿革

汉代《金匮要略·妇人妊娠病脉证并治》首先提出安胎养胎的当归散和白术散，分别代表一寒一热的安胎方剂，以作为妇人发生阴道流血的鉴别。晋代《脉经》首先记载"胎漏"。隋代《诸病源候论》首载胎动不安，提出母病、胎病的病因及论治原则。唐代《经效产宝》指出"安胎有二法"。宋代《女科百问》提出胎动不安之苦者，可预服杜仲丸，首创补肾安胎防治反复自然流产。元代朱丹溪源出当归散并加以发挥，提出"黄芩、白术乃为安胎圣药"之说，影响后世。明代《妇人规》强调辨证论治安胎，并首先提出动态观察"腹痛、下血、腰酸、下坠"胎动不安四大症状的轻重变化，预测胚胎存活与否，以决定安胎抑或下胎，完善了妊娠病"治病与安胎并举"和"下胎"两大治则。清代《傅青主女科》论述安胎七法。王清任倡导祛瘀安胎，叶天士则提出"保胎以绝欲为第一要策"，张锡纯创制寿胎丸治疗滑胎和预防流产。

3. 病因病机

导致胎漏、胎动不安的主要病机是冲任损伤、胎元不固。妊娠是胚胎、胎儿在母体中生长发育和成长的过程。母胎必须相互适应，中医把母、胎之间的相互微妙的关系以"胎元"来涵盖。胎元包括胎气、胎儿、胎盘三方面含义，三者任何一个方面出现问题都可以导致胎漏、胎动不安。

4.诊断

（1）病史：有停经史，或伴有早孕反应。

（2）症状：有阴道少量流血，伴有小腹坠胀疼痛或腰背部酸胀疼痛。

（3）妊娠试验：尿妊娠或血清人绒毛膜促性腺激素试验阳性。

（4）妇科检查：宫颈口未开，胎膜未破，子宫体软，子宫大小与孕周相符。

（5）B型超声检查：子宫大小、孕囊及胎儿发育与孕周基本相符，孕囊附近可伴有不规则液暗区。

（6）血人绒毛膜促性腺激素及孕酮水平和孕周基本相符。

5.辨证论治

（1）肾虚证

[主要证候] 妊娠期出现阴道少量流血，色淡黯，质薄，小腹坠痛，腰酸痛。头晕耳鸣，两膝酸软，夜尿多；或曾屡孕屡堕，房劳产众，继而出现妊娠期阴道少量出血。舌质淡紫，苔白，脉沉细滑，尺脉弱。

[证候分析] 肾主系胞，为冲任之本，肾虚冲任失固，蓄以养胎之血下泄，故阴道少量出血；肾失温煦，血失阳化，故色淡黯；肾虚胎元不固，有欲堕之势，故腰酸腹痛下坠；屡孕屡堕，房劳产众

则肾虚胎失所系，故阴道少量流血；肾虚清窍失养故头晕耳鸣。舌质淡紫，苔白，脉沉细滑，尺脉弱，均为肾虚之征。

[**治法**] 补肾健脾，益肾安胎。

[**方药**] 寿胎丸。

（2）脾肾两虚证

[**主要证候**] 妊娠期出现阴道少量出血，色淡黯，质薄；小腹坠痛，腰酸痛，倦怠乏力；腹胀、纳差，两膝酸软，头晕耳鸣，夜尿频多，大便稀溏，面色萎黄；或饮食、思虑、劳倦太过，或曾屡孕屡堕，导致妊娠期阴道少量出血。舌质淡，舌体胖嫩，或边有齿痕，舌苔白润，脉沉细滑。

[**证候分析**] 脾肾两虚，或饮食、思虑、劳倦太过，或曾屡孕屡堕，气血不足，冲任不固，故妊娠期出现阴道少量出；脾虚中气不振，运化无力，故倦怠乏力，腹胀纳差，大便稀溏，面色萎黄；腰为肾之府，肾虚则腰酸痛；气血运行无力，不能上荣于清窍，则头晕耳鸣。两膝酸软，舌质淡，舌体胖嫩，或边有齿痕，舌苔白润，脉沉细滑，为脾肾两虚之征。

[**治法**] 补肾健脾，养血安胎。

[**方药**] 寿胎丸。

（3）气血虚弱证

[**主要证候**] 妊娠期出现阴道少量出血，色淡红，质清稀，小腹空坠而痛、腰酸。神疲肢倦，心悸气短，面色㿠白或萎黄。舌质淡，苔薄白，脉细无力略滑。

[**证候分析**] 气血虚弱，冲任匮乏，不能载胎养胎，胎元不固，气不摄血，故见阴道出血；气血虚弱，本源不足，故色淡质稀；小腹空坠而痛，正是气虚系胞无力，血虚胞失濡养所致；气血虚弱不

能化精滋肾，故腰酸；气虚中阳不振则神疲肢倦，心悸气短。舌质淡、苔薄白、脉细无力均为气血虚弱之征。

[治法] 补气养血，固肾安胎。

[方药] 胎元饮。

（4）血瘀证

[主要证候] 妊娠期出现阴道少量出血，色黯红，质正常；或小腹疼痛，腰酸。皮肤粗糙，口干不思饮，或素有癥积，或妊娠期不慎起居、过劳、跌仆闪挫，继之腹痛，或少量阴道出血。舌质黯红有瘀斑，苔白，脉弦滑或沉弦。

[证候分析] 胎居子宫，癥积瘀血碍其长养，胎元不固，故见腰酸，腹痛下坠，阴道不时下血，色黯红；妊娠期不慎起居，跌仆闪挫，气血失和，冲任子宫瘀滞，故腹痛，或少量阴道出血，血色黯红；舌黯红有瘀斑，苔白，脉弦滑或沉弦，均为血瘀之征。

[治法] 活血化瘀，补肾安胎。

[方药] 桂枝茯苓丸。

（5）血热证

[主要证候] 妊娠期出现阴道少量出血，色深红或鲜红，质黏稠，或腰酸，心烦不安，口苦咽干，大便结，小便黄。舌质红，苔黄，脉滑数。

[证候分析] 热邪直犯冲任，内扰胎元，胎元不固，热迫血行，故妊娠期阴道少量出血；血为热灼，故色鲜红或深红，质黏稠；热邪内扰，胎气不安，胎系于肾，故见腰酸；心烦不安，口苦咽干，舌红苔黄，脉滑数，均为血热之征。

[治法] 清热凉血，养血安胎。

[方药] 保阴煎。

6. 验案举例

韩秋红，女，34 岁。初诊：2011 年 3 月 18 日。

[主诉] 阴道流血伴小腹正中疼痛 1 日余。

[现病史] 婚后 10 年无小孩，自流 4 次，末次流产为 7 年前。末次月经：2011 年 1 月 16 日。妊娠期出现少量阴道出血，色淡红，质清稀少。腰酸，小腹疼痛，神疲劳倦，舌淡，苔薄白，脉细弱略滑。

[中医诊断] 胎动不安（气血虚弱）。

[西医诊断] 先兆流产。

[治法] 补气养血，固肾安胎。

[方药] 菟丝子 15g，川续断 15g，桑寄生 15g，阿胶 20g（烊化），山茱萸 15g，山药 15g，杜仲炭 15g，女贞子 10g，墨旱莲 10g，玄参 20g，生地黄 10g，麦冬 10g，补骨脂 10g，连翘 15g，党参 15g，白术 15g，炙甘草 10g，黄芪 10g，白芍 10g，血余炭 15g，仙鹤草 15g，白及 15g，藕节 15g，荷叶炭 15g，黄芩 10g，陈皮 10g。

7 剂，水煎服，日 1 剂。2011 年 3 月 22 日查房时发现有恶阻症状。

二诊（2011 年 3 月 26 日）：诊查发现出血量减少，舌红，苔薄黄，脉细滑。方药：菟丝子 15g，川续断 15g，桑寄生 15g，阿胶 20g（烊化），山茱萸 15g，山药 15g，杜仲炭 15g，女贞子 10g，墨旱莲 10g，玄参 20g，生地黄 10g，麦冬 10g，补骨脂 10g，连翘 15g，党参 15g，白术 15g，炙甘草 10g，黄芪 10g，白芍 10g，陈皮 15g，茯苓 15g，半夏 10g，栀子 10g，黄芩 10g。

三诊（2011 年 4 月 2 日）：服用上方，上火症状消失，但臀部出现红疖，无出血，无恶阻，无腰酸、腹痛。请皮肤科张医生会诊，会诊意见：目前未化脓，静等，可行引流术。方中添加祛毒排脓化脓肿药。方药：白芷 15g，蒲公英 15g，紫花地丁 15g，黄芩 10g，山茱萸 15g，山药 15g，女贞子 10g，墨旱莲 10g，熟地黄 20g，生地黄 20g，地骨皮 15g，仙鹤草 30g，白及 15g，藕节 15g，鱼腥草 15g，金银花 15g，连翘 15g，玄参 20g，麦冬 10g，党参 15g，白术 10g，炙甘草 15g，黄芪 15g，败酱草 10g。

随访：早产一女婴，存活。

（五）堕胎、小产

1. 概念

凡妊娠 12 周内，胚胎自然殒堕者，称为"堕胎"；妊娠 12 ～ 28 周内，胎儿已成形，而自然殒堕者，称为"小产"，亦称"半产"。怀孕一月不知已受孕而殒堕者，称为"暗产"。

2. 历史沿革

中医学对堕胎、小产的认识较早，在汉代《金匮要略》即载有半产之名，堕胎则见于晋代《脉经》。至隋代《诸病源候论》提出"有妊娠堕胎后出血不止"的专论。唐代《经效产宝》中提出应根据母病在前或胎病在先予以分辨治疗。明代《校注妇人大全良方》强调了"小产重于大产，盖大产如瓜熟自脱，小产如生采，断其根蒂"。清代《医宗金鉴·妇科心法要诀》云："五月成形名小产，未成形象堕胎言。"

3. 病因病机

堕胎、小产的发病机理主要是冲任损伤，胎结不实，胎元不固致胚胎、胎儿自然殒堕离宫而下。多由胎漏、胎动不安发展而来。如果三次以上发生小产即成为滑胎。堕胎、小产之机制，不外以下几种：一是禀赋素弱，肾气不盛，气血亏损，胎失所养，胎元不固；二是情志所伤，怒动肝火，内扰胎元；三是房事不节，色欲过度，精血暗耗，不能养胎固胎；四是跌仆堕坠，损伤胎元等。现代研究表明，导致流产的主要有胚胎因素、母体因素、免疫因素和损伤等几方面。

堕胎、小产相当于西医的"早期流产"和"晚期流产"。

4. 诊断

（1）病史：有停经史，早孕反应，或曾有胎漏、胎动不安病史、外伤史。

（2）临床表现：妊娠12周内，出现阴道流血，且血量增多超过月经量，继而小腹疼痛加重，胚胎自然殒堕，诊为堕胎。妊娠12～28周内，先出现小腹阵发性疼痛，继而阴道流血或有羊水溢出，胎儿自然殒堕者，称为小产。

（3）检查

①妇科检查：阴道流血量多子宫颈口已开大，或见羊水溢出，子宫大小与妊娠月份相符或略小，此属胎动欲堕，相当于西医学的难免流产；有上述现象并伴有部分妊娠物排出或胎盘组织堵塞于宫口，子宫小于停经月份，此属堕胎、小产不全，相当于西医学的不全流产。若妊娠物全部排出，阴道流血逐渐减少或停止，子宫颈口略松弛，子宫明显小于妊娠月份或接近正常，此属堕胎、小产完全，相当于西医学的完全流产。②辅助检查：妊娠试验、B超检查、血常规等。早期妊娠者，首选妊娠试验，可做 HCG 定性或定量测定，

有助于判断滋养细胞的功能。B 型超声显像有助于确定胚胎或胎儿的大小是否符合孕周，及存活与否以指导治疗。过期流产也可借助B 超加以确定。已流产者，还应检查导致堕胎、小产的原因，如致畸因素（包括风疹病毒、巨细胞病毒、弓形体等）、遗传因素（包括染色体、地中海贫血、G6PD 缺乏症等）、免疫因素（血型抗体、磷脂抗体、抗精子抗体、封闭性抗体等）。

5. 辨证论治

（1）胎堕难留证

[**主要证候**] 妊娠早期，阴道流血逐渐增多，色红有块，小腹坠胀疼痛，或妊娠中晚期，小腹疼痛，阵阵紧逼，或有羊水溢出，继而阴道下血量多。心悸气短，面色苍白，头晕目眩，舌质正常或紫黯，舌边有瘀点，脉滑或涩。

[**证候分析**] 禀赋素弱或房事不慎致肾气不足，无力系胎，胎元自殒；素体气血不足，或脾胃虚弱，或因病气血受损，致气虚不能载胎，血虚不能养胎而胎元不固，殒于胞宫；感受外邪或五志化火，热伏冲任，扰动血海，使胞宫不能藏养胎元；或孕期跌仆闪挫，触动冲任，直损胎元。因肾虚、气虚无力运行血脉，血滞而成瘀；或热灼血脉，瘀热内结；或外伤冲任胞宫，气血逆乱，皆可致瘀阻，胎殒之后，排出不畅，则成殒胎瘀阻之象。

[**治法**] 祛瘀下胎。

[**方药**] 脱花煎加益母草或生化汤加益母草。

（2）胎堕不全证

[**主要证候**] 胎殒之后，尚有部分组织残留于子宫，阴道流血不止，甚至出血如崩，腹痛加重。舌淡红，苔薄白，脉沉细无力。

[**证候分析**] 禀赋素弱，或房事不慎，损伤肾气，无力系胎；素体气血不足，或脾胃虚弱，或因病气血受损，致气虚不能载胎，血虚不能养胎而胎元不固，胎元自殒；阳盛或阴虚，热伏冲任，灼伤阴血，血海不宁，胎元殒堕；或孕后跌仆闪挫，直损胎元，致堕胎、小产。因殒胎堕下不全，胞脉损伤过甚，则阴血暴下，阳失承制，元气欲脱，神明逆乱，致血虚气脱之象。

[**治法**] 活血化瘀，佐以益气。

[**方药**] 脱花煎加人参、益母草、炒蒲黄。

6. 验案举例

患者，女，31 岁。初诊：2014 年 2 月 21 日。

[**主诉**] 停经 63 天，间断下腹痛伴阴道出血 10 天。

[**现病史**] 患者于 2014 年 1 月 28 日在承德市妇幼保健院查盆腔彩超示：宫内探及孕囊回声，大小约 1.2cm×0.7cm，内未见胎芽。就诊当日我院查血 HCG：968mIU/mL；阴道彩超：子宫大小约 4.5cm×4.5cm×4.0cm，宫内探及 0.8cm×0.6cm 的强回声区。既往史：2013 年 8 月孕 2 个月胎停行清宫术。现症：阴道出血，色暗红，夹小血块，伴腰酸，阵发腹痛，舌质红，苔薄黄，脉细。

[**中医诊断**] 堕胎不全。

[**西医诊断**] 不全流产。

[**治法**] 活血祛瘀、益气下胎、理气止痛。

[**方药**] 方选膈下逐瘀汤加减：桃仁 15g，红花 10g，牡丹皮 15g，赤芍 15g，乌药 10g，延胡索 15g，当归 10g，川芎 15g，益母草 30g，紫草 15g，莪术 10g，蜜炙黄芪 20g，川牛膝 15g。

4 剂，浓煎，2 天 1 剂。

二诊：患者诉服药后第 2 天小腹疼痛加重，出血量增多，第 3 天见阴道排出团块组织物，出血量逐渐减少，第 5 天出血停止。第 7 天查血激素：HCG 为 53mIU/mL，B 超示：内膜单层厚 0.2cm，肌层回声均匀，双附件未见明显异常。

按语： 不全流产是指妊娠物已部分排出体外，尚有部分残留于宫腔内，常因人流、药流或难免流产等因素导致，西医多采用刮宫术进行处理，实为有创治疗。不全流产，中医学称之为"堕胎不全"，其病机为瘀血内阻。《血证论》载："盖离经之血，必须下行不留，斯气无阻滞，自不作痛，又能生长新血。若瘀血不去，则新血不生。"《灵枢》载"有所堕坠，恶血留内"，导致血不归经，日久不净。高教授认为，胎元已殒，堕而不全，瘀阻胞宫，新血不得归经，故表现为阴道流血不止；胎堕留瘀，不通则痛，故腹痛阵阵，块物排出，腹痛稍减；瘀久化热，旧血不去，新血不生，故可见舌质红、苔薄黄。治疗上予膈下逐瘀汤加减，方中当归、川芎养血活血，桃仁、红花、益母草活血祛瘀，紫草、莪术、川牛膝催生下胎，蜜炙黄芪益气以助下胎排瘀。全方共奏活血祛瘀、催生下胎之功。

（六）滑胎

1. 概念

凡堕胎或小产连续发生 3 次或 3 次以上者，称为"滑胎"，亦称"数堕胎""屡孕屡堕"。特点以连续性、自然性和应期而下为主。

2. 历史沿革

隋代《诸病源候论》提出"妊娠数堕胎候"；宋代《女科百问》

提出应期而下的临床特点及"若妊娠曾受此苦，可预服杜仲丸"，认识到应以补肾为主；明代《景岳全书·妇人规》指出："凡妊娠数堕胎者，必以气脉亏损而然，而亏损之由。有禀质之素弱者；有年力之衰残者；有忧怒劳苦而困其精力者；有色欲不慎而盗损其生气者。此外如跌仆、饮食之类皆能伤其气脉，气脉有伤而胎可无恙者，非先天之最完固者不能，而常人则未之有也。""屡见小产、堕胎者，多在三个月及五月、七月之间，而下次之堕必如期复然。"清代《医宗金鉴·妇科心法要诀》："数数堕胎，则谓之滑胎。"后张锡纯《医学衷中参西录》创制寿胎丸防治滑胎。

滑胎相当于西医的习惯性流产。西医认为，反复流产与遗传因素、内分泌异常、免疫功能异常、全身性疾病、感染因素、生殖道异常等有关。

3. 病因病机

滑胎产生的原因有两个：一是母体冲任损伤；二是胎元不健。胎儿居于母体胞内，全系母体肾以系之，气以载之，血以养之，冲任以固之。胎元不健，多由于父母先天的精气亏虚，两精虽能相合，但是先天禀赋不足，致使胚胎损伤或不能成形。主要以"虚""瘀"为主。临床常见主要为血瘀、血热、气血两虚、肾虚、脾肾虚弱等病因。

4. 辨证论治

（1）血瘀证

[主要证候] 素有癥瘕疾病，屡孕屡堕；肌肤暗淡无华；舌质紫黯有瘀点或瘀斑，脉弦滑或涩。

[**证候分析**] 素有癥瘕痼疾，有碍胎儿生长，冲任损伤，累及胎元，胎元损伤则屡孕屡堕；瘀血阻络，不能荣养肌肤，肌肤无华；舌质有瘀斑，脉涩等均为血瘀之征。

[**治法**] 祛瘀消癥，固冲安胎。

[**方药**] 桂枝茯苓丸合寿胎丸。

（2）血热证

[**主要证候**] 屡孕屡堕，孕后阴道出血，色深红质稠；腰酸腹痛，面赤唇红，口干咽燥，大便干燥，小便短黄，舌红苔黄，脉弦滑数。

[**证候分析**] 热扰冲任，胎元不固，屡孕屡堕，孕后阴道出血，色深红质稠，腰酸腹痛；面赤红唇，大便干结，小便溺黄，舌红，苔黄，脉弦滑数均为血热之征。

[**治法**] 清热养血，滋肾安胎。

[**方药**] 保阴煎合二至丸加白术。

（3）肾虚证

1）肾气不足

[**主要证候**] 屡孕屡堕，应期而堕；孕后腰酸膝软，头晕耳鸣，夜尿频多，面色晦黯。舌质淡，苔薄白，脉细滑尺脉沉弱。

[**证候分析**] 肾虚冲任不固，胎失所系，故屡孕屡堕；肾虚髓海不足，空窍失养，故头晕耳鸣；肾虚命火不足，阳气不能外达，则精神萎靡，目眶黯黑，或面色晦黯；肾虚膀胱失约，则小便频数，夜尿尤多；腰为肾府，肾主骨，肾虚则腰酸膝软。舌淡，苔白，脉沉弱，为肾虚之征。

[**治法**] 补肾健脾，固冲安胎。

[**方药**] 补肾固冲丸。

2）肾阳亏虚

[**主要证候**] 屡孕屡堕；腰酸膝软，甚则腰痛如折，头晕耳鸣，畏寒肢冷，小便清长，夜尿频多，大便溏薄，舌淡，苔薄而润，脉沉迟或沉弱。

[**证候分析**] 先天禀赋不足，命门火衰，冲任失于温煦，胞宫寒冷，胎元不固，则屡孕屡堕；腰为肾之府，肾阳虚则腰膝酸软；肾阳不足，阳气不能达于四肢，则畏寒肢冷；气血运行无力，不能上荣于清窍，则头晕耳鸣；命门不足不能温煦脾胃，脾失健运则大便溏薄；膀胱气化失司，小便清长，夜尿频多；舌淡，苔薄而润，脉沉迟或弱，为肾阳虚之征。

[**治法**] 温补肾阳，固冲安胎。

[**方药**] 肾气丸。

3）肾精亏虚

[**主要证候**] 屡孕屡堕；腰膝酸软，甚或足跟痛，头晕耳鸣，手足心热，两颧潮热；舌红，少苔，脉细数。

[**证候分析**] 先天不足，复损于肾，肾精亏虚，胎失所养则屡孕屡堕，肾精不足不能濡养腰部则腰酸膝软；足少阴肾经斜走足跟，肾虚则足跟痛；精亏血少，脑海不充，头晕耳鸣；阴虚内热，虚阳外浮，则手足心热；阴津不足则大便干结。舌脉均为肾精亏虚之象。

[**治法**] 补肾填精，固冲安胎。

[**方药**] 育阴汤。

（4）脾肾虚弱证

[**主要证候**] 屡孕屡堕；腰酸膝软，小腹隐痛下坠，纳呆便溏，头晕耳鸣。尿频，夜尿多。舌淡胖色黯，脉沉细滑，尺脉弱。

[**证候分析**] 脾肾虚弱，胎元不固，屡孕屡堕，脾虚中气不足，

带脉失约，冲任不固，则小腹下坠，纳呆便溏；头晕耳鸣，面色晦黄，有面斑，舌淡胖色黯，脉沉细滑，尺脉弱均为脾肾虚弱之象。

［治法］补肾健脾，养血安胎。

［方药］安奠二天汤。

（5）气血虚弱证

［主要证候］屡孕屡堕，头晕目眩，神疲乏力，面色苍白，气短。舌淡，苔薄白，脉细弱。

［证候分析］气血两虚，冲任不足，不能养胎载胎，故使屡孕屡堕；气血两虚，上不荣清窍则头晕眼花，外不荣肌肤则面色苍白，内不荣脏腑则神倦乏力、心悸气短。舌淡，苔薄白，脉细弱，为气血两虚之征。

［治法］益气养血，固冲安胎。

［方药］泰山磐石散。

5. 验案举例

赵某，女，33 岁，本镇人。初诊：2011 年 4 月 13 日。

［主诉］连续流产 3 胎，腰酸痛，小腹坠胀感 1 周。

［现病史］患者 25 岁时顺产一女婴，现已 13 岁，生长发育良好，健康活泼。其后数年间连续妊娠 3 胎，均在妊 3～4 个月时流产。此次妊娠 1 个月，末次月经：2011 年 3 月 12 日，已服保胎药半月余，近一周来感腰酸痛，小腹坠胀，因怕流产，急来就诊。患者面色青黄，自诉平时白带偏多，色白无气味，稍劳即感腰酸腿软，不耐疲劳，查其舌质淡，苔薄白，脉滑，尺脉重按无力。

［中医诊断］滑胎（肾气不足，冲任不固）。

［西医诊断］习惯性流产。

[**治法**] 补肾气，固冲任。

[**方药**] 菟丝子 15g，川续断 15g，桑寄生 15g，阿胶 20g（烊化），山茱萸 15g，山药 15g，杜仲炭 15g，女贞子 10g，黄芩 30g，黄芪 20g，砂仁 10g，党参 30g，熟地黄 20g，山药 10g，白芍 10g，茯苓 20g，炙甘草 20g，栀子 10g，仙鹤草 10g，白及 10g，荷叶炭 10g。

7 剂，水煎服，日 1 剂。

二诊（2011 年 4 月 21 日）：患者服药 7 剂，感腰酸、小腹坠胀感消失，精神好转，面色转红润，两尺脉重按已有力。

前方连服 3 剂，临床症状全部消失，足月顺产一女婴。

按语：滑胎多由肾气不足，冲任不固所致。补肾固冲丸立足于补肾督、固冲任、健脾胃、养气血，故对习惯性流产疗效肯定。笔者多年来用此方治疗习惯性流产 15 例，无一例失败，足以说明此方为治疗习惯性流产的高效方。在治疗滑胎的经验上，笔者认为，滑胎病因主要有二：一系肾气不足，胎本不固；二系脾虚中气亏损，胎失所养。治疗之法，宜补肾、健脾、调冲任。

（七）胎萎不长

1. 概念

妊娠四五个月后，孕妇腹形与宫体增大明显小于正常妊娠月份，胎儿存活而生长迟缓者，称为"胎萎不长"。

2. 历史沿革

《诸病源候论·妊娠胎萎燥候》曰："胎之在胞，血气资养。若血气虚损，胞脏冷者，胎则翳燥委伏不长。其状，儿在胎都不转动，日月虽满，亦不能生，是其候也。胎在内痿燥，其胎多死。"陈自明《妇人大全良方》认为："夫妇妊不长者，因有宿疾，或因失调，以致脏腑衰损，气血虚弱而胎不长也。"《陈素庵妇科补解》曰："妊娠忧郁不解，以及阴血衰耗，胎燥而萎。"《张氏医通》曰："胎之在胞，以气血滋养……若冷热失宜，气血损弱，则胎萎燥而不育，或过年久而不产。"

本病相当于西医的"胎儿生长受限"。

3. 病因病机

本病的主要病机是气血不足以荣养其胎，致胎儿生长迟缓。主要的病因可能有血寒宫冷、气血虚弱、脾肾亏虚。

4. 诊断

（1）病史：可伴有胎漏、胎动不安或妊娠高血压综合征、慢性肝炎、慢性心脏病、贫血或其他慢性消耗性疾病，或有烟酒嗜好史。

（2）临床表现：妊娠四五月后，腹形与子宫明显小于正常妊娠月份。

（3）检查：子宫长度、腹围值连续 3 周测量均在第 10 百分位数以下者，为筛选胎儿生长受限（FGR）的指标，预测准确率达 85%以上。B 超：胎儿存活，双顶径测定，孕 36 周前每 2 周增长少于2mm，则为宫内发育迟缓。若增长大于 4mm，可以排除宫内发育迟缓。

5.辨证论治

（1）血寒宫冷证

[**主要证候**] 妊娠腹形明显小于妊娠月份，胎儿存活。形寒肢冷，腰腹冷痛，四肢不温，舌淡，苔白，脉沉迟滑。

[**证候分析**] 素体阳气不足，或孕后过食寒凉，或大病久病阴寒内生，则胎萎不长，阴盛阳衰，失于温煦则形寒怕冷，腰腹冷痛，四肢不温；舌淡，苔白，脉沉迟滑均为血寒宫冷之征。

[**治法**] 温肾扶阳，养血育胎。

[**方药**] 长胎白术散加巴戟天、艾叶。

（2）气血虚弱证

[**主要证候**] 妊娠四五月后，腹形和宫体增大明显小于妊娠月份，胎儿存活。面色萎黄或㿠白，心悸头晕，懒言少气，舌质淡嫩，苔少，脉稍滑细弱无力。

[**证候分析**] 胎赖气血以养，血虚气弱，则胎元失养，故胎虽存活，但生长发育迟缓，腹形明显小于正常月份；气血亏虚，则面色萎黄或㿠白，身体羸弱；血虚心脑失养，故头晕心悸；气虚阳气失布，则少气懒言；舌淡嫩，苔少，脉稍滑细弱均为气血亏虚之征。

[**治法**] 补气养胎益血。

[**方药**] 胎元饮。

（3）脾肾不足

[**主要证候**] 妊娠腹形明显小于妊娠月份，胎儿存活。腰膝酸软，纳少便溏，形寒畏冷，手足不温，舌质淡，苔白，脉沉迟。

[**证候分析**] 胞脉系于肾，脾肾不足，精血匮乏，胞脉失于濡养，故胎元存活但生长迟缓，孕母腹形小于妊娠月份；腰膝酸软，纳少便溏，形寒畏冷，四肢不温，倦怠无力，舌质淡，苔白，脉沉

迟均为脾肾不足之征。

[治法] 补益脾肾，养胎长胎。

[方药] 寿胎丸。

6. 验案举例

韩某，女，31 岁。初诊：2011 年 3 月 6 日。

[主诉] 发现胎儿生长迟缓 1 月。

[现病史] 妊娠 3 月半，曾流产 2 次，住院保胎 40 余天，于 2 月 6 日查 B 超显示"宫内活胎 40 余天，见心搏"。昨日阴道少量血性分泌，腹痛腰酸。常有鼻衄、多梦、便溏等症。苔薄白，脉细缓。

[中医诊断] 胎萎不长（脾虚证）。

[治法] 健脾清热。

[方药] 炒白术 9g，炒扁豆 10g，怀山药 15g，炒谷芽 10g，炙卷柏 9g，仙鹤草 30g，侧柏炭 10g，黄芩炭 6g，冬桑叶 10g，地榆炭 12g，藕节炭 10g。

二诊（2011 年 3 月 15 日）：鼻衄未出现，阴道流血已清，食欲较好，B 超提示：宫内胎活但胎盘底盘较大，为营养不足胎儿。舌脉如前，改用八珍汤：人参 15g，白术 10g，甘草 3g，陈皮 3g，当归 12g，山药 12g，熟地黄 15g，白芍 10g，白扁豆 10g，红枣 12g。

三诊（2011 年 3 月 23 日）：食欲振，大便正常，夜寐安。腹部较前增大。继续服方 10 剂。

（八）胎死不下

1. 概念

胎死腹中，历时过久，不能自行产出者，为"胎死不下"。

2. 历史沿革

《诸病源候论·妊娠胎死腹中候》记载："此或因惊动倒仆，或染瘟疫伤寒，邪毒入于胞络，致令胎死。其候当胎处冷，为胎已死也。"《经效产宝》记载有治疗死胎不下的方药。宋代《圣济总录·产难门·子死腹中》云："子死腹中，危于胎之未下。"《证治准绳·女科》云："寒者热以行之，热者凉以行之燥者滑以润之，危急者，毒药下之。"《景岳全书》记载"胎气薄弱，不成而殒""当速去其胎，以救其母"。

3. 病因病机

胎死不下的机理不外虚实两方面，虚者气血虚弱，无力运胎外出；实者瘀血、湿浊阻滞，碍胎排出。常见分型有气血虚弱、瘀血阻滞、湿阻气机。

（1）气血虚弱

孕妇素体虚弱，气血不足，冲任空虚，胎失气载血养，遂致胎死胞中；又因气虚失运，血虚不润，故死胎难以产出，遂为胎死不下。

（2）瘀血阻滞

孕期跌仆外伤，或寒凝血滞，瘀阻冲任，损及胎元，致胎死胞中；复因瘀血内阻，产道不利，碍胎排出，故而胎死不下。

（3）湿阻气机

素体脾虚，化源不足，孕后胎失所养，以致胎死胞中；脾虚运化失职，湿浊内停，壅塞胞脉，气机阻滞，则死胎滞涩不下。

本病病机以虚实为主，虚者气血虚弱，无力运胎产出；实者瘀血、湿浊阻滞气机，胎难排出。

4.诊断

（1）病史：可有胎漏、胎动不安病史。

（2）临床表现：妊娠中、晚期，孕妇可自觉胎动停止，腹部停止增大；如果胎儿死亡时间较长，多伴随口中恶臭，腰酸腹坠，阴道出血，脉涩等。

（3）检查：①妇科检查：乳房变松软，子宫小于妊娠月份，但宫颈口未开。②腹部检查：妊娠中晚期腹围变小，子宫底下降，触及不到胎儿动，听不到胎心。③辅助检查：妊娠试验、盆腔 B 超检查有助确诊。

5.辨证论治

（1）湿浊瘀阻证

[主要证候]胎死腹中，小腹疼痛或有冷感，或阴道流血，色黯滞。胸腹满闷，精神疲倦，口出秽气，舌苔厚腻，脉濡细。

[证候分析]脾虚湿阻，壅塞胞脉，运胎无力，故胎死胞中不下，小腹冷痛；湿困中州，气机不利，故胸腹满闷；胎死既久，腐气上逆，故口出秽气；脾虚湿困，阳气不振，故神疲嗜睡。苔白厚腻，脉濡细，乃湿困中州，气机不利之征。

［治法］运脾燥湿，活血下胎。

［方药］平胃散加芒硝。

（2）气血虚弱证

［主要证候］妊娠中、晚期，孕妇自觉胎动停止，腹部不再继续增大，小腹疼痛或有冷感，或阴道出血，色淡质稀；面色苍白，心悸气短，精神倦怠，食欲不振，舌质淡，苍白，脉细涩无力。

［证候分析］由于气血虚弱，气虚运送无力，血虚产道失于濡润，故胎死腹中久不产下；死胎内阻，气血运行不畅，胞脉失于温养，故小腹隐痛，或有冷感；气血虚弱，冲任不固，胎死已久，是以阴道可见淡红色血水流出；气血不足，外不荣肌肤，上不荣清窍，故面色苍白，头晕眼花，内不荣脏腑，则精神倦怠，心悸气短。舌淡，苔白，脉细涩无力，亦为气血虚弱之征。

［治法］补益气血，活血下胎。

［方药］救母丹。

（3）气滞血瘀证

［主要证候］自觉胎动停止，腹部不再继续增大，小腹疼痛，或阴道流血，紫黯有血块；口气恶臭，面色青黯，口唇色青，舌质紫黯，苔薄白，脉沉或弦涩。

［证候分析］瘀血阻滞冲任，损及胎气，则胎死胞中；瘀血碍胎排出，则胎死不下；瘀血阻滞冲任，不通则痛，故小腹疼痛；瘀血内阻，血不归经而外溢，则阴道流血，血色紫黯或夹血块。面色青黯，舌紫黯，脉沉涩，为胎死血瘀之征。

［治法］理气行血，祛瘀下胎。

［方药］脱花煎。

6. 验案举例

张某，女，28岁，农民。2013年9月19日入院。

[主诉] 停经7个月，自觉胎动停止50天，阴道淋漓出血3天。

[现病史] 产科检查：宫底脐下二指，方位不清，胎心音听不到，先露部不清。内诊：阴道有少量血性分泌物，宫颈质软，色紫暗，宫口未开，宫体似5个月孕状大小，先露不清。超声波检查：胎心、胎动消失。诊断为死胎，肌肉注射乙烯雌酚2mg，一日2次。治疗3天，未有宫缩。9月23日邀中医科会诊：腰稍感酸痛，口臭，唇暗，舌冷紫，苔薄白，脉沉细。

[中医诊断] 胎死不下。

[治法] 活血逐瘀坠胎。

[方药] 当归25g，川芎、芒硝（冲）各12g，肉桂、红花各6g，牛膝、车前子各10g。日1剂，水煎服。

患者服药2天后突然腹痛下坠，瞬时下完整死胎一具，出血不多。查胎膜胎盘完整，呈灰白色，切开未见羊水，胎儿呈淡黄色，头颅骨缝重叠。随清宫检查，未发现任何残留组织，宫体、宫颈、阴道完整，第2天痊愈出院。

按语： 脱花煎见于《景岳全书》，原方由当归、肉桂、川芎、牛膝、车前子、红花6味药组成。方中用当归、川芎活血行血；红花破血祛癥；肉桂温通血脉、坠胎，主胞衣不下；牛膝消癥下胎、引血下行；车前子滑利、催生、下胎；加芒硝咸能软坚，走血分，破留血，通经坠胎，推陈致新；加黄酒活血祛痢以助药力。诸药配合，共奏活血逐瘀，滑利坠胎之功。

（九）子满

1.概念

妊娠五六月，出现腹大异常，胸膈满闷，甚则全身俱肿，喘息不得卧者，称"子满"。

2.历史沿革

《诸病源候论·妊娠胎间水气子满体肿候》曰："胎间水气子满体肿者，此由脾胃虚弱，脏腑之间有停水，而夹以妊娠故也。"《叶氏女科证治·卷二》云："妊娠五六月间，腹大异常，胸膈胀满，小水不通，遍身浮肿，名曰子满。此胞中蓄水也，若不早治，生子手足必然软短，形体残疾，或水下而死。"

3.病因病机

主要机理是脾失健运，水渍胞中所致。常见分型有脾气虚弱和气滞湿郁。

（1）脾气虚弱

素体脾虚，孕后贪食生冷，血气下聚冲任养胎，脾气益虚，水湿莫制，湿渗胞中，发为胎水肿满。

（2）气滞湿郁

素多抑郁，孕后胎儿渐大，阻塞气机，气机不畅，气滞湿郁，蓄积于胞，以致胎水肿满。

4.诊断

（1）病史：有早孕、病毒感染史或孕妇糖尿病史，或有畸胎、双胎史。

（2）临床表现：妊娠中期后，腹大异常，腹部胀满，腹皮绷紧而发亮，行动艰难，或伴有腹部、下肢水肿等。

（3）检查：腹部触诊有震荡感，胎位不清，胎心音遥远或听不清，B超检查可出现双胎或部分畸形。

5. 辨证论治

（1）脾气虚弱型

[主要证候] 妊娠中期后，腹大异常，胸膈胀满，呼吸短促。神疲体倦，四肢不温，小便短少，甚则喘不得卧，舌淡胖，苔白，脉沉滑无力。

[证候分析] 脾虚失运，水湿留聚，浸淫胞中，发为胎水过多，腹大异常，腹皮急而发亮；水湿泛溢肌肤，故下肢及阴部水肿，严重者则遍身浮肿；脾虚中阳不振，则食少腹胀，神疲肢软。面色淡黄，舌淡胖，苔白，脉沉滑无力，为脾虚湿困之征。

[治法] 健脾利水，养血安胎。

[方药] 鲤鱼汤加黄芪、桑白皮或当归芍药散。

（2）气滞湿郁型

[主要证候] 孕期胎水过多，腹大异常，胸膈胀满，甚则喘不得卧，肢体肿胀，皮色不变，按之压痕不显，苔薄腻，脉弦滑。

[证候分析] 气机郁滞，水湿停聚，蓄积胞中，故胎水过多，腹大异常；湿浊上迫心肺，则胸膈胀满，甚则喘不得卧；气滞湿郁，泛溢肌肤，故肢体肿胀，皮色不变，按之压痕不显。苔薄腻，脉弦滑，为气滞湿郁之征。

[治法] 理气行滞，利水除湿。

[方药] 茯苓导水汤（《医宗金鉴》）去槟榔。茯苓、槟榔、猪苓、砂仁、木香、陈皮、泽泻、白术、木瓜、大腹皮、桑白皮、紫苏叶。方中茯苓、猪苓、白术、泽泻健脾行水；木香、砂仁、紫苏叶醒脾理气；大腹皮、桑白皮、陈皮消胀行水；木瓜行气除湿。腹胀甚者，酌加枳壳理气消胀满；喘甚不得卧者，酌加葶苈子泻肺行水，下气定喘；下肢肿甚者，酌加防己除湿消肿。

6. 验案举例

林某，女，36岁。初诊：2000年10月10日。

[主诉] 孕5月余，水肿加重伴呼吸困难7天。

[现病史] 妊娠5月余，近日发现水肿体重明显增加，腹围增大，伴有倦怠乏力，懒言，呼吸困难，心悸不能平卧，舌质淡润，脉缓。

[中医诊断] 子满（脾虚湿滞）。

[西医诊断] 羊水过多。

[治法] 健脾利水除湿。

[方药] 焦白术10g，茯苓10g，菟丝子15g，泽泻10g，陈皮15g，猪苓6g，防风4.5g。

本方服用10剂后，体重减轻，随诊产前未见羊水，足月产一男婴。

（十）子肿

1. 概念

妊娠中晚期，孕妇出现肢体面目肿胀者称"子肿"，亦称"妊娠肿胀"。

2. 历史沿革

历代医籍中有根据妊娠时肿胀的症状和发生肿胀的部位，分为子肿、子气、子满（胎水、胎水肿满、琉璃胎）、皱脚和脆脚等。凡孕妇头面四肢全身浮肿，小便短少的，属水气为病，名子肿；浮肿仅由膝以下至足而小便清长的，多属湿气为病，名子气；妊娠六七个月，遍身俱肿，腹胀而喘的，名子满，亦称胎水肿满，或称琉璃胎；单纯两脚浮肿而皮肤粗厚者，多属湿，名皱脚；如皮肤浮肿而光薄的，多属水，名为脆脚。关于这些名称，张山雷在《沈氏女科辑要笺证·妊娠肿胀》中指出："子满子气已嫌近鄙，而琉璃胎及皱脚、脆脚，尤其可笑，俗书之俚，俱堪绝倒。"认为前人的称谓偏于繁琐，不可作为病名和分证的依据。

中医学于妊娠肿胀一证，积累了丰富的经验，对本证的病因病机、临床表现、诊断和治疗，以及预防都有详细的记载。最早见于汉末张仲景《金匮要略·妊娠病脉证并治》："妊娠有水气，身重，小便不利，洒淅恶寒，起即头晕，葵子茯苓散主之。"隋代巢元方《诸病源候论·妊娠胎间水气子满体肿候》曰："胎间水气子满，体肿者，此由脾胃虚弱，脏腑之间有停水，而夹以妊娠故也。"又说："初妊而肿者，是水气过多，儿未成具，故坏胎也，坏胎脉浮者，必腹满而喘。"指出了妊娠肿胀的病因病机，并指出妊娠肿胀腹满而喘者容易出现坏胎，这与西医学因羊水过多引起胎儿畸形的认识是一致的，7世纪的隋朝医家能有这样的认识，是难能可贵的。我国现存最早的产科专著《经效产宝》云："妊娠肿满，由脏气本弱，因产重虚，土不克水，水散入四肢，遂致腹胀，手足面目皆浮肿，小便秘涩。"清代萧慎斋《女科经纶》引何松庵语云："妊娠三月后，肿满如水气者，古方一主于湿，大率脾虚者多。"中医古籍中有关妊娠肿胀的记载，为我们研究该病提供了重要的参考资料，对临床也有很好的指导意义。

3. 病因病机

妊娠肿胀的发生与妊娠期特殊生理有关，此病多发生在妊娠5～6月后，随着胎体的不断长大，升降之机不利，脏器本虚，胎碍脏腑，因孕重虚。因此，脾肾阳虚、水湿不化，或气滞湿停为妊娠肿胀的主要机理。水肿的发生多与肺、脾、肾三脏有关。妊娠肿胀的病因病机，首先应注意孕期的生理特点，结合肿胀的发病机理和孕妇的体质禀赋进行综合分析。妊娠期的生理病理特点是妊娠肿胀发生的基本条件。沈尧封说："妊娠病源有三大纲，一曰阴亏，人身精血有限，聚以养胎，阴分必亏；二曰气滞，腹中增一障碍，则升降之气必滞；三曰痰饮，腹内遽增一物，脏腑之机括为之不灵，津液聚以为痰饮。"妊娠肿胀有水病与气病不同，水病与水肿的病机有相通之处。《素问·至真要大论》："诸湿肿满，皆属于脾。"《素问·水热穴论》云："肾者胃之关也，关门不利，故聚水而从其类也。上下溢于皮肤，故为胕肿。"《诸病源候论·妊娠胎间水气子满体肿候》云："胎间水气子满体肿者，此由脾胃虚弱，腑脏之间，有停水，而夹以妊娠故也。妊娠之人，经血壅闭，以养于胎，若夹有水气，则水血相搏，水渍于胎，兼伤腑脏。脾胃主身之肌肉，故气虚弱，肌肉则虚，水气流溢于肌，故令体肿。"《经效产宝》曰："妊娠肿满，脏气本虚，因妊重虚，土不克水。"孕前体质禀赋不足，孕后血聚以养胎，阴血不足，气机郁滞，脾虚不能运化水湿而成肿胀。

妊娠肿胀发病的基本原因与孕期特有的生理病理特点有关，相

关的脏腑以脾、肾为主。临床以脾虚、肾虚、血虚、气滞、痰湿等
引起的妊娠肿胀为常见。孕期脾虚，经血壅闭，则水气不化，脾气
虚弱，运化失健，故水气淫溢身体四肢为病。脾为气血生化之源，
平素血虚，孕后脾运失健，生化之源不足，故面色萎黄。肾主藏精，
又主水，胎孕非精不固。孕期若肾气不足，阳气不布，关门不利，
水道泛溢失制，膀胱气化不利，则尿少而肿。妊娠之体，胎在宫内，
随着胎儿增大，有碍气机升降，阳气不升，浊阴不降，气机郁滞而
成肿胀；人身脏腑接壤，腹内遽增一物，脏腑之机括为之不灵，津
液聚以为痰饮，其痰凝聚质厚，壅滞气道，使气道不通，发为肿胀。
气滞、痰湿所致的肿胀以气病为主，表现为体内充塞难受。脾虚、
血虚、肾虚、气滞与痰湿常为妊娠肿胀的主要病因病机。五者可以
单独发病，在疾病发展过程中又互相联系。脾虚不能制水，水湿壅
盛，必损其阳；脾虚进一步发展，生化之源不足，则血虚之状必现；
肾虚命火不足，不能温养脾土，则脾肾阳虚水湿泛溢，水病更甚；
气机郁结，痰湿阻滞，脾运受阻，运化失常，水湿停留，气病又致
水溢四肢。

4. 诊断

（1）病史：详细了解患者孕前的健康状况，了解孕产史；过去
月经来潮前后是否容易出现面目、肢体肿胀。是否患过慢性肾炎、
心脏病、肺结核、贫血等；家属中有否患过糖尿病、高血压或肺结
核等；其次，了解本次肿胀出现的时间、部位、性质，以肿为主还
是以胀为主。最后，了解产前检查情况，子宫底的高度是否与相应
的孕月相符，以及胎动、胎心等是否正常。

（2）临床表现：妊娠中晚期出现肢体面目肌肤肿胀、体内充塞

难受的感觉。大致可有有形之水肿和无形之气病之分。当孕妇的体重突然较原来增加8%时即能出现下肢浮肿，如潴留的水分超过当时体重的10%时，即将表现为全身的凹陷性水肿，其肿皮薄光亮，按之凹陷不起；或全身浮肿，目窠肿如新卧起之状，小便少。若妊娠中晚期出现腹大异常，胸膈满闷，甚或喘不得卧者，称胎水肿满，即为"羊水过多"。根据水肿的程度可分为：足部及小腿有明显凹陷性水肿，经休息而不消退者为（+）；水肿延及大腿，皮肤呈橘皮样为（++）；水肿达外阴及腹部，皮薄而发亮为（+++）；全身水肿，按之硬痛，无明显凹陷，行步艰难为（++++）。伴随出现的症状有体倦、纳呆、大便溏薄，或腰膝酸软、胸胁满闷、行步艰难，或咽间有痰黏腻不适等。

（3）妇科检查：妊娠肿胀除羊水过多、子宫明显大于相应妊娠月份的子宫大小外，一般妇科检查无异常。

5. 辨证论治

（1）气滞证

[**主要证候**] 妊娠3～4月后，肢体肿胀，从足部开始，渐延于腿，皮色不变，随按随起；胸闷胁胀，头晕头痛，苔薄腻，脉弦滑。

[**证候分析**] 证因气机郁滞，升降失司，清阳不升，浊阴下滞，故始肿两足；渐及于腿，此因气滞而湿气内停，故皮色不变，压痕不显；清阳不升，浊阴上扰，故头晕胀痛；气滞不宣，横侮中土，故胸胁胀满，饮食减少。苔薄腻，脉弦滑，为妊娠气滞之征。

[**治法**] 理气行滞，除湿消肿。

[**方药**] 天仙藤散。

（2）肾虚证

[**主要证候**] 妊娠数月，面浮肢肿，腰酸乏力，下肢逆冷，小便不利，舌淡润，苔白，脉沉迟。

[**证候分析**] 肾气不足，气化失常，水湿内停，泛溢于肌肤，故面浮肢肿，按之没指；湿性重着，故下肢肿甚；肾虚髓海不足，外府失荣，故头晕耳鸣，腰酸无力；肾阳不足，水道莫制，不能气化使出，则小便不利；水气上凌心肺，则心悸气短；命火虚衰，不能温煦下元，故下肢逆冷。其面色晦黯，舌淡，苔白润，脉沉迟，为肾阳不足之征。

[**治法**] 补肾温阳，化气行水。

[**方药**] 真武汤。

（3）脾虚证

[**主要证候**] 妊娠数月，面目四肢浮肿为甚，皮薄光亮，按之凹陷不起，神疲气短懒言，口淡，食欲不振，小便短少，大便溏薄，舌淡，边有齿痕，苔白润而腻，脉缓滑。

[**证候分析**] 脾主肌肉四肢，脾虚不运，水湿停聚，泛溢肌肤四肢，故面浮肢肿，甚则遍身俱肿，水溢皮下，故皮薄光亮，按之凹陷；脾虚中阳不振，故脘腹胀满，气短懒言；脾虚不运，水湿内停，故口中淡腻，食欲不振；水湿流走肠间，故大便溏薄；脾虚肺气不足，水道不利，则小便短少。舌淡，边有齿痕，苔白润而腻，脉缓滑，为脾虚湿盛之征。

[**治法**] 健脾利水。

[**方药**] 白术散。

6. 验案举例

杜某，女，32 岁。初诊：2001 年 3 月 18 日。

[**主诉**] 孕 8 个月，全身水肿伴高血压 1 个月。

[**现病史**] 现已怀孕 8 个月。患者因"重度妊娠高血压"来本院治疗。西医妇科给予利尿减压镇静药，无明显疗效，遂来中医科就诊。查体：孕 8 个月，全身水肿，按之凹陷，皮色光亮，头晕目胀，视力模糊，呼吸急促，呕吐恶心，纳差寐差，小便不利，大便可。舌红，苔白滑，脉弦滑。测量血压：220/180mmHg。尿检：蛋白尿（+++）。建议：行 B 超、性激素六项检查。嘱每日监测血压。

[**中医诊断**] 妊娠子肿（脾肾亏虚）。

[**西医诊断**] 妊娠高血压综合征。

[**治法**] 健脾利水，平肝息风。

[**方药**] 钩藤 20g，桑白皮 10g，大腹皮 10g，葶苈子 10g，泽泻 10g，白术 10g，陈皮 10g，杏仁 6g，茯苓 12g，紫苏子 10g，石决明 20g，珍珠母 20g。

7 剂，水煎服，日 1 剂。

二诊（2001 年 4 月 5 日）：水肿消失，小便通利。舌红苔黄，脉沉细滑。方药：钩藤 20g，桑白皮 10g，大腹皮 10g，葶苈子 10g，泽泻 10g，白术 10g，陈皮 10g，杏仁 6g，茯苓 12g，紫苏子 10g，石决明 20g，珍珠母 20g。遵上方服药。

三诊（2001 年 4 月 13 日）：水肿彻底消失，血压 150/90mmHg，纳可，寐差，二便调。舌红，苔白，脉沉滑。方药：钩藤 20g，桑白皮 10g，大腹皮 10g，葶苈子 10g，泽泻 10g，白术 10g，陈皮 10g，茯苓 12g，杏仁 10g，紫苏子 10g，石决明 20g，珍珠母 20g，炒酸枣仁 10g，远志 10g。

四诊（2001 年 5 月 1 日）：血压 120/80mmHg，纳可，寐稍可，二便调。舌红，苔白，脉沉滑。方药：钩藤 20g，桑白皮 10g，大腹皮 10g，葶苈子 10g，泽泻 10g，白术 10g，陈皮 10g，杏仁 6g，茯苓 12g，紫苏子 10g，石决明 20g，珍珠母 20g，炒酸枣仁 10g，远志 10g。遵照上方服药。

随访产一男婴，母子平安。

（十一）子晕

1. 概念

妊娠期出现以头晕目眩，状若眩晕为主症，甚或眩晕欲厥，称"妊娠眩晕"，也称"子晕"。

2. 历史沿革

明清多在"子痫"病名中，至清代《叶氏女科证治》从病因论治上将"子晕""子痫"作了区分。《女科证治约旨》进一步指出本病病因是由"肝火上升，内风扰动"或"痰涎上涌"所致。

3. 病因病机

主要机理是阴虚阳亢，上扰清窍，亦可因气郁痰滞，清阳不升，或气血虚弱，清窍失养而引起眩晕。常见分型有肝肾阴虚、气郁痰滞、气血虚弱。

（1）肝肾阴虚

素体阴虚，肝阳偏亢，孕后血聚养胎，阴血愈不足，阴不潜阳，肝阳愈亢，上扰清窍，而致眩晕。

（2）气郁痰滞

平素郁怒不解，肝失调达，疏泄失权，或肝郁脾虚，健运失司，致气郁痰滞，孕后胎体渐大，影响气机升降，痰湿中阻，清阳不升，故为眩晕。

（3）气血虚弱

素体气血两虚，孕后赖气血养胎，气血因孕更虚，气虚则清气不升，血虚则髓海失养，故发为眩晕。

本病发生的病机主要是肝阳上亢、痰浊内扰、阴血不足所致。

4.诊断

（1）病史：严重贫血、原发性高血压、慢性肾炎、糖尿病、双胎、羊水过多等。

（2）临床症状：头晕目眩，重症可见头晕、耳鸣、视物模糊、浮肿胸闷、心烦呕恶等。

（3）检查：测血压，眼底检查，尿常规检查。

5.辨证论治

（1）气血虚弱证

[主要证候] 妊娠后期头晕目眩，眼前发黑，心悸健忘，神疲乏力，气短懒言，面色苍白或萎黄，舌淡，脉细弱。

[证候分析] 血气不足，清气不升，髓海失养，故孕后头昏眼花；血虚心神失养，则心悸健忘，少寐多梦；气虚中阳不振，则神疲乏力，气短懒言；气血不足，不能充养荣润于面，故面色苍白或萎黄。舌淡，脉细弱，为气血不足之征。

[治法] 调补气血。

[方药] 八珍汤加何首乌、钩藤、石决明。

（2）阴虚肝旺证

[**主要证候**] 妊娠中后期，头晕目眩，视物模糊；心中烦闷，颜面潮红，口干咽燥，手足心热，舌红，少苔，脉弦数。

[**证候分析**] 素体阴虚，肝阳上扰，则头晕目眩，视物模糊；阴虚内热，则颧赤唇红，口燥咽干，手足心热；热扰神明，则心中烦闷，甚或卒然昏倒，顷刻即醒。舌红，少苔，脉弦数均为阴虚火旺之征。

[**治法**] 育阴潜阳。

[**方药**] 杞菊地黄丸加石决明、龟甲、钩藤、白蒺藜、天麻。

（3）气郁痰滞证

[**主要证候**] 妊娠中晚期，头晕头重目眩，胸闷心烦，呕逆恶心，面浮肢肿，倦怠嗜睡，苔白腻，脉弦滑。

[**证候分析**] 气郁痰滞，清阳不升，故妊娠头晕目眩，甚则视物昏花，不能站立；气郁痰滞，肝失条达，则胸闷心烦，两胁胀满；气郁痰滞，胃失和降，则呕逆泛恶，时吐痰涎；痰饮泛溢，则面浮肢肿；痰浊困脾，阳气不振，则倦怠嗜睡。苔白腻，脉弦滑为气郁痰滞之征。

[**治法**] 健脾化湿，平肝潜阳。

[**方药**] 半夏白术天麻汤加钩藤、丹参、蔓荆子。

6. 验案举例

王某，女，35岁，已婚。初诊：2008年6月15日。

[**主诉**] 孕7个月，头晕目眩半月余。

[**现病史**] 素性易怒，现妊娠7月，头晕目眩，肢麻，目赤口苦咽干，大便干燥，舌红，苔微黄，脉象弦数有力。

［**中医诊断**］子晕（阴虚肝旺证）。

［**治法**］安神除烦，清热息风。

［**方药**］钩藤 15g，白蒺藜 9g，天麻 5g，赤芍、牡丹皮、天竺黄各 6g，女贞子 9g，白薇 15g，龙胆草、川黄连各 6g，首乌藤、茯苓各 2g，炒酸枣仁 9g。

3 剂，水煎服，日 1 剂。

二诊（2008 年 6 月 19 日）：头晕目眩等症状减轻。在此方的基础上，连服 2 剂。

三诊（2008 年 6 月 23 日）：眩晕明显减轻，夜寐可，心烦闷止，但大便不畅，脉弦滑，苔薄黄。方药：在前方的基础上去炒酸枣仁、天竺黄，加用决明子通便。随访血压正常，得一男婴，情况良好。

（十二）子痫

1. 概念

妊娠晚期或临产前及产后，突然发生眩晕倒仆，昏不知人，两目上视，牙关紧闭，四肢抽搐，全身强直，须臾醒，后复发，甚昏迷不醒者，称为"子痫"。

2. 历史沿革

《诸病源候论·妊娠痉候》曰："妊娠而发者，闷冒不识人。须臾醒，醒复发，亦是风伤太阳之经作痉也。"《万氏女科》云："子痫乃气虚夹痰夹火症也。"《沈氏女科辑要·妊娠似风》将病因概括为"一为阴亏，二为气滞，三为痰饮"。

3. 病因病机

主要机理是肝阳上亢，肝风内动，或痰火上扰，蒙蔽清窍。

（1）肝风内动

素体阴虚，孕后精血养胎，肾精益亏，肝血愈虚，血不荣筋，肝风内动，精不养神，心火偏亢，风火相煽，神志昏冒，遂发子痫。

（2）痰火上扰

孕妇素体阴虚，孕后阴血下聚养胎，阴虚尤甚，阴虚热盛，灼其津液，炼液成痰，痰热互结，或肝阳偏亢，气郁痰滞，蕴而化火，痰热交炽，或孕妇脾虚湿盛，聚液成痰，郁久化热，以致痰火上蒙清窍，神志昏冒，发为子痫。孕妇素体亏虚，偶或情绪抑郁或暴怒肝郁化火；或湿聚成痰，痰热交炽，蒙蔽清窍。

4. 诊断

（1）病史：高血压史、肾病史、糖尿病史、双胎、多胎妊娠等。

（2）临床表现：妊娠后期突然眩晕昏扑，昏不知人，两目上视，牙关紧闭，四肢抽搐，角弓反张，须臾醒，醒复发，甚或昏迷不醒。

（3）检查：血液检查，肝肾功能检查，眼底检查。

5. 辨证论治

（1）痰火上扰证

[主要证候] 妊娠晚期或产后，胸闷泛恶，头晕头重，突然昏仆，全身抽搐，气粗痰鸣，舌红，苔黄腻，脉弦滑而数。

[证候分析] 痰火内蕴，则胸闷；痰火上蒙清窍，则头痛，昏仆不知人；肝阳偏亢，火盛风动，则两目天吊，牙关紧闭，四肢抽搐，腰背反张；痰湿内盛，则口流涎沫，气粗痰鸣；湿浊泛溢肌肤，则

面浮肢肿；舌红，苔黄腻，脉弦滑而数，为痰火内盛之征。

[治法] 清热开窍，豁痰息风。

[方药] 牛黄清心丸加竹沥或安宫牛黄丸。

（2）肝风内动证

[主要证候] 妊娠晚期或产后，突然四肢抽搐，昏不知人。牙关紧闭，角弓反张，颜面潮红，口干咽燥，舌红，苔无或花剥，脉弦细而数。

[证候分析] 素体肝肾阴虚，孕后血聚养胎，阴血更虚，肝阳愈亢，故头痛眩晕；肝风内动，筋脉拘急，以致两目天吊，牙关紧闭，四肢抽搐，腰背反张，息粗；风火相煽，扰犯神明，以致昏仆不知人；阴虚内热，则手足心热，颧赤；舌红，苔无或花剥，脉弦细而数，为阴虚阳亢、肝风内动之征。

[治法] 滋阴潜阳，平肝息风。

[方药] 羚角钩藤汤或止抽散。

6. 验案举例

石某，女，30岁。初诊：2010年9月15日。

[主诉] 孕10月，头痛，肢掣伴两目流血加重3天。

[现病史] 妊娠近10月，忽发足甲剧痛，同时两目流血，头痛。医以外感施治，头痛更甚，目血更多，呕吐大汗，神迷肢掣，目吊口噤。脉虚弦劲急，舌淡，苔薄。

[中医诊断] 子痫（阴虚火炽，肝风内动）。

[治法] 养阴濡液，平肝息风。

[方药] 犀角尖0.9g（研末冲服），生地黄24g，熟酸枣仁24g，墨旱莲24g，女贞子24g，阿胶珠9g，钩藤9g，菊花9g，天冬9g，

沙参 12g，仙鹤草 60g。

3 剂，水煎服，日 1 剂。

二诊（2010 年 9 月 20 日）：上方连服 3 剂后，肢掣渐平，目血已止，神志渐清，仍感胃气上逆，咽干头痛，失眠。大病后亏损未复，再予和胃养阴安神之剂。方药：沙参 9g，茯神 9g，玉竹 9g，石斛 9g，麦芽 9g，生白芍 9g，白术 6g，藿香 6g，女贞子 24g，墨旱莲 24g。

连服 4 剂，诸症获愈，逾周分娩，母子平安。

（十三）子嗽

1. 概念

妊娠期间，咳嗽不已，称"妊娠咳嗽"，亦称"子嗽"。

2. 历史沿革

子嗽之证，早在《诸病源候论》就有"妊娠咳嗽候"，初步认为该病的病因病理主要责之于肺，但随四时气候之变更，五脏应之，皆能令人咳。《妇人大全良方》也承袭了这一学说，然并未提及治法，薛己在《妇人大全良方》中指出，治法上应根据受邪脏腑季节的不同，处方立法各异："若秋间风邪伤肺，用金沸草散；夏间火邪克金，用人参平肺散。"并列举了临证治验。《女科经纶》引丹溪之言曰："胎前咳嗽，由津血聚养胎元，肺失濡润，又兼痰火上炎所致。"在治疗上法当润肺为主。

"子嗽"的范围，历代医家也有不同的认识。以巢元方为代表的认为，同在妊娠期间的咳嗽，无论外感或内伤，均属"子嗽"范畴，其后陈自明、吴谦等均持此观点；以万全为代表的则认为，"久嗽不已，谓之子嗽"，范围就比较狭窄。

3. 病因病机

大多咳嗽皆与肺有关，久咳伤肺，又关系脾，所以总与肺、脾有关。子嗽一证，其病位主要在肺，病机是因孕妇素体阴虚，复因孕后精血聚以养胎，阴津益感不足，热邪伤肺或虚热内燔，炼液成痰，痰火犯肺致令咳嗽。

（1）阴虚肺燥

素体阴虚，肺阴不足，孕后血聚养胎，则营阴愈亏，虚火内生，灼肺伤津，肺失濡润，遂致燥咳不已。

（2）脾虚痰饮

素体脾胃虚弱，痰湿内生，孕后饮食不节，更伤脾阳，脾失健运，水湿内停，聚湿成痰，上犯于肺，发为咳嗽。

4. 诊断

（1）病史：慢性咳嗽史，肺气虚。

（2）临床表现：以咳嗽不止为主要临床表现。

（3）辅助检查：胸透，胸部摄片。

5. 辨证论治

（1）脾虚痰饮证

[主要证候] 妊娠期间，咳嗽痰多，胸闷气促，喘不得卧，神疲纳呆，舌质淡胖苔白腻，脉滑。

[证候分析] 素体脾虚，孕后气以载胎，脾虚益甚，运化失职，

水湿停聚，聚湿成痰；痰饮射肺，肺失肃降，故咳嗽痰多，胸闷气促，喘不得卧；神疲纳呆，舌质淡胖苔白腻，脉滑均为脾虚痰饮之象。

[治法] 健脾除湿，化痰止咳。

[方药] 六君子汤加紫苏梗、紫菀。

（2）阴虚肺燥证

[主要证候] 妊娠期间，咳嗽不已，干咳无痰或带血，口干咽燥，失眠盗汗，舌红，少苔，脉细滑数。

[证候分析] 阴虚津亏，虚火内生，则灼肺生津．故见干咳无痰，口干咽燥，肺络受损，则痰中带血；五心烦热，则为阴虚不能敛阳之象；舌红，少苔，脉细滑数，乃为阴虚热盛之兆。

[治法] 养阴润肺，止嗽安胎。

[方药] 百合固金汤（《医方集解》）去当归、熟地黄，加桑叶、阿胶、黑芝麻、炙百部。

6. 验案举例

林某，女，34 岁。初诊：2013 年 4 月 23 日。

[主诉] 怀孕 15 周，咳嗽痰多 3 月余。

[现病史] 患者平素月经规律，经期 7 天，周期 30 天，末次月经：2013 年 1 月 3 日，于妊娠 50 天开始保胎治疗，已 20 余天。现喉中痰多，质黏稠，色黄，夹血丝，咳嗽剧烈时有反酸感，时有恶心呕吐，吐 1～2 次，呕吐物有痰，疲乏，腰酸背痛，夜寐佳，纳食可，二便调，晨起头晕，头痛欲裂，口淡。既往体健，未发现药物过敏。生育史：1-0-1-1。剖宫产 1 次，孕 60 余天自然流产 1 次。舌淡红，苔薄腻，脉细。

[中医诊断] 子嗽（痰凝湿滞型）。

[治法] 清热燥湿，理气化痰。

[方药] 黄连温胆汤加减。枳实、竹茹、生姜、半夏、陈皮、茯苓、甘草、黄连各2g，芦根15g，吴茱萸1g（泡7次，入煎），石决明15g。

5剂，水煎服，日1剂。

二诊（2013年4月27日）：头痛明显减轻，呕吐减轻，舌脉如上。方药：中药守上方加菊花10g，代赭石10g。5剂。

三诊（2013年5月2日）：头痛除，呕吐续减，咳嗽偶作，舌脉如上。方药：中药守4月23日方，加枇杷叶10g，代赭石10g。5剂。

按语：温胆汤取自陈无择《三因方》，治胆郁痰扰证有奇效，《六因条辨》以上方加黄连，以治"伤暑汗出，身不大热，烦闭欲呕，舌黄腻"。此方则用于子嗽痰多，观其病机，唯"痰"也。妇人咳嗽咳痰，呕吐痰涎，晨起头晕，口淡，苔薄腻，此为痰阻肺胃，上蒙清窍，阻滞气机而致；其痰色黄，质黏稠，夹血丝，头痛欲裂，则是咳嗽日久，痰郁生热，灼伤血络；肝胃不和，则为呕吐，肝阳上亢，始发头痛。此病责之肺脾，肺为贮痰之器，能肃降而通调水道，脾为生痰之源，能运化而祛湿利水。其中二陈汤（半夏、陈皮、茯苓、甘草）理气化痰，左金丸（黄连、吴茱萸）清泻肝火，降逆止呕（妇人妊娠，取黄连2g，吴茱萸1g，以防苦寒伤胎）；枳实行气消痞，为血分中之气药；竹茹清热化痰，降逆止呕，兼能安胎；生姜辛温解表，为呕家之圣药；芦根清热生津，除烦止呕，解剧吐之伤阴；石决明平肝清热，明目去翳，治肝经之头痛。全方重在平肝和胃，清热化痰，用之立效。复诊加菊花，因疾病向愈，取其平肝而解头痛；加代赭石，因呕吐仍存，以降逆而顺胃气；三诊头痛除，咳嗽偶作，故去菊花，以枇杷叶润肺止咳。

（十四）妊娠小便淋痛

1. 概念

妊娠期间出现尿频、尿急、淋沥涩痛等症，称"妊娠小便淋痛"，或"妊娠小便难"，合称"子淋"，相当于西医的妊娠合并泌尿系感染。

2. 历史沿革

本病最早见于汉代《金匮要略·妇人妊娠病脉证并治》"妊娠小便难"，并有"当归贝母苦参丸主之"的记载，但对其病因病理未加详尽论述。隋代巢元方《诸病源候论》首载"子淋"一名，并明确指出淋证病位在肾与膀胱，还论述了二者间的关系和淋证的发病机理，如"淋者，肾虚膀胱热故也，肾虚不能制水则小便数也，膀胱热则水行涩，涩而且数，淋漓不宣"，而妊娠小便淋痛之所以发生，是由于"妊娠之人，胞系于肾，肾患虚热成淋"，即是说子淋与妊娠期肾水养胎的生理状态有关，病本在肾虚，病之标在膀胱有热，此观点为后世医家所推崇，对本病的治疗具有指导意义。唐朝孙思邈在《备急千金要方》中已有治疗子淋的单方记载，即葵子一升，以水三升，煮取二升，分再服。《经效产宝》则以葵子、芍药、黄芩、茯苓、车前子组方治疗"妊娠患淋，小便涩不利，小腹水道热痛"。宋代陈自明《妇人大全良方》也持《诸病源候论》之观点，治疗主张用"六味地黄汤加车前子或知柏治之"。《陈素庵妇科补解》中云：

"妊娠胞系于肾，淋久不止，肾水亏损，小肠为心之腑，水火不交必心神烦闷，口燥咽干以致胎动。"此是袭"胞脉系于肾"之说，又从肾与心、小肠讨论了三者病变与子淋发生的关系，对妊娠小便淋痛久而不已可引起胎动不安的预后有一定的认识。明代王肯堂著《胎产证治》云："子淋，亦湿热……因膀胱积热以致淋漓作痛。"其湿热之邪致病的观点，在病因上有了重大突破，后《济阴纲目》引万全论治子淋之说，主张"病既不同，治疗有别也"。临证须分清病本，分别采用"热者清之，燥者润之，壅者通之，塞者行之"的不同治法。清代张璐《张氏医通》集妊娠小便淋痛病因病机之大成，归纳有"肾与膀胱虚热""肺气虚""小肠热""肺虚膀胱热而气化不行""肝经湿热""膏粱厚味劳役所伤""脾胃气虚"诸多因素，方选六味丸、肾气丸、生脉散、导赤散、加味逍遥散等。《胎产秘书》所云"妊娠小便淋漓，此由调摄失宜，酒色过度，伤损荣卫致令子宫气虚而然"，又为子淋的病因病机提出了新论。《沈氏女科辑要笺正》则认为："妊妇得此是阴虚热炽，津液耗伤者为多，不比寻常淋漓皆由膀胱湿热郁结也。""非一味苦寒胜湿淡渗利水可治。"使子淋的病因病机和论治进一步得到了充实。

3. 病因病机

主要机理是膀胱郁热，气化失司。常见分型有阴虚津亏、心火偏亢、下焦湿热三种。

（1）阴虚津亏

素体阴虚，孕后阴血愈亏，阴虚火旺，下移膀胱，灼伤津液，则小便淋沥涩痛。

（3）心火偏亢

素体阳盛，孕后嗜食辛辣，热蕴于内，引动心火，心火偏亢，移热小肠，传入膀胱，灼伤津液，则小便淋漓涩痛。

（4）下焦湿热

孕期摄生不慎，感受湿热之邪，湿热蕴结，灼伤膀胱津液，发为小便淋漓涩痛。

病机总分"虚""实"两种，虚为阴虚内热；实为心火亢盛，湿热下注。

4. 诊断

（1）病史：有尿频、尿急、尿痛病史。

（2）临床表现：妊娠期间尿频、尿急、尿痛或伴小腹坠胀，腰部酸痛。

（3）检查：尿常规检查。

5. 辨证论治

（1）心火亢盛证

[主要证候] 妊娠期间，小便频数，尿短赤，艰涩刺痛，面赤心烦，渴喜冷饮，甚至口舌生疮，舌红少苔，脉细数。

[证候分析] 心火偏亢，移热小肠，传入膀胱，故小便频数，艰涩而痛，尿少色黄；心火上炎，灼伤苗窍，则面赤心烦，口舌生疮；舌红少苔，脉细数，为心火偏旺所致。

[治法] 清心泻火，润燥通淋。

[方药] 导赤散加玄参、麦冬。

（2）湿热下注证

[主要证候] 妊娠期间突感尿频、尿急、尿痛，尿意不尽，欲解不能，小便短伴小腹坠胀，纳少胸闷，带下黄稠量多，舌红，苔黄腻，脉弦滑数。

[**证候分析**] 湿与热搏，蕴结膀胱，气化不行，水道不利，故小便频急，尿色黄赤，艰涩不利，灼热刺痛；湿困脾胃，则胸闷食少；舌红，苔黄腻，脉弦滑数，为湿热内盛之征。

[**治法**] 清热利湿，润燥通淋。

[**方药**] 加味五苓散。

（3）阴虚津亏证

[**主要证候**] 妊娠期间，尿频，淋沥涩痛，午后潮热，手足心热，大便干结，颧赤唇红，舌红少苔，脉细滑数。

[**证候分析**] 阴虚内热，津液亏耗，膀胱气化不利，故小便频数，淋沥涩痛，量少色黄；阴虚内热，故手足心热，午后潮热；虚热上浮，则颧赤唇红；阴虚津液不足，则大便干结；舌红少苔，脉细滑数均为阴虚津亏之征。

[**治法**] 滋阴清热，润燥通淋。

[**方药**] 知柏地黄丸。

6. 验案举例

刘某，24岁，2012年12月3日就诊。

[**主诉**] 孕6个月，尿频、尿痛半个月。

[**现病史**] 患者孕6个月，近半个月出现尿频、尿痛，就诊于我院。查尿常规：白细胞（+++），未用药。近2日溺频短涩、日数十行，疼痛加剧，下腹作胀，口渴引饮，舌淡红，苔薄黄，脉弦细略数。

[**中医诊断**] 子淋。

[**西医诊断**] 妊娠期泌尿系感染。

[**治法**] 养血疏肝，通利膀胱。

[方药] 土茯苓30g，白茅根30g，白芍20g，柴胡6g，连翘10g，淡竹叶15g，猪苓10g。

按语：患者妊娠后血虚，肝血不足，复因胎气阻滞，气机升降失常，肝失疏泄，三焦不利，湿热下注膀胱而为子淋。用药3剂后，尿频涩痛大减，嘱其再用2剂，诸症消失。

（十五）妊娠小便不通

1. 概念

妊娠期间，小便不通，甚至小腹胀急疼痛，心烦不得卧，称"妊娠小便不通"。

2. 历史沿革

本病首见于《金匮要略·妊娠病脉证并治》："妊娠，小便难，饮食如故……"并于《妇人杂病脉证并治》中称为"转胞"，提出以肾气丸主之，本病的发生与肾虚有关。隋代巢元方在《诸病源候论》中始称"妊娠小便不通"，并有专论，明确提出小便不通的病位在肾与膀胱，进一步探讨其机理，认为是由热邪入胞所致，故云："肾与膀胱俱主水，此二经为脏腑，若内生大热，热气入小肠及胞，胞内热故小便不通。"又在胞转候中指出："胞转之病，由胞为热所迫，或忍小便俱令水气还迫于胞，屈辟不得充胀，外水应入不得入，内溲应出不得出，内外壅胀不通，故为胞转。"此论虽对病机分析有所启迪，但临床实际所见仍以肾虚膀胱气化不利为主。由热邪致病者，每以小便淋痛者，为元代朱丹溪从"古方皆用滑利疏导药鲜有应效"的教训中提出，小便不通若因"胞系了戾不通"者，但当升举其胎，

"胎若举起悬在中央，胞系得疏，水道自行"（《格致余论》），治疗以补虚为主，虽有痰滞，也用参、术、当归、白芍、半夏、陈皮之类以照顾气血；并首创"丹溪举胎法"；另还有随服药汁后探喉引吐以开肺举中通下利小便的方法，这一思路可取，但法难堪效。

明代赵献可在《邯郸遗稿》中承朱丹溪之说，进而提出"中气虚怯不能举胎，胎压其胞。胞系了戾而小便不通，以补气药中加升举之药，令上窍通而下窍通矣"的施治方法，确可增强疗效。李时珍在《本草纲目》中又有外用导尿法以解其急，更有实际意义。清代《沈氏女科辑要》云："转胞一证，因胎大压住膀胱或因气虚不能举膀胱之底。气虚者补气，胎压者托胎，若浪投通利，无益于病，反伤正气。"如此见解，实具一定的临床应用价值。

妊娠小便不通，自汉张仲景首论其理、法、证、治之后，经隋、唐、宋、元，至明清对此病的认识渐趋完善，在病因中突出了肾虚、气虚和湿热，强调了胎与膀胱在该病中的重要作用，确立了辨证论治的原则，也积累了一些行之有效的方药和治疗方法。

3. 病因病机

《素问·灵兰秘典论》中曰："膀胱者，州都之官，津液藏焉，气化则能出矣。"《素问·宣明五气论》又云："膀胱不利为癃。"说明小便不通的主要病变在于膀胱气化不利，水道不通所致溺不得出。膀胱气化失司的原因有多种，孕期而病者，以气虚、肾虚最为主要。

（1）气虚

素体虚弱，中气不足，或饮食失节损伤脾气，孕后胎体渐大而中气不足，无力举胎，以致胎体下坠压迫膀胱，故病妊娠小便不通。

（2）肾虚

肾虚不足，或房事不节，孕产频数屡伤肾气，妊娠之人，胞脉系于肾，肾气亏虚，系胎无力，胎体渐大，更趋下坠而压迫膀胱，气虚阳亦弱，更失温煦，则膀胱失于气化之机，故令妊娠小便不通。

4. 诊断

（1）临床表现：多发生在妊娠晚期，以小便不通、小腹胀满疼痛为主症。

（2）检查：尿常规。

5. 辨证论治

（1）气虚证

［主要证候］妊娠期间，小便不通，或频数量少，小腹胀急疼痛，坐卧不安，面色㿠白，神疲倦怠，头重眩晕，舌淡，苔薄白，脉虚缓滑。

［证候分析］气虚举胎无力，胎重下坠，压迫膀胱，水道不利故小便不通，或频频量少。溺停膀胱，故小腹胀急疼痛，坐卧不宁。气虚下陷，清阳不升，故头晕目眩，面色㿠白，气短懒言。舌淡，苔薄白，脉虚缓滑皆为气虚不足之象。

［治法］补中益气，导溺举胎。

［方药］益气导溺汤。

（2）肾虚证

［主要证候］妊娠小便次数不畅，继则闭而不通，小腹胀满而痛，坐卧不安，腰膝酸软，畏寒肢冷，舌淡，苔薄润，脉沉滑无力。

［证候分析］肾虚胞失所系而压迫膀胱，或命门火衰，膀胱失

煦，无以化气利水，故小便频数不畅或滴沥而下，甚至小便不通，溺蓄胞中故小腹胀急疼痛，坐卧不宁；阳虚失煦，不得温养，故面色晦黯，畏寒肢冷；肾虚不足，外府失养，故腰腿酸软。舌淡，苔薄润、脉沉滑无力均为肾虚阳气不足之象。

[治法] 温肾补阳，化气行水。

[方药] 肾气丸。

6. 验案举例

患者王某，女，33岁，河北人。初诊：2013年12月8日。

[主诉] 孕12周，排尿困难8天。

[现病史] 患者平素月经规律，LMP：2013年9月20日，既往无泌尿系统病史。患者于2013年11月29日无明显诱因出现小便不能自行排出，逐渐加重，就诊于当地医院，予留置尿管2天，尿管拔出后小便仍不能自行排出。后间断置尿管2次，期间予抗生素预防感染，配合银花泌炎灵片治疗，症状未缓解，2013年11月30日查尿常规：未见异常。泌尿系彩超提示：双肾未见异常，考虑尿潴留可能性大。妇科彩超提示：宫内早孕，相当于11周。患者就诊时留置尿管，持续开放状态，小腹胀急疼痛，坐卧不安，面色㿠白，腰膝酸软，畏寒肢冷，舌质淡，苔薄润，脉沉滑无力。治疗时本着急则治其标，缓则治其本的原则，即刻行导尿术以救其急，2小时后患者诉小便1次，约200mL，小腹胀痛随之缓解，当夜又小便数次，症状减轻。嘱患者采取胸膝卧位，3～4次/天，30分钟/次，睡眠时采取侧卧位休息，不要仰卧位。

[中医诊断] 妊娠小便不通（肾虚型）。

[治法] 温肾补阳，化气行水安胎。

[方药] 金匮肾气丸合寿胎丸加减。桑寄生20g，菟丝子、续断、阿胶、白术、熟地黄、山药各15g，山茱萸、泽泻、茯苓、牡丹皮各12g，肉桂6克，牛膝6g，车前子9g（包煎）。

水煎服，日1剂，2次分服。

二诊（2013年12月15日）：3剂后上述诸症明显改善，又按方续服2剂，小便通利，诸症消失。嘱患者出院后，服原方去牛膝、车前子1周以善其后，后随访无恙。

（十六）妊娠身痒

1.概念

妊娠期间，孕妇出现与妊娠有关的皮肤瘙痒症状，称"妊娠身痒"。西医学的"妊娠合并荨麻疹""妊娠肝内胆汁淤积症"等引起的全身瘙痒，可参照本节论治。

2.病因病机

中医认为，妊娠身痒的发生，大多由于素体血虚，孕后阴血聚以养胎，血虚益甚，血虚生风化燥，肌肤失养；或孕后冲任不调，冲为血海，任主胞胎，冲任不调，营卫不充，肌肤失养而作痒；或素体阳盛，血分蕴热，孕后血聚养胎，阴血不足，风热之邪乘虚而入，客于肌表，伤及营血，营卫不和发为身痒；或素性抑郁，情志不遂，气不宜达，郁而化热，热伤冲任，营卫不充，肌肤失养而作痒；或肝胆湿热，湿热之邪久恋，郁于肌腠，外不得透达，内不得疏泄，也可身痒日久不愈。古人认为，诸痒属虚，属风，属火，热甚则痛，热微则痒。痒是一种自觉症状，多由风、湿、热、虫邪客于肌肤，气血不和或血虚生风化燥所致。应遵循"治风先治血，血行风自灭"之理论。

3. 诊断

（1）病史：过敏性体质。

（2）临床表现：妊娠身痒主要包括妊娠痒疹和妊娠肝内胆汁淤积症。后者多在发生妊娠晚期，仅感瘙痒而无皮肤病变，瘙痒以躯干、手脚掌、下肢为主，甚至全身，夜间尤甚。严重者甚至会出现黄疸类症状。

4. 辨证论治

（1）风热证

[主要证候] 妊娠期全身皮肤瘙痒，出现大小不等的风团，上半身尤甚。疹块色红，有灼热感，遇热加剧，咽喉肿痛，头痛，舌红，苔黄，脉浮滑数。也有因孕妇禀赋关系，食鱼腥虾蟹海味等而致过敏，可伴腹胀，纳呆，泄泻等。

[证候分析] 孕妇素体阳盛，血分蕴热，孕后血聚养胎，阴血不足，风热之邪乘虚侵入肌表，发为身痒；热为阳邪，其性炎上，故红疹身痒以上身为甚；热邪致病，故红疹灼热，遇热加剧；咽喉肿痛，头痛，舌红，苔黄，脉浮滑数均为风热之象。

[治法] 疏风清热，养血安胎。

[方药] 消风散。

（2）血虚证

[主要证候] 妊娠期皮肤干痒，无疹或有疹，夜间、劳累后加重，面色㿠白，心悸怔忡或烦躁失眠，舌淡，苔白脉细。

[证候分析] 素体血虚，孕后阴血下聚以养胎元，更感阴血不足，血虚不能营养肌肤，肤失濡润，化燥生风，风胜则痒；面色㿠白，心悸怔忡，舌淡，苔白脉细均为血虚之象。

[治法] 养血祛风，滋养肝肾。

[方药] 当归地黄饮子。

（3）营卫不调证

[主要证候] 妊娠中晚期身痒，以腹壁及大腿内侧为主，皮肤干燥，夜间或劳累后加重，腰酸，眼眶黑，舌淡黯，苔白，脉细滑。

[证候分析] 冲为血海，任主胞胎，孕后冲任养胎，因孕重虚，冲任失调，营卫不和，内不得通，外不得泄，气血运行失常，肌肤失于濡养而致身痒，皮肤干燥；夜间或劳累后加重，腰酸，眼眶黑，舌淡黯，苔白，脉细滑均为营卫不调之征。

[治法] 补冲任，调营卫。

[方药] 四物汤合桂枝汤加何首乌、桑寄生、地肤子。

5. 验案举例

周某，25岁，女。初诊：2006年11月28日。

[主诉] 孕41天，全身出现荨麻疹半月。

[现病史] 患者妊娠41天，全身出现荨麻疹半月，以躯体、四肢为主，瘙痒难受，时隐时现。舌淡红，苔薄白，脉细滑。

[中医诊断] 妊娠身痒（风客营卫证）。

[治法] 疏风解肌和营。

[方药] 葛根汤。葛根12g，炙麻黄5g，桂枝5g，生姜4片，炙甘草5g，炒芍药6g，大枣10枚。

3剂，水煎服，日1剂。

二诊（2006年12月1日）：荨麻疹时轻时重，恶心，舌脉如上。治宜疏风解肌，和营降逆。方药：葛根加半夏汤加味。葛根12g，炙麻黄5g，桂枝5g，生姜4片，炙甘草5g，炒芍药6g，大枣10枚，蝉蜕5g，白蒺藜10g，防风10g。5剂。

三诊（2006年12月6日）：服药期间荨麻疹日渐好转，今日已经完全消退，恶心口淡，多唾，舌脉如上。治宜疏风和胃降逆。方药：香苏散（《和剂局方》）加味。香附6g，紫苏梗10g，炙甘草5g，陈皮10g，砂仁5g，佛手6g，防风6g，半夏10g。5剂。

四诊（2006年12月17日）：荨麻疹未再复发。

按语：葛根汤是治疗"太阳病，项背强几几，无汗恶风"的方剂，以其能疏解太阳表邪，升津液，舒筋脉之故，而葛根加半夏汤是治疗"太阳与阳明合病者，不下利，但呕"的方剂。该案为妊娠身痒，全身瘙痒难耐，此为风客营卫，以葛根汤疏风解肌和营，一诊后症减，二诊时因患者出现恶阻，改为葛根加半夏汤佐蝉蜕、白蒺藜、防风，5剂而安。

（十七）妊娠贫血

1.概念

妊娠期间出现倦怠、乏力、神疲气短等，检查呈现血红蛋白或红细胞总数降低，红细胞比容下降，称妊娠贫血。

2.病因病机

先天禀赋不足，后天脾胃虚弱。总之以虚为主。

3. 诊断

（1）病史：孕前有贫血史。

（2）临床表现：早期表现为倦怠乏力，随着症状的加重可出现头晕，心悸气短，纳呆低热，甚或面色㿠白，爪甲不荣，脉细无力。

（3）检查：血常规。

4. 辨证论治

（1）肝肾不足证

[主要证候] 孕后常常头晕目眩，腰膝酸软，肢麻痉挛，或胎儿小于孕月，舌黯红，少苔，脉细弦滑。

[证候分析] 素体肝肾不足，孕后阴血养胎，肝木失养，肾精失藏，肝肾精血不足故头晕目眩，腰膝酸软，肢麻痉挛；胎儿失于濡养，故胎儿小于孕月。舌黯红，少苔，脉细弦滑均为肝肾不足之象。

[治法] 滋补肝肾。

[方药] 大补元煎。

（2）气血两虚证

[主要证候] 孕后面色萎黄，四肢倦怠，口淡纳差，或见妊娠浮肿、腹痛下坠，舌淡，苔白，脉细弱。

[证候分析] 素体气血不足，孕后血聚养胎，气载胎，气血愈虚，血虚则面色萎黄，气虚则四肢乏力；气虚水湿失运，泛溢肌肤，可见浮肿；腹痛下坠，舌淡，苔白，脉细弱均气血不足之象。

[治法] 补气养血。

[方药] 八珍汤。

（3）心脾两虚证

[主要证候] 孕后面色㿠白，心悸怔忡，头晕眼花，舌淡，苔

少，脉细弱。

[证候分析] 素体脾虚血少，孕后阴血养胎，致心血不足，心神失养，故心悸怔忡；心脾两虚，气血不足，不能上荣则头晕眼花；面色㿠白，舌淡，苔少，脉细弱，均为心脾气血两虚之征。

[治法] 益气补血，健脾养心。

[方药] 归脾汤。

5. 验案举例

赵某，女，24 岁，农民，2011 年 6 月 15 日初诊。

[现病史] 该患者妊娠 7 个月，2011 年 5 月 2 日至 6 日鼻出血两次，经治疗出血已止。患者 6 月 12 日突然发生休克，在当地县医院进行抢救治疗，先后输血两次，每次输血量为 1000mL，治疗后休克纠正，病情稍有缓解，后转我院就诊。查体：神志清，面色㿠白，心悸气短，头晕，神疲乏力，伴有恶心、呕吐，食欲减退，夜寐不宁，颜面四肢轻度浮肿，腰酸，小腹欲坠感，唇舌淡白不荣，脉细无力。血常规检查：红细胞：2.1×10^{12}/L，血红蛋白：60g/L，白细胞：4.0×10^9/L。

[中医诊断] 妊娠贫血（气血两虚证）。

[治则] 补血养血，益气固脱。

[方药] 泰山磐石散加减。人参 15g，白术 15g，当归 20g，白芍 15g，熟地黄 35g，黄芪 40g，川续断 15g，黄芩 10g，砂仁 15g，甘草 10g，竹茹 15g，阿胶 25g，鹿角胶 20g，何首乌 20g，龙眼肉 15g。

3 剂，水煎服，日 1 剂。

二诊：用药后心悸、头晕略微减轻，恶心、呕吐止，小腹无下坠感，上方继服 3 剂。

三诊：用药后食欲增强，心悸气短、头晕乏力减轻。上方减去竹茹、人参、鹿角胶，加入五味子、酸枣仁、麦冬，服药 14 剂诸症皆除。后复查血常规：红细胞：3.5×10^{12}/L，血红蛋白：110g/L。

按语：本例素体气血虚弱，妊娠晚期，靠血养胎元，胎儿逐渐增大，母体气机下降，脾胃虚弱，气血亏虚，阴虚生内热，虚火上炎，血随火生，气火上逆，载血上行，火阳伤络，导致鼻出血，所选泰山磐石散乃《景岳全书》方，由人参、白术、当归、白芍、熟地黄、黄芪、川续断、黄芩、砂仁、甘草等组成，使用该方以补血养血，益气固脱，养血安胎。方中加入阿胶以滋阴补血，为要药；鹿角胶有滋养温补精血，止痛安胎的功效；龙眼肉补心益脾，养血安神，治病后衰弱性贫血；首乌补肝肾、益精血，对神经及心脏有兴奋作用；竹茹清心除烦，止呕镇逆、凉血止血，开胃清肺；五味子、麦冬、酸枣仁养阴生津以安神；茯苓健脾渗湿以宁神。诸药共奏补血益气，固脱安胎，滋阴清热生津，养血安神之功效，使补而不滞，从而达到气血和顺、阴阳平衡、脏腑功能相互协调的目的。

（十八）难产

1. 概念

妊娠足月，临产分娩困难者称为"难产"。

2. 病因病机

现代医学归因于产力异常、产道异常、胎儿、胎位异常。

3.诊断

（1）病史：妊娠足月，宫缩规律进入产程，因产程缓慢而致滞产。

（2）临床表现：子宫收缩乏力，持续时间短，力弱，间歇时间长；或子宫收缩不协调，持续腹痛，产妇烦躁不安，易感疲惫。

4.辨证论治

（1）气滞血瘀证

[**主要证候**]产时腰腹疼痛剧烈，间歇不均，宫缩强但无规律，久产不下，下血量少，血色暗红，精神紧张，胸闷呕恶，面色紫黯，舌黯红，苔薄白，脉弦大。

[**证候分析**]气机不利，冲任失畅，瘀滞胞宫，故使产时腰腹疼痛剧烈；胞宫瘀滞，故宫缩虽强但无规律，久产不下；气血瘀滞胞宫，血行不畅，故下血量少，血色黯红；素多忧郁，气机不利，故使精神紧张；气机逆乱，升降失调，则时欲胸闷呕恶。面色紫黯，舌黯红，苔薄白，脉弦大为气滞血瘀之征。

[**治法**]理气活血，化瘀催产。

[**方药**]催生饮。

（2）气血虚弱证

[**主要证候**]临产阵痛轻微，宫缩时间短而弱，下血量多，色淡或胎膜早破，面色无华，神疲肢软，心悸气短，舌淡，苔薄，脉大而虚。

[**证候分析**]气血虚弱，且又用力过早，冲任不足，故使阵痛微弱；胞宫无力运胎，故使宫缩短而弱；阳气衰微，气虚不摄，故下血量多，色淡或胎膜早破；气血两虚，不能上荣，故面色无华；气

虚中阳不振，则神倦肢软，气短；血虚心失所养，则心悸。舌淡，苔薄，脉大而虚为气血虚弱之征。

[治法] 大补气血。

[方药] 蔡松汀难产方。

难产对母婴健康危害较大，一定要做好产前检查及准备，解除思想顾虑和恐惧心理，做到"睡、忍痛、慢临盆"，排空大小便，适当运用镇静剂或宫缩剂，发现异常情况及时处理。

四、产后病

产妇在新产后及产褥期内发生的与分娩或产褥有关的疾病，称为"产后病"。

产后病的病因病机主要有：亡血伤津，元气受损，瘀血内阻，外感六淫或饮食房劳所伤，其"多虚多瘀"的病机特点，是产后病发生的基础和内因。

产后病的诊断：根据新产后的生理、病因病机特点进行"三审"，即先审小腹痛与不痛，以辨有无恶露停滞；次审大便通与不通，以验津液的盛衰；再审乳汁的行与不行和饮食多少，以察胃气的强弱。同时还应根据病证，了解产妇体质，产前、产时、产后情况，参以脉证，必要时配合妇科检查及相应的实验室检查、辅助检查进行全面综合的分析，才能作出正确的诊断。

产后病的治疗原则：根据多虚多瘀的特点，本着"勿拘于产后，亦勿忘于产后"的原则，结合病情进行辨证论治。

（一）产后血晕

1. 概念

分娩后突然头晕眼花，不能起坐，或心胸满闷，恶心呕吐，痰涌气急，心烦不安，甚则神昏口噤，不省人事，称为"产后血晕"。

2. 历史沿革

隋代《诸病源候论》列有"产后血运闷候"，"运闷之状，心烦气欲绝是也"，"亦有去血过多，亦有下血极少，皆令运。若产去血过多，血虚气极，如此而运闷者，但烦闷而已；若下血过少，而气逆者，则血随气上，掩于心，亦令运闷，则烦闷而心满急。二者为异。亦当候其产妇血下多少，则知其产后应运与不运也。然烦闷不止，则死人"。《经效产宝·产后血晕闷绝方论》曰："产后血晕者，其状心烦，气欲绝是也……若下血多晕者，但烦而已。下血少而气逆者，则血随气上撺，心下满急……若不急疗，即危其命也。"《妇人大全良方》"眼见黑花，头目眩晕，不能起坐，甚致昏闷不省人事"，主张"下血多而晕者……补血清心之药，下血少而晕者……破血行血药治之"。明代《景岳全书·妇人规》记载："但察其面白、眼闭、口开、手冷、六脉细微之甚，是即气脱证也。""如果形气脉气俱有余，胸腹胀痛上冲，此血逆证也。"《傅青主女科·产后血晕不语》提出血晕的治法"急用银针刺其眉心，得血出则语矣，然后以人参一两煎汤灌之，无不生者"。

3. 病因病机

产后血晕多由虚、实所致，虚者多是因为血液暴脱，心神失守所致；实者多因瘀血所致，扰乱心神。

（1）血虚气脱

产妇素体气血虚弱，复因产时失血过多，以致营阴下夺，气随血脱，而致血晕。

（2）瘀阻气闭

产时或产后感受风寒，寒邪乘虚侵入胞中，血为寒凝，瘀滞不行，以致恶露涩少，血瘀气逆，上扰神明，而致血晕。

4. 诊断

（1）病史：产妇既往患有凝血功能障碍、严重的贫血、血小板减少症，或产时软产道损伤、产后胎盘剥离不全、胎盘植入或胎膜残留等。

（2）临床表现：以产妇新产后数小时之内，突然头晕目眩，不能起坐，昏迷不省人事为主要表现。

（3）检查：产科检查；实验室检查；心电图、B超、肾脏功能检测、血压测量等。

5. 辨证论治

（1）瘀阻气闭证

［主要证候］产后少腹剧痛，恶露不下或量少，突发眼花缭乱，不能起坐，气粗短促，神昏口噤，面色青紫，牙关紧闭，唇舌紫黯，脉涩。

［证候分析］新产感寒，内袭胞中，余血浊液遇寒则凝滞，停蓄

244 全国名老中医高慧经带胎产杂病论——附临床验案

于内不得下出，故恶露不下，或量少；瘀血内阻，故小腹剧痛；败血停留，气机不畅，逆上攻心、攻肺，攻心则扰乱神明，清窍闭塞，以致神昏口噤，眼花缭乱，攻肺则肺失清肃之职，症见不能起坐，气粗喘促；牙关紧闭，为闭证之象。面色青紫，唇舌紫黯，脉涩，为瘀阻气闭之征。

［治法］行血逐瘀。

［方药］夺命散加当归、川芎。

（2）血虚气脱证

［主要证候］产后失血过多，突发晕厥，心悸烦闷，面色苍白，昏不知人，手撒肢冷，冷汗淋漓。舌淡，无苔，脉微欲绝或浮大。

［证候分析］血失过多，心失所养，神明不守，则突发晕厥，心悸烦闷，昏不知人；气随血脱，阳气衰微，故面色苍白，手撒肢冷；营阴暴虚，孤阳外泄，则冷汗淋漓。舌淡，无苔，脉微欲绝或浮大，为血虚气脱之征。

［治法］益气固脱。

［方药］参附汤。

6. 验案举例

李某，女，32岁。初诊：2006年3月23日。

［主诉］产后眩晕，肢冷汗出1天。

［现病史］患者2006年3月产一女婴，分娩过程中失血过多，产后3小时出现眼花缭乱，不能坐起，伴恶心、呕吐。产后失血过多，突然晕眩，面色苍白，心悸愦闷，手撒肢冷，冷汗淋漓。舌淡无苔，脉微欲绝。

［中医诊断］产后血晕（血虚气脱证）。

　　[治法] 益气固脱。

　　[方药] 参附汤。人参 15g，附子 15g，青黛 15g。

　　7 剂，水煎服，日 1 剂。

　　二诊：服 7 剂，效果良好，患者面色红润，食欲增，舌红，苔白。继服 5 剂而愈。随访身体康健。

（二）产后痉病

1. 概念

　　产褥期内，突然发生四肢抽搐，项背强直，甚则口噤不开，角弓反张者，称为"产后痉病"。

2. 历史沿革

　　产后痉证始见于《金匮要略·妇人产后病脉证并治》，谓"新产血虚，多汗出，喜中风，故令病痉"。隋朝《诸病源候论》指出本病乃"因产伤动血脉，脏腑虚竭……荣卫虚伤，风气得入五脏，伤太阳之经，复感寒湿，寒搏于筋，则发痉"。对发作时的体征描述为"口急噤，背强直，摇头马鸣，腰为反折"，若"须臾十发，气急如绝，汗出如雨，手拭不及者，皆死"，预后凶险。唐朝《备急千金要方》谓"蓐风"。宋朝《妇人大全良方》认为，产后痉证因产后"血气俱虚""大经空虚，风寒乘虚而渐人"之故。明朝《女科撮要》亦云"产后发痉……实由亡血过多，筋无所养而致……若大补血气，多保无虞"。《景岳全书》强调"乃阴血大亏证也""元气亏极，血液枯败"，治疗提出"凡遇此证，速当察其阴阳，大补气血"。清朝《女科经纶》引缪仲淳曰："去血过多，阴气暴虚，阴虚生内热，热极生风，故外现风证。其实阴血不足无以养筋所致。"《温病条辨》指出误治致痉，云："产后亡血，病久致痉，风家误下，温病误汗，疮家发汗者，虚痉也。"综合各家所论，产后痉证的主要病机为亡血伤津，筋脉失养，以虚为本。若因产创伤，感染邪毒而发生抽搐者，应属"产后破伤风"。

3. 病因病机

本病的发生不外"虚实"两种病因，一是亡血伤津，筋脉失养；二是感染邪毒，直窜经络导致。产后痉证的主要病机为亡血伤津（精），筋脉失养。常见病因有两种，一是因产失血伤津，阴血亏虚；二是因产创伤，感染邪毒。辨证当以病史和体征为主。痉证病因有二，体征各异：若因生产失血伤津或汗出过多，筋脉失养致痉者，手足抽搐、项背强直较轻，可伴面色苍白，舌淡、脉虚弱等虚象；若因产创处理不当，感染邪毒，内窜筋脉致痉，其症除项背强直，四肢抽搐外，还有牙关紧闭、角弓反张、面呈苦笑或恶寒发热等症，其病势急重，预后不佳。

治疗以息风解痉为主，尽快控制抽搐为要。因于虚者，滋阴养血，柔肝息风；感染邪毒者解毒镇痉，理血祛风，并配合中西医积极抢救，具体选药时注意亡血伤津的病机特点，遵循"治风先治血，血行风自灭"之训，切忌辛温燥烈，伤阴耗液之品，重伤其阴。

4. 诊断

（1）病史：平素阴亏血虚，产时或产后失血过多，汗出较多；其他感染史。

（2）临床表现：产后四肢抽搐，项背强直，甚则牙关紧闭，以角弓反张为主要特征。

（3）检查：产科检查，实验室检查。

5. 辨证论治

（1）阴血亏虚证

[**主要证候**] 产后失血过多，骤然发痉，头项发直，牙关紧闭，四肢抽搐，面色苍白或萎黄，舌淡红，少苔或无苔，脉虚细。

[**证候分析**] 因产亡血伤津，筋脉失养，血虚肝风内动，则骤然发痉，头项强直，四肢抽搐，牙关紧闭；血虚不能上荣于面，故面色苍白或萎黄。舌淡红，苔少或无苔，脉虚细，为阴血亏虚之征。

[**治法**] 育阴养血，柔肝息风。

[**方药**] 三甲复脉汤加天麻、钩藤、石菖蒲。

（2）感染邪毒证

[**主要证候**] 产后头项强痛，发热恶寒，牙关紧闭，口角抽动，舌黯红，脉浮而弦。

[**证候分析**] 产后气血亏虚，产伤不洁，感染邪毒，初起邪入未深，正邪交争，故发热恶寒，头项强痛；继而邪窜经脉，致使牙关紧闭，口角抽动。舌黯红，脉浮而弦，为邪毒感染之征。

[**治法**] 解毒镇痉，理血祛风。

[**方药**] 玉真散加僵蚕、蜈蚣。

6. 验案举例

秦某，女，25岁。初诊：2008年9月25日。

[**主诉**] 产后1周，手指抽掣，神识昏迷2天。

[**现病史**] 2008年秋，产后七八日，头晕眼花，不能坐起，临

证时忽见患者手指抽掣，相继呵欠，张大其口，越张越大，竟至口角裂破流血，急令人以手按合，亦竟不止。复现面色淡白，目瞪流涎，冷汗时出，神识昏迷，脉弦缓无力。

[中医诊断] 产后痉病（阴竭阳脱证）。

[治法] 回阳固脱，息风镇痉。

[方药] 急煎高丽参 15 克与服，半小时后稍有好转，续用栝楼桂枝汤加味。高丽参 9g，炙黄芪 30g，桂枝 6g，白芍 9g，附片 4g，栝楼根 12g，炙甘草 9g，生姜 9g，大枣 5 枚。

2 剂，水煎服，日 1 剂。

二诊（2008 年 9 月 29 日）：服 2 剂后，汗出渐少，2 剂服完，抽搐亦缓解，唯感眩晕疲乏，乃表固阳回，阴血仍亏。拟以养血镇痉、气血并补之剂。方药：栝楼桂枝汤合四物汤加减。炙黄芪 30g，当归 9g，桂枝 4.5g，白芍 9g，栝楼根 9g，生地黄 15g，川芎 4.5g，钩藤 9g，炙甘草 6g，高丽参 9g。

连服 2 剂后，眩晕减轻，精神日趋恢复。

（三）产后发热

1. 概念

产褥期内，出现发热持续不退，或突然高热寒战，并伴有其他症状者，称"产后发热"。

2. 历史沿革

《素问·通评虚实论》："帝曰：乳子而病热，脉悬小者何如？岐伯曰：手足温则生，寒则死。"《金匮要略·妇人产后病脉证治》云

"产后中风发热"。隋代《诸病源候论》列有"产后虚热候"及"产后寒热候"。《妇人大全良方》曰"产后发热""凡产后发热，头痛身痛，不可便作"。叶天士《外感温热篇》"产后之法……当如虚怯人病邪而治，总之无犯实实虚虚之禁"。吴又可《瘟疫论》指出"新产亡血过多，冲任空虚……皆能受邪，与经水适断同法"。

3. 病因病机

引起产妇发热的原因很多，而与本病关系密切的主要病因病机有感染邪毒，正邪交争；外邪袭表，营卫不和；阴血骤虚，阳气外散；败血停滞，营卫不通。

（1）感染邪毒：产后气血耗伤，血室正开，产时接生不慎，或护理不洁，或不禁房事，致使邪毒乘虚而入，稽留于冲任、胞脉，正邪交争，因而发热。

（2）外感：产后百脉空虚，腠理不密，卫阳不固，以致风寒之邪，袭表犯肺，营卫不和，因而发热。

（3）血虚：产时产后血去过多，阴血暴虚，阳无所附，以致虚阳越浮于外而令发热。

（4）血瘀：产后情志不遂，或为寒邪所客，瘀阻冲任，恶露不下，败血停滞，阻碍气机，营卫不通，而致发热。

4. 诊断

（1）病史：多有虚、瘀病史。如不节房事史、产程不顺史、产后失血过多史等。

（2）临床表现：多以发热为主，若产后 24 小时后至 10 天内出现体温＞ 38℃，提示有产褥感染的可能。

（3）检查：妇科检查、B超、血常规等。

5.辨证论治

（1）血瘀证

[主要证候] 产后寒热时作，恶露不下或下亦甚少，色紫黯有块，舌质紫黯或有瘀点，脉弦涩。

[证候分析] 产后瘀血内阻，营卫不通，阴阳失和，则乍寒乍热；瘀血内停，阻滞胞脉，则恶露不下，或下亦甚少，色紫黯有块；胞脉瘀阻不通，则腹痛拒按。舌紫黯或有瘀点，脉弦涩，为血瘀之征。

[治法] 活血祛瘀，和营退热。

[方药] 血府逐瘀汤。

方中金银花、连翘、黄芩、葛根、柴胡、甘草清热解毒；生地黄、赤芍凉血解毒，当归配之以和血；桃仁、红花活血行瘀；枳壳理气行滞。全方共奏清热解毒、凉血祛瘀之效。

（2）外感证

[主要证候] 产后恶寒发热，头痛，鼻流清涕，肢体酸痛，无汗，舌苔薄白，脉浮紧。

[证候分析] 产后元气虚弱，卫阳失固，腠理不实，风寒袭表，正邪交争，则发热恶寒，头痛身疼；肺与皮毛相表里，肺气失宣，则鼻塞流涕，咳嗽；苔薄白，脉浮紧，为风寒感冒之征。

[治法] 养血祛风，疏解表邪。

[方药] 荆穗四物汤。

（3）感染邪毒证

[主要证候] 产后高热寒战，高热不退，恶露量多或量少，颜

色紫黯有血块，如败酱，气臭秽，心烦口渴，大便干燥，尿少色黄，舌红，苔黄，脉数有力。

[证候分析] 新产血室正开，百脉俱虚，邪毒乘虚内侵，损及胞宫、胞脉，正邪交争，致令发热恶寒，高热寒战；邪毒与血相搏，结而成瘀，胞脉阻痹，则小腹疼痛拒按，恶露色紫黯；热迫血行则量多，热与血结则量少；热毒熏蒸，故恶露如败脓，其气臭秽；热忧心神，则心烦不宁；热为阳邪，灼伤津液，则口渴喜饮，小便短赤，大便燥结；舌红，苔黄，脉数有力，为毒热内盛之征。

[治法] 清热解毒，凉血化瘀。

[方药] 解毒活血汤（《医林改错》）加金银花、黄芩；或五味消毒饮。

连翘、葛根、柴胡、枳壳、当归、赤芍、生地黄、红花、桃仁、甘草。

（4）血虚证

[主要证候] 产后低热不退，腹痛绵绵，喜按，头晕，自汗，心悸气短，舌淡，苔白，脉细数。

[证候分析] 产后亡血伤津，阴血骤虚，阳无所依，虚阳越浮于外，则身有微热；血虚不能上荣清窍，则头晕眼花；血虚心神失养，则心悸少寐；气随血耗，气虚冲任不固，则恶露量多；血虚冲任不足，则恶露量少；气血虚弱，则恶露色淡而质稀；血虚不荣，则小腹绵绵作痛，喜按；舌淡，脉细数，为血虚之征。

[治法] 养血益气，和营退热。

[方药] 八珍汤加黄芪、地骨皮。

若血虚阴亏者，症见午后热甚，两颧红赤，口渴喜饮，小便短黄，大便秘结，舌嫩红，脉细数。治宜滋阴养血清热，方用加减一阴煎（《景岳全书》）加白薇。

生地黄、白芍、麦冬、熟地黄、知母、地骨皮、甘草。

方中熟地黄、白芍、麦冬滋阴养血；生地黄、地骨皮、知母、白薇滋阴清热凉血；甘草和中。全方共奏滋阴养血清热之效。

6. 验案举例

韩某，女，28岁。初诊：2005年4月19日。

[现病史] 患者于2004年12月10日产后，曾患外感高烧，经中药治疗烧退后，经常失眠，心烦意乱，自觉有时发寒热。近一周来夜寐不实，梦乱纷纭，有幻视，眼前似有二人，一黑一白，夜见昼消，故夜间不敢关灯睡觉，自觉头痛头晕，心烦急躁，时觉身热汗出，心跳、惊悸、胆怯、恶心，胸胁胀满，小腹发胀，小便黄短，月经未至。舌质红，脉弦。

[中医诊断] 产后发热（外感邪毒，热入血室）。

[治法] 和解肝胆，清热安神。

[方药] 柴胡6g，党参6g，黄芩9g，半夏9g，甘草6g，枳壳6g，栀子9g，连翘9g，白芍9g，生姜3片，大枣3枚，生龙齿30g，牡丹皮6g。

二诊（2005年4月23日）：上方3剂后，诸症减轻，寒热已退，能够关灯入睡，幻视消失，仍有头晕、恶心、纳差、胸胁胀。继服3剂，诸症皆愈。

按语：产后由于阴血虚耗，百脉空虚，阳易浮散不收，而致发热。起因比较复杂，但以产后外感、产后中风、热入血室、血虚等较为多见。清代沈尧封认为："新产发热，血虚而阳浮于外者居多，亦有头痛。此是虚阳升腾，不可误为胃寒，妄投发散以煽其焰，此惟潜阳摄纳，则气火平而热自已。"并进一步指出产后感冒亦不当妄事疏散，"惟和其营卫，慎其起居，而感邪亦能自解"。

（四）产后腹痛

1. 概念

产妇在产褥期内，发生与分娩或产褥有关的小腹疼痛，称为产后腹痛。由于瘀血导致的则为"儿枕痛"。

2. 历史沿革

产后腹痛一病，始载于《金匮要略》。仲景创当归生姜羊肉汤治血虚内寒之"产后腹中疼痛"，立枳实芍药散治气血郁滞之"产后腹痛，烦满不得卧"，以下瘀血汤治"腹中有干血著脐下"之产后腹痛，用大承气汤治"产后七八日，无太阳证，少腹坚痛"。《诸病源候论》分析"产后腹中痛""心腹痛"及"恶露不尽腹痛"的原因，责之于"脏虚""胞脉之间有余血"或"宿夹风寒""遇冷则血结"，并有变成"血瘕"之虞。《妇人大全良方》论"产后腹痛，或因外感五邪，内伤六淫，或瘀血壅滞所致，当审其因而治之"，并首次提出"产后儿枕者，胎中有宿血也，或因风冷凝于小腹而作痛"。《儒门事亲》更强调产后"腰脐痛，乃败血恶物之致然也。医者便作虚冷，以燥热药治之，误已久矣"。《秘传证治要诀及类方》辨治产后腹痛"恶血不止，诸药不效，宜芎归汤加五灵脂延胡索煎"。《医学入门》指出本病有血瘀、气虚、血虚之不同，治以大温经汤、羊肉汤，单以五灵脂散或加桃仁酢糊为丸，气虚四君子汤下，血虚四物汤下。《景岳全书》主张辨证论治。《傅青主女科》专立生化汤治产后血块腹痛，是立论与产后多瘀多虚易兼寒邪之故。历代医家的丰富理论和经验，至今仍指导着临床实践。

3.病因病机

疼痛多有两种"不荣则痛""不通则痛"。产后腹痛的主要机理有不荣而痛与不通而痛虚实两端。

（1）气血两虚

血虚素体虚弱，气血不足，因产重虚，复因产后失血过多，冲任血虚，胞脉失养；又气随血耗，气虚运血无力，血行迟滞，而致腹痛。

（2）瘀滞子宫

血瘀产后脏腑虚弱，血室正开，起居不慎，当风感寒，风寒乘虚而入，血为寒凝，或因情志不遂，肝气郁结，血随气结而为瘀，瘀阻冲任，胞脉失畅，不通则痛，故使腹痛。

4.诊断

（1）病史：多有产后失血过多病史、情志不遂史、当风感寒史。

（2）临床表现：小腹阵发性疼痛或隐隐作痛，多有恶露量少，颜色紫黯有块。

（3）检查：B超、腹部触诊等。

5.辨证论治

（1）气血两虚证

［主要证候］产后小腹隐隐作痛，恶露量少，色淡红，质稀无块，面色苍白，头晕眼花，大便干燥，舌淡，苔薄白，脉细弱。

［**证候分析**］产后营血亏虚，胞脉失养，或气随血耗，气虚运血无力，血行迟滞，致令小腹隐隐作痛，喜揉喜按；阴血亏虚，冲任血少，则恶露量少，色淡；血虚上不荣清窍，则头晕眼花；血少内不荣心，则心悸怔忡；血虚津亏，肠道失于濡润，则大便秘结；舌淡，苔薄白，脉细弱，为血虚之征。

［**治法**］补血益气，缓急止痛。

［**方药**］肠宁汤或当归生姜羊肉汤。

（2）瘀滞子宫证

［**主要证候**］产后小腹疼痛，得热则减，恶露量少，面色青白，伴胸胁胀痛，舌质紫黯，脉沉紧或弦涩。

［**证候分析**］产后血室正开，百脉空虚，风寒乘虚而入，血为寒凝，滞而成瘀，瘀阻冲任，血行不畅，则小腹疼痛拒按，恶露量少，色紫黯，有块；血遇热则行畅，故得热痛减；血块下后，瘀滞暂时减轻，故块下痛缓；寒为阴邪，易伤阳气，故面色青白，形寒肢冷。舌质紫黯，脉沉紧或弦涩，为产后瘀血内阻之征。

［**治法**］化血化瘀，温经止痛。

［**方药**］生化汤。

6. 验案举例

黄某某，30岁。初诊：2014年5月3日。

［**主诉**］产后18天，下腹疼痛。

［**现病史**］患者2014年4月16日剖腹产一子，后出现两侧少腹阵发性隐痛，排出血性恶露，色粉红，腰酸明显，伴有口干、口苦，时有乏力、头晕，腹胀气，大便难，2天一次，胃纳及夜寐可。妊娠期曾有血糖升高，产后已正常。生育史：1-0-0-1。舌滞，苔腻，脉

细。目前无哺乳。

[**中医诊断**] 产后腹痛（腑气不通）。

[**治法**] 泄热通便，调和气血。

[**方药**] 大承气汤加减。枳壳10g，玄明粉10g（冲服），厚朴10g，炙大黄6g，益母草15g，川芎10g，当归10g，炙甘草6g，炒白芍15g。

3剂，水煎服，日1剂。

二诊（2014年5月6日）：两少腹痛除，阴道出血未净，昨日腹泻3～4次，脐腹隐痛2天，口干，腰酸，局部轻压痛，叩诊呈鼓音，舌脉如上。方药：赤小豆15g，槟榔10g，木香6g，天仙藤10g，炒莱菔子10g，麦芽15g，枳壳6g，乌药5g，神曲10g。3剂。

三诊（2014年5月9日）：药后5月6日、5月7日下腹痛除，昨天下午起小腹隐痛，现痛除，大便正常，有矢气，局部叩诊鼓音已不明显，舌脉如上。方药：中药守上方，5剂；四磨汤口服液1盒。

四诊（2014年5月14日）：上症均除，口烦渴，饮不解渴，口臭，大便正常，舌淡红，苔薄腻，脉细。方药：天花粉15g，牡蛎30g，北沙参12g，竹叶10g，竹茹10g，芦根30g。5剂。

按语：张仲景《金匮要略·中妇人产后病脉证治》共记载大承气汤证两处。其一是："产妇郁冒，血虚而厥，以小柴胡汤后，病解能食，七八日更发热者，此为胃实，大承气汤主之。"其二是："产后七八日，无太阳证，少腹坚痛，此恶露不尽。不大便，烦躁发热，切脉微实，再倍发热，日晡时烦躁者，不食，食则谵语，至夜即愈，宜大承气汤主之。热在里，结在膀胱也。"新产妇人有三病，病痉、郁冒、大便难，大承气汤占其二，可解里实，通瘀热，良药也。皆知产前避热，产后远寒，然产后阴血津液虚也，郁热易生，亦当清之，有是症当用是药，承气辈泄热逐瘀，谨加以扶正安胎之品，产后非禁也。患者少腹疼痛，恶露未尽，口干口苦，腹胀便难，乏力头晕，舌滞（即色不鲜，舌偏黯），苔腻，气血亏虚，内有瘀热。痞、满、燥、实兼见，以硝、黄、枳、朴四味泄热逐瘀，行气通便；益母草活血调经，化瘀止痛；川芎、当归行气补血，甘草、白芍缓急止痛，3剂而痛除，瘀热随恶露而解。

复诊燥屎得解，腹泻频频，脐腹隐痛，脾胃乃伤；腹部压痛，叩诊呈鼓音，实有气滞，故以健脾和胃，行气止痛为法。以赤小豆为君，祛湿消肿，清热排脓；槟榔、枳壳顺气和胃，化积除痞；天仙藤行气活血，利水解毒；炒莱菔子、麦芽、神曲健脾消食，益胃和中；乌药、木香行气止痛，散寒除滞。药后下腹痛除，胀气亦减，病已得效，故守方治疗。四诊诸症皆除，烦渴，饮不解渴，口臭，苔腻，津液已伤，胃热内结，故以大剂清热养阴药益胃生津以善后。

（五）产后小便不通

1. 概念

新产后产妇发生排尿困难，小便点滴而下，甚则闭塞不通，小腹胀急疼痛者，称"产后小便不通"，又称"产后癃闭"。

2. 病因病机

《素问·灵兰秘典论》曰："膀胱者，州都之官，津液藏焉，气化则能出矣。"尿液的排出多与膀胱的气化相关，而膀胱气化的功能多与肺、脾、肾三脏相关，肺主气，脾主运化，肾主水，司二便。常见的病因有气虚、肾虚、血瘀。小便的正常排出，有赖于膀胱气化的调节，膀胱气化不利，可致小便不通。常见病因有气虚、肾虚、气滞、血瘀。

（1）气虚

素体虚弱，产时劳力伤气，或失血过多，气随血耗，以致脾肺气虚，不能通调水道，膀胱气化不利，而致小便不通。

（2）肾虚

禀赋薄弱，元气不足，复因分娩损伤肾气，以致肾阳不振，气化失司，膀胱气化不利，故令小便不通。

（3）气滞

产后情志不遂，肝气郁结，气机阻滞，清浊升降失常，膀胱气化不利，而致小便不通。

（4）血瘀

多因滞产，膀胱受压过久，气血运行不畅，膀胱气化不利，而致小便不通。

3.诊断

（1）病史：多有会阴侧切、产程过长、手术助产、产后失血过多病史。

（2）临床表现：新产妇在产褥期中发生排尿困难，小便点滴而下，甚则癃闭不通。

（3）检查：尿常规检查，腹部检查。

4.辨证论治

（1）血瘀证

[主要证候] 产程不顺，产后小便不通或点滴而下，产时损伤膀

胱，尿色略浑浊带血丝，小腹胀急疼痛，舌暗，脉涩。

[证候分析] 因难产，产程过长，膀胱受压，气血循行受阻，瘀血阻滞，气机不畅，则膀胱气化不利，小便不通；尿潴膀胱不得出，则令小腹胀满刺痛；瘀血内阻，阴阳乖格，故乍寒乍热；舌暗，脉涩，为血瘀之征。

[治法] 活血化瘀，行气利水。

[方药] 加味四物汤。

（2）肾虚证

[主要证候] 产后小便不通，小便色白而清，点滴而下，小腹胀痛，面色晦暗，腰酸膝软，舌淡，苔白，脉沉细。

[证候分析] 素体肾虚，因产肾气受损，肾阳不振，不能化气行水，膀胱气化不利，故令小便不通；尿蓄膀胱不得出，故令小腹胀急疼痛，坐卧不宁；腰为肾之外府，肾主骨，肾虚失养，则腰膝酸软；面色晦暗，舌淡，苔白，脉沉细无力，为肾阳虚之征。

[治法] 温补肾阳，化气行水。

[方药] 济生肾气丸。

（3）气虚证

[主要证候] 产后小便不通，小便清白，点滴而下，小腹胀痛，少气懒言，倦怠乏力，面色少华，舌淡，苔薄白，脉缓弱。

[证候分析] 脾肺气虚，不能通调水道，下输膀胱，膀胱气化不利，则产后小便不通；脬中尿液滞留而不得下行，则小腹胀急疼痛；气虚中阳不振，故精神萎靡，气短懒言；清阳不升则面色㿠白；舌淡，苔薄白，脉缓弱，为气虚之征。

[治法] 补气升清，化气行水。

[方药] 补中益气汤。

5. 验案举例

房某，女，已婚。初诊：2009 年 6 月 20 日。

[**主诉**] 产后排尿困难 10 天余。

[**现病史**] 患者孕 2 产 1，产后 10 余天，排尿非常困难，但无尿痛及残尿感，舌苔淡黄，脉象细数，尺脉弱。

[**中医诊断**] 产后小便不通（肾阴亏虚证）。

[**治法**] 补益肾阴，通利膀胱。

[**方药**] 熟地黄 12g，山药 9g，茯苓 9g，泽泻 9g，小茴香 3g，牛膝 6g，车前子 12g（包煎），牡丹皮 6g，木香 6g，木通 3g。

2 剂。另：肉桂末 1.2g，琥珀末 1.8g，二味相合，分 2 次服。

二诊（6 月 24 日）：药后小便已能自解，尚觉通畅，舌苔白腻，脉左细弦、右细弱，治以补气养阴。方药：黄芪 15g，党参 9g，山药 6g，白术 6g，茯苓 9g，熟地黄 12g，桑寄生 12g，杜仲 12g，橘皮 6g。5 剂。

按语：此例癃闭系因肾阴虚，膀胱气化不利所致，故治宜补益肾阴，通利膀胱。初用济生肾气丸加减，并配合验方以加强膀胱气化，标本兼治；终以补气养阴法善后而愈。治疗的步骤是先驱邪、后扶正，临床疗效显著。

（六）产后小便淋痛

1. 概念

产后出现尿频、尿急、淋沥涩痛等症状称"产后小便淋痛"。

2. 病因病机

本病多与"热"有关，主要因膀胱气化失司，水道不利所致。

3. 诊断

（1）病史：多有外阴伤口愈合不良、产后多次导尿、产后尿潴留分娩或产后失血史。

（2）临床表现：以产后出现尿频、尿急、淋沥涩痛为主要临床表现。

（3）检查：尿常规检查、妇科检查等。

4. 辨证论治

（1）肾阴亏虚证

[主要证候] 产后尿道灼热疼痛，小便频数，淋漓不尽，头晕耳鸣，手足心热，腰酸膝软，舌红，苔少，脉细数。

[证候分析] 素体虚弱，复因产时或产后失血伤阴，肾阴亏虚，阴虚火旺，热灼膀胱，气化不利，致小便灼热疼痛，小便频数，淋漓不尽；肾阴亏虚，不能上荣清窍；肾主骨，肾虚则腰膝酸软；手足心热，舌红，苔少，脉细数均为肾阴亏虚之征。

[治法] 滋肾养阴通淋。

[方药] 化阴煎。

（2）湿热蕴结证

[主要证候] 产时不顺，产后突感小便短涩，淋沥灼痛，尿黄赤或浑浊，口渴不欲饮，心烦，舌红，苔黄腻，脉滑数。

[证候分析] 产时或产后血室正开，胞宫空虚，湿热之邪乘虚入侵膀胱，膀胱气化不利致小便短涩；因湿热下注，则淋沥灼痛，尿

黄赤或浑浊；口渴不欲饮，心烦，舌红，苔黄腻，脉滑数，也为湿热蕴结之征。

[治法] 清热利湿通淋。

[方药] 加味五淋散。

（3）肝经郁热证

[主要证候] 产后小便艰涩而痛，余沥不尽，尿色红赤，心烦易怒或情志抑郁，小腹胀痛，甚或两胁胀痛，口苦而干，大便干结，舌红，苔黄，脉弦数。

[证候分析] 素体肝旺，复因产后失血伤阴，肝失所养，或产后情志所伤，肝郁气滞，郁而化火，气火郁于下焦，移热膀胱，气化失司，致小便艰难而痛，余沥不尽，尿色红赤，小腹胀痛；郁热上扰则心烦易怒；两胁为肝经所过，故两胁胀痛，口苦咽干；热邪下迫大肠，大便干结，舌红，苔黄，脉弦数，也为肝经郁热之征。

[治法] 疏肝清热通淋。

[方药] 沉香散。

5. 验案举例

张某，女，已婚。初诊：2011 年 9 月 28 日。

[主诉] 性生活后反复尿频尿急 3 月余。

[现病史] 患者 3 个多月前出现尿频，10 余次 / 日，伴尿急、尿痛，小便为棕色，排尿有不尽感，反复发作。9 月 25 日发作时查尿常规：隐血（+++）、WBC（+）、RBC（++），于外院行消炎治疗后现无不适。5 ～ 8/30，经量中，色鲜，伴小腹痛，腰痛。末次月经：2011 年 9 月 14 日，量少、色黯、点滴状，持续 8 天，血块较多，伴腹痛，无乳胀。精神可，纳呆，寐安，大便调，以前大便常较干。

既往史：健康。个人史：1-0-0-1（避孕）。辅助检查：尿常规提示正常。妇科检查：外阴（－），阴道畅，分泌物少，宫颈轻糜，子宫前位，常大，质中，活动可，压痛（＋），双附件压痛（＋）。舌淡红，苔薄白，脉细。

[中医诊断] 淋证（湿热型）。

[西医诊断] 慢性盆腔炎，宫颈炎。

[治法] 清热利湿通淋。

[方药] 四逆散加石韦20g，车前子10g，土茯苓15g，大蓟15g，小蓟15g，蒲公英15g，红藤30g。

14剂，水煎服，日1剂。

二诊（2011年10月14日）：小便正常，尿HCG（－）。方药：当归芍药散加味。14剂。

三诊（2011年11月16日）：LMP：2012年10月28日。方药：中药守9月28日方。14剂。

四诊（2011年12月27日）：性生活后尿频、尿急症状已消失。

按语：关于淋证，多数医家认为可分为六淋：热淋、血淋、石淋、气淋、劳淋、膏淋，根据患者"尿频、尿急、尿痛、尿不尽，溺色深黄，腰痛，时有大便干结"辨证为热淋，但无论何病因所致的何种淋证，因房事不节，或外感湿热，或情志不畅，其基本病机都不外乎湿热蕴结下焦，肾与膀胱气化不利。病位在膀胱与肾，还与肝脾相关。多见于已婚女性，每因房事不节、疲劳后诱发，该患者亦是如此。湿热蕴结下焦，气机郁阻，气化不利，水道阻塞，水停热聚，气化不利复又加重郁热，故治宜首当疏利气机，复其气化之常。四逆散载于《伤寒论》318条："少阴病，四逆，其人或咳，或悸，或小便不利，或腹中痛，或泄利下重者，四逆散主之。"书中言其能治阳郁厥逆，阳气郁久，郁而化热，邪热内郁，一时不能外达，四肢虽也逆冷，但按其胸腹则热，故用四逆散疏通气机而散郁结，此证称为"阳厥"。此条文给我们更为可贵的启示是：四逆散可用于气机郁滞所致的病证，体现了其疏郁通阳、宣达气机的功效。方中柴胡升清阳以使郁热外透，用为君药；芍药养血敛阴，调解肝脾，俾土木和而气机流畅；柴胡佐以枳实行气散结，以增强疏畅气机之效，一升一降，清浊分行；炙甘草缓急和中，又能调和诸药为使。对于该患者，可在运用四逆散疏利气机的基础上，加用较多清热利湿药物以清利水道。石韦"上清肺热，下达膀胱，利湿热，通淋浊"；车前子"功专利水，通尿管最神"；土茯苓甘淡利湿，解毒除秽而不伤正；可常用以上三药治疗湿热引起的小便淋痛。大蓟、小蓟清热利湿而少苦寒伤胃、寒凝气滞之虞；蒲公英、红藤清解郁热。诸药相配，共奏疏利气机、清利水道之功。二诊患者经水未如期而至，故予当归芍药散加味活血调气以催经，清热利湿以兼顾淋证。三诊经已净，续予首方巩固疗效，用药3个月后淋证未再复发。

（七）产后身痛

1. 概念

产妇在产褥期内，出现身体或关节疼痛、麻木、重着者，称为"产后身痛"。

2. 病因病机

产妇产后气血虚弱，或产后发热虚损未复，经脉失养；或产后气血不足，风寒湿乘虚而入，致气血凝滞；或产时耗伤肾气皆可致产后身痛。

3. 诊断

（1）病史：产后失血过多、偶感风寒等病史。

（2）临床表现：产褥期间出现肢体关节酸痛、麻木、畏寒恶风，关节活动不利，甚至关节肿胀。

（3）检查：血沉、类风湿因子、X线摄片等检查。

4. 辨证论治

（1）风寒证

［主要证候］产后肢体关节疼痛，屈伸不利，或痛无定处，冷痛剧烈，得温则减，或麻木肿胀，重着，恶寒怕风，舌淡，苔薄白，脉濡细。

［证候分析］产后元气虚损，气血不足，卫阳不固，腠理不密，起居不慎，风寒湿之邪乘虚而入，留滞经络关节，气血受阻，痹阻不通，故关节疼痛，屈伸不利；风邪偏胜，则痛无定处；寒邪独盛，疼痛剧烈，血得热行，故得热则舒；湿邪偏盛，则关节肿胀、重着；邪阻经脉，血行不畅，肢体失养则麻木；舌淡，苔薄白，脉濡细均为风寒之象。

［治法］养血祛风，散寒除湿。

［方药］独活寄生汤。

（2）血虚证

［主要证候］产后遍身关节酸楚、疼痛，肢体麻木，面色萎黄，心悸头晕，舌淡，苔薄，脉细弱。

［证候分析］产后失血过多，百骸空虚，血虚筋脉失养，则遍身关节酸痛，肢体麻木，关节酸楚、疼痛；血虚不能上荣头面、髓海，则面色萎黄、头晕；气血不足不能养心，则心悸。舌淡，苔薄，脉细弱均为血虚之征。

［治法］养血益气，温经通络。

［方药］黄芪桂枝五物汤。

（3）肾虚证

［主要证候］产后足跟疼痛、腰膝酸软，难以俯仰，头晕耳鸣，夜尿多，舌淡黯，脉沉细弦。

［证候分析］腰为肾之外府，膝属肾，足跟为肾经所过，素体肾虚，因产伤损肾气，耗伤精血，肾之精血亏虚，失于濡养，故腰膝痛、身痛、足跟痛；肾精不足，不能濡养髓海，故头晕耳鸣；肾虚肾气不固则夜尿多；舌淡黯，脉沉细弦，均为肾虚精血不足之征。

［治法］补肾养血，强腰壮骨。

［方药］养荣壮肾汤。

（4）血瘀证

［主要证候］产后身痛，尤见下肢麻木、酸痛、重着、肿胀明显，屈伸不利，小腿压痛，恶露量少，色紫黯夹血块，舌黯，苔白，脉弦涩。

［证候分析］产后多瘀，瘀阻经脉，关节失荣，故见四肢疼痛、麻木、发硬、重着、屈伸不利；瘀血停滞皮肉之间，故肿胀明显；瘀阻胞脉，故恶露量少，色紫黯夹血块；舌脉亦属血瘀之征。

［治法］养血活血，化瘀祛湿。

［方药］身痛逐瘀汤。

5. 验案举例

赵某，女，已婚。初诊：2010 年 9 月 13 日。

[主诉] 产后周身关节疼痛 2 年余。

[现病史] 2008 年剖腹产手术后，由于产后护理不周受冷，出现关节酸痛、麻木及腰背痛，至今未愈。现翻身则诸症加重，腹胀，脉沉无力，舌淡，苔白。

[中医诊断] 产后身痛（真元大损，气营两虚）。

[治法] 益气养血，温通经络。

[方药] 黄芪15g，党参15g，当归15g，地龙10g，鸡血藤20g，忍冬藤20g，威灵仙10g，路路通20g，丝瓜络10g，桑寄生10g，炒杜仲15g，巴戟天10g，羌活10g，独活10g，姜黄12g，细辛3g，川续断18g，狗脊20g，栀子10g，藁本10g，木瓜20g。

7 剂，水煎服，日 1 剂。

以该方为主加减两月后诸症好转。

按语：《沈氏女科辑要笺正》云："此证多血虚，宜滋养，或有风寒湿三气杂至之痹，则养血为主，稍参宣络，不可峻投风药。"《丹溪心法》有"产后无得令虚，当大补气血为先，虽有杂证，以末治之"。该方以黄芪、党参、当归补其气血，取当归补血汤之意。配党参大补脾胃之气，盖产后阴阳俱虚，营卫气血不足，用党参、黄芪寓"有形之血不能自生，生于无形之气故"之意，益气固表，大补脾胃之气，使气血充沛，气顺血和，滋后天以养机体。"妇人以肾系胞，产则劳伤肾气"，腰为肾之府，肾虚腰失所养而见腰痛，配以桑寄生、川续断、狗脊以补肾益精，强腰壮骨。木瓜治疗腰膝关节酸重疼痛，《本草新编》曰："木瓜乃入肝益筋之品，养血卫脚之味。"《本草拾遗》："木瓜，下冷气，强筋骨。"地龙、羌活、独活、鸡血藤、忍冬藤、威灵仙、路路通、丝瓜络祛风湿，利关节，通经止痛；姜黄、细辛、温经通络；藁本辛温以开腠理，使邪有出路；栀子反佐诸药，辛温燥烈伤阴。

（八）产后恶露不绝

1. 概念

产后血性恶露持续 10 天以上，仍淋漓不尽者，称"产后恶露不绝"。

2. 病因病机

因恶露为血所化，而血源于脏腑，注于冲任，若脏腑受病，冲任为病，易致恶露不绝。常见病机有气虚、血热和血瘀。发病机理主要为冲任不固，恶露乃血所化，出于胞中，源于血海，气虚冲任不固，或血热损伤冲任，或血瘀冲任，血不归经，均可导致恶露不绝。

（1）气虚

素体虚弱，产时气随血耗，其气益虚，或产后操劳过早，损伤脾气，中气虚陷，冲任失固，血失统摄，以致恶露日久不止。

（2）血热

产妇素体阴虚，因产时亡血伤津，营阴更亏，阴虚则内热，或产后过食辛辣温燥之品，或肝气郁滞，久而化热，热伤冲任，迫血妄行，而致恶露不绝。

（3）血瘀

产后胞宫、胞脉空虚，寒邪乘虚而入，血为寒凝，结而成瘀，或七情内伤，气滞而血瘀，瘀阻冲任，新血难安，以致恶露淋漓不尽。

3. 诊断

（1）病史：可能有产后子宫复旧不良、组织残留、产程过长等病史。

（2）临床表现：产后恶露日久不尽，量或多或少，色淡红、暗红、有血块等。

（3）检查：妇科检查，B超，血、尿常规检查等。

4. 辨证论治

（1）血热证

［主要证候］产后恶露过多不止，色红质黏稠，量较多，口干咽燥，面潮红，舌质红，脉细数。

［证候分析］产后营阴耗损，虚热内生，气郁化热或感热邪，热扰冲任，迫血妄行，故恶露过期不止，量较多；血被热灼，则色深红，质黏稠，气臭秽；虚热上浮，故面色潮红；阴液不足，则口燥咽干；舌质红，脉细数，为阴虚内热之征。

［治法］养阴清热止血。

［方药］保阴煎。

（2）血瘀证

［主要证候］恶露持久不尽，量时多时少，色黯有血块，舌紫黯边有瘀点，脉沉涩。

［证候分析］瘀血阻滞冲任，新血不得归经，则恶露过期不止，淋漓量少，色黯有块；瘀血内阻，不通则痛，故小腹疼痛拒按；块

下瘀滞稍通，故使痛减；舌紫黯，脉沉涩，为瘀血阻滞之征。

[治法] 活血化瘀止血。

[方药] 生化汤。

（3）气虚证

[主要证候] 恶露过期不尽，量多色淡，质稀，面色㿠白，四肢无力，神疲懒言，小腹空坠，舌淡，苔薄白，脉细弱。

[证候分析] 气虚统摄无权，冲任不固，则恶露过期不止，血量较多；血失气化，则色淡，质稀，无臭味；气虚中阳不振，则精神倦怠，四肢无力，气短懒言；中气不足，失于提挈，则小腹空坠；气虚清阳不升，则面色㿠白；舌淡，苔薄白，脉细弱，为气虚之征。

[治法] 补气摄血固冲。

[方药] 补中益气汤。

5. 验案举例

周某，女，30岁。初诊：2013年12月16日。

[主诉] 产后阴道有血性分泌物70余天。

[现病史] 2013年10月9日孕足月剖腹产1婴儿。现产后70天，阴道不规则少量出血，色鲜红，质稀，下腹偶有隐隐不适，伴有腰酸痛，白带色白质稀，倦怠，纳一般，寐安，二便调畅。辅助检查：2013年12月9日查妇科B超：宫腔内团块大小为3mm×4mm×7mm。既往月经规则，9/26～28。个人史：1-0-2-1（1次药流后因胎物残留行无痛清宫术，1次无痛人流）。否认产后性生活史。妇科检查：外阴（-），阴道畅，分泌物量少，宫颈流血（闭合），宫体前位，常大，质中，活动可，压痛（+），双侧附件（-）。舌淡红，苔薄白，脉细。

[中医诊断] 产后恶露不绝（气虚血少，感染邪毒）。

[西医诊断] 子宫内膜炎。

[治法] 清热解毒，凉血止血。

[方药] 荔枝10个，贯众炭20g，荆芥炭10g，阿胶10g，地榆20g，槐花20g，仙鹤草30g。

4剂，水煎服，日1剂。

二诊（2013年12月20日）：进药1剂，阴道出血即净，腰痛减轻，精神转好，舌脉同上。

按语： 患者剖腹产易致气血耗伤过多，且产后长时间阴道异常出血不止，气血愈虚，故倦怠。肾为封藏之本，肾为腰之府，产伤易损伤肾气，肾气虚，气血失固，故长期阴道出血，腰部酸痛。长期阴道出血，胞门开放，邪毒易趁虚入侵，入里化热，损伤冲任经脉，热与血互结，阻痹胞脉，不通则痛，故下腹隐痛且有压痛，阴道出血不止，形成恶性循环。长期如此异常出血，将可能出现多种并发症。为此，应及时辨证止血为要。治宜清热解毒，凉血止血。贯众炭、地榆、槐花清热解毒，凉血止血；荆芥炒炭减轻其辛散作用，引血归经加强止血作用；阿胶既可补血，又可止血。荔枝核为肝经血分药，行血中之气药，用于诸多止血药中，止血不留瘀，兼有肾虚者，可将荔枝核换成荔枝，在行气的同时有补肾的功效。仙鹤草补肾收敛止血，对肾虚腰痛及阴道异常出血疗效佳。全方标本同治，行血、补血寓于止血之中，使止血不留瘀，行血不动血。

（九）产后汗证

1. 概念

产后汗证包括自汗、盗汗两种。产妇与产后出现汗出持续不止者，称为"产后自汗"；若寐中汗出湿衣，醒来即止者，称为"产后盗汗"。

2. 历史沿革

产后汗证，见于《妇人大全良方》之中，名"产后虚汗不止"，按"虚汗不止者，由阴气虚而阳气加之，里虚表实，阳气独发于外，故汗出也。血为阴，产则伤血，是为阴虚也；气为阳，其气实者，阳加于阴，故冷汗出，而阴气虚不复者，则汗出下止也。凡产后气血兼虚，故多汗，盖人身之气血相互依存，密切相关"。产后自汗，又能导致失眠，汗出淋漓，衣服均湿，换衣又易感冒。如此则病程缠绵难愈。治病必求其本，如单从止汗着手，服药后汗虽可暂时停止，但体质依然虚弱，日后仍会复发，便使治疗前功尽弃，更有产后误下者，临床疗效更差。故必须注意培本，或温补肾阳，或补益气血，或滋阴固表，于培本药物之后，加一二味敛汗药，即可药到病除。

3. 病因病机

本病主要病机为产后耗气伤血，气虚阳气不固，阴虚内热迫汗外出。气虚、阴虚为本病主因。

4. 诊断

（1）病史：结核、贫血等慢性病史。

（2）临床表现：以产后出血量过多和持续时间较长。产后自汗者，白昼汗多，动则益甚；产后盗汗者，寐中汗出，醒后即止。

（3）检查：肺部 X 线检查。

5. 辨证论治

（1）气虚自汗证

[主要证候] 产后汗出过多，不能自止，动则加剧，偶或恶风身冷，面色㿠白，倦怠乏力，舌淡，苔薄白，脉细弱。

[证候分析] 产后伤血，气随血耗，腠理不密，卫阳不固，故自汗恶风；动则耗气，故出汗加剧；气虚阳衰，故面色白㿠白，倦怠乏力，气短懒言；舌淡，苔薄白，脉细弱，均为气虚之象。

[治法] 益气固表，合营止汗。

[方药] 黄芪汤。

（2）阴虚盗汗证

[主要证候] 产后睡中汗出，甚则湿透衣衫，醒后即止，头晕耳鸣，口燥咽干，渴不思饮，腰膝酸软，舌质红苔少，脉细数。

[证候分析] 因产伤血，营阴耗损，阴虚生内热，热迫汗出，故产后睡中汗出，甚则湿透衣衫；醒后阳出于阴，卫表得固，故汗出可止；阴虚阳浮于上，故面色潮红，头晕耳鸣；虚热灼阴，津不上乘，故口燥咽干，渴不思饮；五心烦热，腰膝酸软，为阴虚损及肝肾所致；舌质红苔少，脉细数，均为阴虚热盛于内之征。

[治法] 益气养阴，生津敛汗。

[方药] 生脉散。

6. 验案举例

成某，女，25 岁。初诊：2011 年 5 月 24 日。

[主诉] 周身发凉恶风，自汗乏力 2 月余。

[现病史] 自诉周身发凉 2 月余，于产后 70 天时，骑摩托车后自觉周身酸痛，医生予解表散风寒之剂调治。服药后大汗淋漓，随

后一直自汗不止，周身乏力，发凉恶风，肢节酸楚，夜寐不安，故来求诊。刻诊：面色㿠白，自汗，时值五月，仍穿棉衣棉裤，周身汗腥味极浓，扑鼻难闻，舌质红苔白，脉虚。

[**中医诊断**] 产后汗证（气虚自汗证）。

[**治法**] 固表敛汗，滋补阴血。

[**方药**] 黄芪60g，当归12g，焦白术15g，牡蛎15g，龙骨15g，茯苓12g，牛膝12g，杜仲12g，菟丝子12g，桂枝6g，桑寄生10g，陈皮10g，草豆蔻15g，山药20g，甘草6g。

5剂，水煎服，日1剂。

二诊（2011年5月30日）：服上药5剂后，汗已大减，已不觉身凉，舌苔白，脉缓，衣服减去两件，仍以前方再服3剂而收功。

（十）缺乳

1. 概念

产后哺乳期内，产妇乳汁甚少或全无者，称"缺乳"，又称"产后乳汁不行"。

2. 病因病机

多为"虚""实"两种，多由于产后气血虚弱，乳汁减少；或因邪实致乳络不通。发病机理一为化源不足，二为瘀滞不行。常见病因有气血虚弱、肝气郁滞、痰浊阻滞。

（1）气血虚弱

素体气血虚弱，复因产时失血耗气，气血亏虚，或脾胃虚弱，气血生化不足，以致气血虚弱无以化乳，则产后乳汁甚少或全无。

（2）肝郁气滞

素性抑郁，或产后七情所伤，肝失条达，气机不畅，气血失调，以致经脉涩滞，阻碍乳汁运行，因而缺乳。

（3）痰浊阻滞

素体肥胖，痰湿内盛或产后膏粱厚味，脾失健运，聚湿成痰，痰气阻滞乳脉乳络，遂致缺乳。

3. 诊断

（1）病史：注意询问有无产后失血过多及情志不遂史，并了解患者平素体质情况。

（2）临床表现：产妇在哺乳期中，乳汁甚少，甚至全无。

（3）检查：胸部触诊。

4. 辨证论治

（1）肝郁气滞证

[主要证候] 产后乳汁分泌少，乳房胀痛，乳汁浓稠，胸胁胀满，情志抑郁，食欲不振，舌质正常，苔薄黄，脉弦或弦滑。

[证候分析] 情志不舒，肝气郁结，气机不畅，乳脉瘀滞，致令乳汁不得出而乳汁涩少；乳汁郁积，则乳房胀硬、疼痛，乳汁浓稠；肝脉布胁肋，肝气郁滞，失于宣达，则胸胁胀闷；肝气不舒，则情志抑郁；木郁克土，脾失健运，则食欲不振；郁乳日久化热，则身有微热；舌质正常，苔薄黄，脉弦或弦滑，为肝郁气滞或化热之征。

[治法] 疏肝解郁，通络下乳。

[方药] 下乳涌泉散。

（2）气血虚弱证

[**主要证候**] 产后乳汁甚少或全无，乳汁稀薄，乳房柔软无胀感，倦怠乏力，神疲懒言，面色少华，舌淡，苔薄白，脉细弱。

[**证候分析**] 气血虚弱，乳汁化源不足，无乳可下，故乳少或全无；乳腺空虚，故乳房柔软，无胀满感；气血不足，阳气不振，脾失健运，故神倦食少；气虚血少，不能上荣，则面色无华，舌淡，苔薄白，脉细弱，为气血不足之征。

[**治法**] 补气养血，佐以通乳。

[**方药**] 通乳丹。

（3）痰浊阻滞证

[**主要证候**] 乳汁甚少或全无，乳房胀满，乳汁质稀，胸闷痰多，形体肥胖，食多乳少，舌淡胖，苔腻，脉沉细。

[**证候分析**] 素体脾虚，或肥甘厚味伤脾，脾虚气弱不行，行乳无力则乳汁甚少或全无，乳汁质稀；痰浊阻滞乳络，则乳房胀满；胸闷痰多，舌淡胖，苔腻，脉沉细均为痰浊阻滞之征。

[**治法**] 健脾化痰通乳。

[**方药**] 苍附导痰丸。

5. 验案举例

王某，女，28岁。初诊：2010年10月28日。

[**主诉**] 产后3个半月，乳少半月余。

[**现病史**] 2010年7月14日顺产一女婴，产后3个月内乳汁充足，近半月无明显诱因出现乳汁减少，无法满足婴儿需求，乳汁稀薄，乳房触之柔软，无胀满感，纳少，眠可，二便调，舌质淡，苔白薄，脉细弱。

[**中医诊断**] 产后缺乳（气血虚弱型）。

[**方药**] 党参 30g，炙黄芪 30g，炒白术 9g，熟地黄 6g，制黄精 9g，枸杞子 9g，制何首乌 12g，路路通 9g，王不留行 9g，砂仁 6g（后下）。

6 剂，水煎服，日 1 剂，分 2 次服。并注意休息，多饮米汤，忌食生冷、油腻之品。

二诊（2010 年 11 月 4 日）：食欲增强，乳汁量明显增多，但仍无法满足婴儿需求。方药：上方熟地黄改为 9g，加山药 12g，当归 9g。再服 6 剂后乳汁充足，已能满足婴儿需求。

（十一）产后乳汁自出

1. 概念

产妇在哺乳期内，乳汁不经婴儿吸吮而自然溢出者，称"乳汁自出"。

2. 历史沿革

本病首见于唐代《经效产宝·产后乳汁自出方论》："产后乳汁自出，盖是身虚所致，宜服补药以止之。"宋代《妇人大全良方·卷二十三》曰："产后乳汁自出，乃胃气虚，宜服补药止之。"并附有独参汤、十全大补汤治验的案例，均以虚立论，补而治之。明代《景岳全书·妇人规》指出："产后乳自出，乃阳明胃气之不固，当分有火无火而治之，无火而泄不止，由气虚也，宜八珍汤、十全大补汤；若阳明血热而溢者，宜保阴煎或四君子汤加栀子；若肝经怒火上冲，乳胀而溢者，宜加减一阴煎；若乳多胀痛而溢者，宜温帛熨而散之。"张氏之说较完整地归纳了本病病因病机，一直为后世医家所推崇，沿用至今。现代研究也未完全明确乳汁自出的机理。

3. 病因病机

本病不外虚实两端。虚者胃气不固，摄纳失常；实者肝郁化热，迫乳外溢。

4. 诊断

（1）病史：有无贫血史，了解患者体质情况或情志精神状态。

（2）临床表现：产妇在哺乳期内，乳汁不经婴儿吸吮而自然溢出，乳汁清稀或黏稠。

（3）检查：一侧或双侧乳头乳汁点滴而下，但未见乳头皲裂，乳房柔软或胀满。

5. 辨证论治

（1）气虚失摄

[主要证候] 产后乳汁自出，量少质清稀，乳头无胀感，面色少华，倦怠乏力，舌淡，苔薄白，脉沉细。

[证候分析] 产后气血虚少，中气不足，胃气不固，乳汁失约，故乳汁自出；乳汁化源不足，则乳少，质清稀；乳汁外溢，乳房空虚，故乳房柔软无胀感；气虚血少不能上荣于面，故面色少华；中气不足则神疲乏力，舌淡，苔薄白，脉沉细均为气血虚弱之征。

[治法] 补气益血，佐以固摄。

[方药] 补中益气汤。

（2）肝经郁热

[主要证候] 产后乳汁自出，量多质稠，乳房胀痛，情志抑郁

或烦躁易怒，口苦咽干，大便干燥，小便黄赤，舌红，苔薄黄，脉弦数。

[证候分析] 情志抑郁，肝郁化热，迫乳外溢，故乳汁自出而量多；热灼乳汁则质稠；肝气不疏，肝失调达，气滞不宣，故乳房胀痛，胸胁胀满；肝郁化火故烦躁易怒；热伤津液，故口苦咽干，大便秘结，小便黄赤；舌红，苔薄黄，脉弦数均为肝经郁热之征。

[治法] 疏肝解郁，清热敛乳。

[方药] 丹栀逍遥散。

6. 验案举例

范某，女，30 岁。初诊：2005 年 2 月 25 日。

[主诉] 人工流产术后，乳汁自行流出 10 天余。

[现病史] 自人工流产后 10 天，乳汁自行流出，量日渐增多，一日内涌乳约 10000mL，乳房胀满疼痛，有时痛引胸背，需多次挤压乳房，使乳汁流出才能入睡。曾在院外用过阿托品及多种中草药均无效。症见：消瘦声弱，气短乏力，时时汗出，双乳胀大，右侧更甚，按痛，无红肿，不断流出黄白色乳汁，溲黄便干，舌淡红，苔薄白，脉细无力。检查乳汁未发现细菌。

[中医诊断] 产后乳汁自出（气血肝郁）。

[治法] 补气血，疏肝理气，回乳。

[方药] 生麦芽 60g，生石膏 50g，芡实 30g（冲服），蒲公英 30g，牛膝 30g，黄芪 60g，焦白术 15g，香附 10g，车前子 20g，陈皮 10g，竹茹 15g。

1 剂后涌乳量少，乳房胀痛减轻，以此加减共服 12 剂，3 月 14 日治愈出院。

按语：本例少见。根据《医宗金鉴》："产后乳汁暴涌不止者，乃气血大虚……"故以益气补血为主治之，兼以舒肝，再以大剂量生麦芽回乳，故仅服 12 剂便治愈。

（十二）产后抑郁

1. 概念

产后抑郁是以产妇在分娩候出现情绪低落、精神抑郁为主要症状的病症。

2. 历史沿革

隋代《诸病源候论》较早论述了此病。宋代《妇人大全良方》较广泛地论述此病。《陈素庵妇科补解》加以综合提高。明代《万氏妇人科》阐述血气虚弱，心神失养，瘀血停滞，闭于心窍所致的病机及证治。清代《医宗金鉴》充实了本病的辨证论治。

3. 病因病机

产后多虚多瘀，产后多虚，血不养心，心神失养，过度忧思，损伤心脾；产后多瘀，瘀血停滞，上攻于心；或情志抑郁，肝气郁结。

4. 诊断

（1）病史：素性抑郁，产后失血过多，过度劳倦或既往有精神病史、难产史等。

（2）临床表现：主要表现为抑郁，情绪低落，悲观厌世，失眠多梦，易感疲乏无力，不愿与人交流等。

（3）检查：血常规检查或妇科检查。

5. 辨证论治

（1）瘀血内阻

[**主要证候**] 产后抑郁寡欢，神志恍惚，失眠多梦，恶露淋漓日久，色紫黯有块，舌质黯有瘀斑，苔白，脉弦或涩。

[**证候分析**] 产后气血虚弱，劳倦过度，血滞成瘀，情志所伤等使心窍蒙蔽，故产后郁郁寡欢；恶露淋漓日久，色紫黯有块，舌质黯有瘀斑，苔白，脉弦或涩均为血瘀之征。

[**治法**] 活血逐瘀，镇静安神。

[**方药**] 调经散。

（2）肝气郁结证

[**主要证候**] 产后心情抑郁，心神不安，烦躁易怒，夜不入寐，或多噩梦，惊恐易醒；恶露量或多或少，色紫黯有块；胸闷纳呆，善太息，苔薄，脉弦。

[**证候分析**] 素性抑郁，产后又因情志所伤，肝郁胆虚，魂不归藏，心神不安，夜难入眠；恶露量多或多或少，色紫黯有块，胸闷纳呆，善太息，苔薄，脉弦均为肝郁之象。

[**治法**] 疏肝解郁，镇静安神。

[**方药**] 逍遥散。

（3）心脾两虚证

[**主要证候**] 产后焦虑，心神不宁，常悲伤欲哭，情绪低落，失眠多梦，健忘，神疲乏力，面色萎黄，纳少便溏，舌淡，苔薄白，脉细弱。

［证候分析］产后失血过多，思虑太过，心血暗耗，心失所养，神明不守，故抑郁；神疲乏力，面色萎黄，纳少便溏，舌淡，苔薄白，脉细弱均为产后抑郁之象。

［治法］健脾益气，养心安神。

［方药］归脾汤。

6. 验案举例

李某，女，28岁。初诊：2004年3月31日。

［主诉］新产后情志异常10天。

［中医诊断］产后抑郁（气滞血瘀）。

［现病史］平素心情不舒，新产18天，哺乳期，恶露甚少。旬日前因争吵，突然神态失常，乱语，打人，不眠不食，口渴引饮，大便不解，目光呆视，语声洪亮，舌尖瘀红，苔薄黄中浊，脉大且实。

［治法］活血祛瘀，清涤腑气，佐以理气解郁。

［方药］桃仁24g，当归9g，生大黄9g，元明粉9g，制香附9g，辰茯神9g，五灵脂6g，枳壳6g，柴胡6g，郁金6g，川芎3g，川厚朴2.5g。

7剂，水煎服，日1剂。

二诊（2004年4月7日）：药后便解一次，恶露增多，间有安静之时。原方去元明粉、川厚朴、枳壳、柴胡，加延胡索9g，生酸枣仁9g，熟酸枣仁9g，代代花4.5g，佛手3g。

三诊（2004年4月12日）：2剂后神清，偶有多语，恶露色量正常。继以益气血、安心神、疏肝郁、清邪热为法组方。方药：党参9g，当归9g，远志9g，生酸枣仁9g，熟酸枣仁9g，制香附9g，乌药 9g，桃仁 24g，川芎 3g，代代花 3g，佛手 3g，生大黄 6g，五灵脂 6g，琥珀 1.5g。服 2 剂，仅感疲乏嗜睡，投归脾汤加味数剂而愈。

按语：本案为产后情志气郁，气滞则血瘀，兼腑实不通所致之狂证。患者虽产后气血虚弱，但仍应遵"急则治其标"的原则，先祛瘀通腑，然后再益气血、补心脾。如拘泥于产后血虚而忌用攻法，则病难速效。

（十三）产后血劳

1. 概念

因产后阴血暴亡，导致日后月经停闭，性欲丧失，生殖器官萎缩，伴表情淡漠、容颜憔悴、毛发枯黄脱落、形寒怕冷、乍起乍卧、虚乏劳倦等一系列虚羸证候者，称"产后血劳"。

2. 历史沿革

《金匮要略》最早用当归生姜羊肉汤治之，《诸病源候论》所论病源及症状与产后血劳相近。《妇人大全良方》进一步具体提出了对病因病机、治法方药的论述。《医宗金鉴》主张用六君子汤加减调其脾胃。

3. 病因病机

本病发生的病机多因产后阴血暴脱，脑髓失养，脏器虚损成劳。以精血亏损、产后虚损为主要原因。

4.诊断

（1）病史：产时或产后大出血病史。

（2）临床表现：表情淡漠、容颜憔悴、毛发枯黄脱落、四肢不举、头晕目眩、腰膝酸软，渐至月经停闭、性欲减退、生殖器官萎缩等。

（3）检查：全身检查、妇科检查、血常规等。

5.辨证论治

（1）脾肾虚损证

[主要证候]产后月经停闭，四肢不温，纳呆食少，易感风寒，腹泻便溏，毛发枯黄，容颜憔悴等；宫寒不孕，性欲丧失，子宫萎缩，舌淡苔白，脉沉细无力。

[证候分析]脾肾亏损，阳气亏虚，生化失期，天癸将竭，冲任亏虚，月经停闭，继发不孕；阳气不足，故形寒肢冷，易感风寒；脾虚失于运化，水谷精气不布，肌肤筋肉失养，故容颜憔悴，肌肤不荣；宫寒不孕，性欲丧失，子宫萎缩，舌淡苔白，脉沉细无力均为脾肾虚损之象。

[治法]峻补脾肾，益气养血。

[方药]黄芪散。

（2）精血亏损证

[主要证候]产后月经闭止，毛发枯黄脱落，头晕目眩，腰膝酸软；性欲丧失，子生殖器官萎缩；舌淡白苔少，脉沉细略数。

[证候分析]精血亏虚，不能濡养天癸，冲任亏虚，月经停闭。脑失所充，发失所荣，故毛发脱落，头晕目眩；肾虚精亏，外腑失养，故腰膝酸软；肾主生殖，精亏血少，天癸衰竭，故性欲丧失，

甚或生殖器官萎缩；舌淡白苔少，脉沉细略数，均为精血亏虚之象。

[治法]滋阴养血，填精益髓。

[方药]人参鳖甲汤。

6. 验案举例

杨某，女，28 岁，已婚。初诊：2009 年 10 月 21 日。

[主诉]产后闭经 5 年。

[现病史]患者 5 年前足月妊娠分娩一男婴，产后大出血休克，导致贫血，至今无月经。曾在当地多家医院以贫血、神经官能症治疗，并行人工周期、黄体酮治疗无效。由其家人搀扶而至，刻诊：面色苍白，神情淡漠，痴呆不语，形寒肢冷，眉毛稀疏，生活不能自理。舌淡红，苔薄白，脉沉而细。病史为其代诉。经查头颅磁共振：未见垂体形态异常。

[中医诊断]产后血劳。

[西医诊断]席汉氏综合征。

[治则]温肾扶脾，益气养血。

[方药]仙鹤草 50g，仙灵脾 15g，仙茅 15g，人参 15g，制附子 30g（先煎 40 分钟），炮姜 10g，巴戟天 30g，黄芪 30g，当归 12g，益智仁 10g，乌药 10g，五味子 10g，覆盆子 10g，菟丝子 12g，车前子 10g（包煎），炙甘草 6g。

7 付，水煎服，日 1 剂。

二诊：药后患者精神明显振作，言语转多，食纳增加。效不更方，嘱服上方 1 月后再诊。

三诊：患者步履稳健，眉毛些许长出，能正常应答，仍觉畏寒，但程度明显减轻。基本方加用滋肾养血之品如何首乌、熟地黄、女贞子、墨旱莲、鹿角胶等，再进 1 月。

四诊：已能料理日常家务，面色转红润，畏寒消失，月经来潮，但量不多。原方去炮附子，守方再进 10 剂，后改服人参养荣汤善后。随访 2 年，身体完全恢复正常，未再复发。

按语：席汉氏综合征属于现代医学内分泌腺疾病，临床较为罕见，套用激素替代疗法，长期使用有较多弊端，中医则对该病有较好疗效。方中仙鹤草、仙灵脾、仙茅，凡无外邪的各种疾病而神疲怠惰者，都可使用；人参、炮附子、炙甘草、炮干姜是《伤寒论》中之四逆加人参汤，具有益气回阳，扶正固脱之功；再加五子衍宗丸，填精补髓、疏利肾气。三方合用，随症加减，效验常超乎意料之外。

五、妇科杂病

凡不属于经、带、胎、产疾病范围，而又与妇女解剖、生理、病机特点密切相关的各种妇科疾病，统称为妇科杂病。

病因病机：妇科杂病的病因主要是寒热湿邪、七情内伤、生活因素、体质因素。其病机主要是肾、肝、脾功能失常，气血失调，直接或间接影响冲任、胞宫、胞脉、胞络而发生妇科杂病。

妇科杂病的诊断，主要根据各病的临床特征和必要的检查以明确诊断。

治疗原则：妇科杂病的治疗重在整体调补肾、肝、脾功能，调理气血，调治冲任、胞宫，以恢复其生理功能，并注意祛邪。杂病大多病程日久，经年累月，治疗难图速愈，必须坚持服药调治，配合心理治疗，假以时日，方显疗效。

（一）盆腔炎

1. 概念

盆腔炎指女性上生殖道及其周围组织的炎症，主要包括子宫内膜炎、输卵管炎、输卵管卵巢脓肿、盆腔腹膜炎等，最常见的是输卵管炎、输卵管卵巢炎。以小腹或少腹疼痛拒按或坠胀，引及腰骶，或伴发热、白带增多等为主要表现。按其发病过程、临床表现，可分为急性盆腔炎与慢性盆腔炎两种。

2. 诊断

（1）急性盆腔炎

1）典型临床表现：有急性感染病史，下腹隐痛、肌肉紧张，有压痛及反跳痛，伴有心率快、发热，阴道有大量脓性分泌物。病情严重时可有高热、头痛、寒战、食欲不振，大量的黄色白带有味，小腹胀痛、压痛、腰部酸痛等；有腹膜炎时出现恶心、腹胀、呕吐、腹泻等；有脓肿形成时，可有下腹包块及局部压迫刺激症状，包块位于前方可有排尿困难、尿频、尿痛等，包块位于后方可致腹泻。

2）体征：子宫常呈后位，活动受限或粘连固定。若为输卵管炎，则在子宫一侧或两侧触到增粗的输卵管，呈索条状，并有轻度压痛。若为输卵管积水或输卵管卵巢囊肿，则在盆腔一侧或两侧摸到囊性肿物，活动多受限。若为盆腔结缔组织炎时，子宫一侧或两侧有片状增厚、压痛，宫骶韧带增粗、变硬、有压痛。

3）妇科检查：阴道、宫颈充血，有大量脓性分泌物，宫颈举痛明显。子宫压痛，活动受限，输卵管炎时可触及子宫一侧或两侧索条状增粗，压痛明显。结缔组织炎时，子宫一侧或两侧片状增厚，宫骶韧带增粗，触痛明显。盆腔脓肿形成时，可触及边界不清的囊性肿物，有压痛。

4）辅助检查：血常规检查可见白细胞升高，阴道、宫腔分泌物或血培养可见致病菌。B超检查可见盆腔内有炎性渗出液或肿块。

（2）慢性盆腔炎

根据病史、典型的症状和体征，可做出慢性盆腔炎的诊断。

1）主要症状：腰骶部疼痛或下腹痛，或因长时间站立、过劳、性交或经前期加重，重者影响工作；或有白带增多、月经紊乱、经血量多、痛经、输卵管阻塞、不孕等；日久或有体质虚弱，精神压力大，常合并精神衰弱。

2）主要体征：子宫多后倾、活动受限或粘连固定，或输卵管增粗压痛，或触及囊性包块，或子宫旁片状增厚压痛等。

3）辅助检查：盆腔B超、子宫输卵管造影及腹腔镜检查有助于本病的诊断。

3. 辨证论治

（1）瘀热互结（多见于慢性盆腔炎急性发作或急性盆腔炎）

[主要证候] 发热或高热，小腹疼痛拒按，痛有定处，或经行不畅，或量多有块，带下量多如脓，臭秽，尿黄便秘；舌质黯红有瘀斑，苔黄，脉滑数或弦数。

[证候分析] 热毒内侵，与冲任胞宫气血相搏结，邪正交争，营卫不和，故发热或高热，小腹疼痛拒按，痛有定处；热邪损伤任带二脉，则经行不畅，或量多有块，带下量多如脓，臭秽；尿黄便秘，舌质黯红有瘀斑，苔黄，脉滑数或弦数均为瘀热互结之征。

[治法] 清热解毒，活血化瘀。

[方药] 五味消毒饮合血府逐瘀汤加减。

（2）湿热血瘀（多见于慢性盆腔炎急性发作或急性盆腔炎）

[主要证候] 低热，小腹疼痛，有灼热感，带下量多，色黄质稠，或赤黄相兼，小腹胀痛，口苦，口干不欲饮，小便混浊，大便干结；舌黯红，苔黄腻，脉弦滑或弦数。

[证候分析] 湿邪侵袭冲任胞宫，邪正交争，湿遏热伏则低热；湿热与气血相搏，血行不畅，湿热瘀结，则小腹疼痛；湿热下注损伤任带则带下量多，色黄质稠，或赤黄相兼；热灼伤津，故口苦，口干，小便混浊，大便干结；因有湿蕴则口干不欲饮。舌黯红，苔黄腻，脉弦滑或弦数均为湿热血瘀之征。

[治法] 清热祛湿，活血化瘀。

[方药] 四妙丸合桃红四物汤加减。

（3）冲任虚寒（常见于慢性盆腔炎）

[主要证候] 小腹冷痛，喜暖喜按，带下量多，色白质稀，畏寒肢冷，舌质淡，苔薄白，脉沉细。

[证候分析] 冲任气血不足，阳强阴弱导致虚寒冷痛，则小腹冷痛，喜温喜按；寒邪伤及任带则带下量多，色白质稀；畏寒肢冷，舌质淡，苔薄白，脉沉细均为虚寒之征。

[治法] 温经化瘀，调理冲任。

[方药] 艾附暖宫丸加减。

4. 其他疗法

（1）中药保留灌肠：可选用酒大黄、蒲公英、败酱草、红花、苍术、黄柏、土茯苓、夏枯草等中药，将 1 剂中药浓煎 100mL，每晚睡前保留灌肠，药液温度以 39 ～ 41℃为宜。

（2）中药理疗：采用具有电场效应、磁场效应、热效应、震荡效应的理疗机进行盆腔体表投影区及穴位理疗，可松解盆腔粘连、止痛，促进炎性代谢产物的吸收消散。方法：将中药散剂和水煎剂（均为自拟方）装入外敷袋，放入电极板进行治疗。也可用中药场效应仪（中药散剂入药袋、干导药）、电脑多功能治疗仪进行离子导入治疗。

（3）针灸治疗：各证型选穴均以任脉、冲脉的穴位为主，配以十二正经的穴位以及子宫穴和子宫、附件体表投影区阿是穴，强刺激，留针 20 分钟，寒凝气结型加灸法，每日 1 次。

（4）西药治疗：对于急性盆腔炎或慢性盆腔炎急性发作者，要针对病原学和药敏试验结果选用合适的抗生素治疗，要注意治疗彻底，防止复发或慢性化。病情严重者则应选择强效的广谱抗生素。另外，还应注意有无厌氧菌、真菌、结核淋病或支原体感染。

5. 验案举例

王某，女，22 岁。初诊：2008 年 6 月 25 日。

[主诉] 腹坠腰酸，白带量多 2 个多月。

[现病史] 患者行走时间稍长后，便出现腹坠腰酸加重，不堪忍受，遇冷亦加重，白带量多，近一周色黄，伴外阴瘙痒，体质偏瘦，面色白而少华，满面愁容，否认有性生活史。辅助检查：PR：未婚外阴，充血，分泌物豆渣样，子宫后位，正常大小，轻压痛，左侧附件轻压痛，右侧未及异常。镜检白带霉菌（+）。舌淡红，苔薄黄，脉沉细。

[中医诊断] 妇人腹痛（脾肾阳虚，湿郁化热）。

[证候分析] 患者久居潮湿阴寒之所，感受寒湿之因，寒湿之邪

困于腰腹，故腰腹痛，感受寒湿日久，亦易感染霉菌，所谓湿郁化热，故带下量多。

［治法］温经散寒除湿，清热化湿止带。

［方药］干姜15g，炙甘草10g，茯苓20g，炒白术20g，杜仲15g，川续断10g，黄柏10g，芡实10g，炒薏苡仁30g，山药15g，白果10g，炮附子6g，乌药15g。

7剂，水煎服，日1剂。

二诊（2008年7月2日）：腹坠大减，腰酸亦明显好转，白带正常，予前方去附子。7剂。

三诊（2008年7月9日）：诸症消失。二诊方7剂以巩固治疗。

按语：《金匮要略·五脏风寒积聚病脉证并治》曰："肾着之病……身劳汗出，衣里冷湿，久久得之，腰以下冷痛，腹重如带五千钱，甘姜苓术汤主之。"湿衣贴附于身，日久阳气痹阻，寒湿着于腰部。因腰为肾之外府，故名肾着之病。症见腰冷腹重（坠），寒湿并重，方用甘姜苓术汤主之。重用干姜配甘草以辛甘扶阳，湿中散寒；重用茯苓配白术，以健脾利湿。本患者虽无衣着湿冷，但久居潮湿阴寒之所，亦是其感受寒湿之因，感受寒湿日久亦易感染霉菌，所谓湿郁化热，故在温经散寒除湿的同时，用易黄汤清热化湿止带，辨证准确，效如桴鼓。该患者为盆腔瘀血证，其与盆腔炎症很相似，查子宫附件亦有轻压痛，但患者无性生活史，体质较差，血管壁薄弱，弹力纤维少，加之长期从事站立工作，盆腔静脉压力持续增高。子宫后位时，子宫卵巢的血管丛随子宫体下降屈曲，在骶区的两侧使局部静脉压力增高，回流受阻，久之则静脉处于瘀血状态。该患者服药后症状明显减轻，但仍需巩固治疗，且应加强腹肌锻炼，多进行户外活动，以避免复发。

（二）不孕症

1. 概念

女子婚后夫妇同居 2 年以上，配偶生殖功能正常，未避孕而未受孕者，或曾孕育过，未避孕又 2 年以上未再受孕者，称为"不孕症"。前者称为"原发性不孕症"，后者称为"继发性不孕症"。古称前者为"全不产"，后者为"断绪"。

西医学认为，女性原因引起的不孕症，主要与排卵功能障碍、盆腔炎症、盆腔肿瘤和生殖器官畸形等疾病有关。中医学对女性先天生理缺陷和畸形的不孕总结了五种不宜——"五不女"，即螺（又作骡）、纹、鼓、角、脉五种，其中除脉之外，均非药物治疗所能奏效，故不属本节论述范畴。

2. 病因病机

男女双方在肾气盛、天癸至、任通冲盛的条件下，女子月事以时下，男子精气溢泻，两性相合，便可媾成胎孕。可见，不孕症主要与肾气不足，冲任气血失调有关。临床常见有肾虚、肝郁、痰湿、血瘀等类型。

（1）肾虚

先天禀赋不足，或房事不节，损伤肾气，冲任虚衰，胞脉失于温煦，不能摄精成孕；或伤肾中真阳，命门火衰，不能化气行水，寒湿滞于冲任，湿壅胞脉，不能摄精成孕；或经期摄生不慎，涉水感寒，寒邪伤肾，损及冲任，寒客胞中，不能摄精成孕；或房事不节，耗伤精血，肾阴亏损，以致冲任血少，不能凝精成孕，甚则阴血不足，阴虚内热，热伏冲任，热扰血海，以致不能凝精成孕。

（2）肝郁

情志不畅，肝气郁结，疏泄失常，血气不和，冲任不能相资，以致不能摄精成孕。

（3）痰湿

素体肥胖，或恣食膏粱厚味，痰湿内盛，阻塞气机，冲任失司，躯脂满溢，闭塞胞宫；或脾失健运，饮食不节，痰湿内生，湿浊流注下焦，滞于冲任，湿壅胞脉，都可导致不能摄精成孕。

（4）血瘀

经期、产后余血未净之际，涉水感寒，或不禁房事，邪与血结，瘀阻胞脉，以致不能摄精成孕。

3. 辨证论治

不孕症的辨证，主要依据月经的变化、带下病的轻重程度，其次依据全身症状及舌脉进行综合分析，明确脏腑、气血、寒热、虚实，以指导治疗。治疗重点是温养肾气，调理气血，使经调病除，则胎孕可成。

（1）肾虚证

1）肾气虚证

[**主要证候**] 婚久不孕，月经不调，经量或多或少，头晕耳鸣，腰酸腿软，精神疲倦，小便清长，舌淡，苔薄，脉沉细，两尺尤甚。

[**证候分析**] 肾气不足，冲任虚衰，不能摄精成孕，而致不孕；冲任失调，血海失司，故月经不调，量时多时少；腰为肾府，肾主骨生髓，肾虚则腰酸腿软；髓海不足，则头晕耳鸣，精神疲倦；气

化失常，则小便清长；舌淡，苔薄，脉沉细，为肾气不足之征。

[治法] 补肾益气，填精益髓。

[方药] 毓麟珠（《景岳全书》）。

人参、白术、茯苓、芍药（酒炒）、川芎、炙甘草、当归、熟地黄、菟丝子（制）、鹿角霜、杜仲（酒炒）、川椒。共为末，炼蜜为丸。

方中菟丝子、鹿角霜、杜仲补肾强腰膝而益精髓，四君子汤用以补气，配四物汤以养血，佐川椒温督脉以扶阳。全方既养先天肾气以生髓，又补后天脾气以化血，并佐以调和血脉之品，使精充血足，冲任得养，胎孕乃成。

2）肾阳虚证

[主要证候] 婚久不孕，月经后期，量少色淡，甚则闭经，平时白带量多，腰痛如折，腹冷肢寒，性欲淡漠，小便频数或失禁，面色晦黯，舌淡，苔白滑，脉沉细而迟或沉迟无力。

[证候分析] 肾阳不足，命门火衰，冲任失于温煦，不能摄精成孕，故致不孕；阳虚气弱，不能生血行血，冲任空虚，血海不按时满，故使月经后期，量少色淡，甚则闭经；肾阳虚，气化失常，水湿内停，伤及任带，故带下量多；肾阳不足，命门火衰，胞脉失煦，故腰痛如折，腹冷肢寒，性欲淡漠；肾阳不足，气化失常，关门不固，故小便频数或不禁；面色晦黯，舌淡，苔白滑，脉沉细而迟或沉迟无力，为肾阳不足之征。

[治法] 温肾助阳，化湿固精。

[方药] 温胞饮（《傅青主女科》）。

巴戟天、补骨脂、菟丝子、肉桂、附子、杜仲、白术、山药、芡实、人参。

方中巴戟天、补骨脂、菟丝子补肾助阳而益精气；杜仲补肾而止腰痛；肉桂、附子温肾助阳以化阴；人参、白术健脾益气而除湿；山药、芡实补肾涩精而止带。全方共奏温肾助阳、填精助孕之效。

若寒客胞中致宫寒不孕者，症见月经后期，小腹冷痛，畏寒肢冷，面色青白，脉沉紧，治宜温经散寒，方用艾附暖宫丸（《沈氏尊生书》）。

艾叶、香附、当归、续断、吴茱萸、川芎、白芍、黄芪、生地黄、肉桂。

方中肉桂、吴茱萸、艾叶温经散寒而暖宫；香附理气行血，祛胞中之瘀滞；生地黄、白芍、当归、川芎养血和血以调经；黄芪、续断补气固肾而养冲任。全方可收温经散寒，暖宫调经之功，经调则胎孕可成。

3）肾阴虚证

[**主要证候**] 婚久不孕，月经错后，量少色淡，头晕耳鸣，腰酸腿软，眼花心悸，皮肤不润，面色萎黄，舌淡，苔少，脉沉细。

[**证候分析**] 肾阴亏损，精血不足，冲任空虚，不能凝精成孕，则月经后期，量少色淡，婚久不孕；精血亏少，血虚不能上荣清窍，则头晕耳鸣、眼花，内不荣脏腑，则心悸，腰酸腿软，外不荣肌肤，则皮肤不润，面色萎黄。舌淡，苔少，脉沉细，为精血亏虚之征。

[**治法**] 滋肾养血，调补冲任。

[**方药**] 养精种玉汤（《傅青主女科》）。

熟地黄（酒蒸）、当归（酒洗）、白芍（酒炒）、山茱萸（蒸熟）。

方中熟地黄、山茱萸滋肾而益精血，当归、白芍养血调经。全方共奏滋肾养血、调补冲任之效，精血充足，冲任得滋，自能受孕。

若血虚甚者，酌加鹿角胶、紫河车等血肉之品以填精养血，大补奇经。

若血虚伤阴，阴虚内热者，症见月经先期，量少，色红，腰酸腿软，手足心热，甚则潮热盗汗，口燥咽干，颧赤唇红，舌红而干，脉细数。治宜养阴清热，方用清血养阴汤。

若兼有潮热者，酌加知母、青蒿、龟甲、炙鳖甲等以滋阴而清虚热。

（2）肝郁证

[主要证候] 多年不孕，月经愆期，量多少不定，经前乳房胀痛，胸胁不舒，小腹胀痛，精神抑郁，或烦躁易怒，舌红，苔薄，脉弦。

[证候分析] 情志不舒，则肝失条达，气血失调，冲任不能相资，故多年不孕；肝郁气滞，故经前乳房胀痛，胸胁不舒，小腹胀痛；肝郁疏泄失常，血海失司，则月经愆期，量多少不定；舌红，苔薄，脉弦，为肝郁之征。

[治法] 疏肝解郁，理血调经。

[方药] 百灵调肝汤（《百灵妇科》）。

当归、赤芍、牛膝、通草、川楝子、瓜蒌、皂角刺、枳实、青皮、甘草、王不留行。

方中当归、赤芍活血养肝；枳实、青皮、川楝子疏肝解郁理气；瓜蒌宽胸利气化痰；通草、王不留行行水活血以通肝经之滞；皂角刺、牛膝活血通经以行少腹之瘀。全方共奏疏肝解郁、调经助孕之效。

若肝气犯脾，肝郁脾虚者，兼见不思饮食，倦怠嗜卧等，治宜疏肝理脾，养血调经，方用开郁种玉汤（《傅青主女科》）。

当归、白芍、白术、茯苓、天花粉、牡丹皮、香附。

方中当归、白芍养血柔肝；香附理气行滞，以解肝郁；牡丹皮凉血活血；白术、茯苓健脾胃以资化源；天花粉生津益血。全方共奏疏肝理脾，养血调经之效。

（3）痰湿证

[**主要证候**]婚久不孕，形体肥胖，经行延后，甚或闭经，带下量多，色白质黏无臭，头晕心悸，胸闷泛恶，面色㿠白，苔白腻，脉滑。

[**证候分析**]肥胖之人，痰湿内盛，气机不畅，则冲任阻滞，脂膜壅塞于胞而致不孕；冲任阻滞，则经行延后，甚或闭经；痰湿中阻，清阳不升，则面色㿠白，头晕；痰湿停于心下，则心悸，胸闷泛恶；湿浊下注，故带下量多，色白质黏无臭；苔白腻，脉滑，为痰湿内蕴之征。

[**治法**]燥湿化痰，理气调经。

[**方药**]启宫丸（经验方）。

制半夏、苍术、香附（童便浸炒）、茯苓、神曲（炒）、陈皮、川芎。共为细末，蒸饼为丸。

方中苍术、茯苓、神曲健脾祛湿消积；制半夏、陈皮燥湿化痰理气；香附、川芎理气行滞调经。

若痰湿内盛，胸闷气短者，酌加瓜蒌、胆南星、石菖蒲宽胸利气以化痰湿；经量过多者，去川芎，酌加黄芪、续断补气益肾以固冲任；心悸者，酌加远志以祛痰宁心；月经后期或闭经者，酌加鹿角胶、仙灵脾、巴戟天。

（4）血瘀证

[**主要证候**]多年不孕，月经后期，量少或多，色紫黑，有血块，经行不畅，甚或漏下不止，少腹疼痛拒按，经前痛剧，舌紫黯，

或舌边有瘀点，脉弦涩。

[证候分析] 瘀血内停，冲任受阻，胞脉不通，则致多年不孕；瘀血阻滞，故使经行后期，量少，色紫黑，有血块及少腹疼痛；血不归经，或致漏下不止；舌脉也为瘀血内阻之征。

[治法] 活血化瘀，温经通络。

[方药] 少腹逐瘀汤（《医林改错》）。

小茴香、干姜、延胡索、没药、当归、川芎、肉桂、赤芍、蒲黄、五灵脂。

方中小茴香、干姜、肉桂温经散寒；当归、川芎、赤芍养血活血行瘀；没药、蒲黄、五灵脂、延胡索活血化瘀止痛。

若血瘀日久化热者，症见小腹灼痛，拒按，月经量多，色红，质黏有块，舌红，苔黄，脉滑数。治宜清热解毒，活血化瘀，方用血府逐瘀汤加红藤、败酱草、薏苡仁、金银花等。

若兼血虚者，伴头晕眼花，心悸少寐，治宜养血活血，方用调经种玉汤（《万氏妇人科》）。

当归、川芎、熟地黄、香附、白芍、茯苓、陈皮、吴茱萸、牡丹皮、延胡索。

方中四物汤养血调经；茯苓、陈皮健脾和胃；香附、牡丹皮、延胡索理气化瘀止痛；吴茱萸温通血脉。全方共奏养血活血之效，使其经调而胎孕可成。

4. 验案举例

薛某，女，30岁，农民。初诊：2009年3月15日。

[主诉] 结婚6年未避孕未孕。

[现病史] 患者结婚6年未孕，夫妻性生活正常，曾到多家医院

就诊，男方精液常规检查正常，女方月经正常，排卵正常，经多次输卵管通液和造影检查均提示输卵管阻塞。曾服到北京、上海等多地就诊，疗效欠佳。自述既往有慢性盆腔炎病史3年，常感乳房胀痛，小腹时常疼痛，经行腹痛，有血块。平时带下量多，色黄，舌质黯红，苔薄白，脉弦细弱。妇科检查无异常发现。行子宫输卵管造影提示：子宫大小形态正常，双输卵管未见显影。

[中医诊断] 不孕症（血瘀气滞证）。

[治法] 散瘀调冲。

[方药] 内服方：皂角刺30g，当归12g，红花10g，蒲公英30g，穿山甲10g，柴胡6g，白芍10g，香附10g，山药10g，青皮10g，陈皮10g，路路通16g，木通10g。

共7剂，水煎服，日1剂。

灌肠方：薏苡仁20g，败酱草10g，红藤20g，丹参15g，赤芍15g，三棱10g，莪术10g，肉桂20g，水蛭10g，穿山甲10g，皂角刺10g，海藻12g，连翘12g，鱼腥草10g，路路通12g，鸡血藤30g。每日1剂，水煎2次，将药汁合并后，再浓煎至100mL，每晚临睡前嘱患者排净二便，将药液加温至42℃左右，保留灌肠，经期停药。同时在我院门诊做康复治疗。

二诊（2009年3月25日）：恰逢月经来潮，患者诉乳房胀痛减轻，小腹疼痛减轻。去灌肠方，继续守方治疗。

守原方案治疗半年后诸症消失。1年后妊娠，生育一健康男婴。

按语：中医辨证及理法方药恰中病机者，其疗效好。输卵管阻塞性不孕症在临床较为常见，输卵管阻塞性不孕症是指致炎因子入侵后，导致输卵管炎性改变、充血、水肿、粘连、闭塞而影响精卵结合，从而导致不孕。先天性输卵管闭锁很少见，因炎症导致的输卵管阻塞发病率有上升趋势。输卵管炎大多为双侧性。输卵管管腔因炎性粘连而阻塞，管壁增厚变硬，常与周围粘连，如伞端及峡部粘连闭塞，则渗出液或脓肿被吸收后，浆液性液体聚集于管腔内，从而形成输卵管积水。当输卵管完全闭塞时，可发生输卵管阻塞性不孕症，当输卵管不完全闭塞，即通而不畅时，可发生宫外孕。由于治疗后的输卵管功能恢复等问题，其受孕率和宫外孕率并存，故一直是妇科中的难题，治疗比较棘手。本病主要为湿热毒邪从阴部上行客于胞宫，与余血浊液搏结，形成血瘀，瘀阻胞脉胞络，致冲任不通，胞脉阻塞，两精不能结合而发为本病。病机重点在于湿热导致血瘀，日久成癥，亦有因寒湿凝滞成瘀者。总之，湿热、寒湿为病因，血瘀为病理结果，可伴气滞和痰凝。中医治疗以活血化瘀、清热解毒、利水消肿和软坚散结为大法，故治疗重点应以活血化瘀、疏通经络为主，并佐以清热解毒、软坚散结、温经散寒、利湿除痰之品。目的是抗炎、抗粘连、疏通输卵管管腔，争取宫内孕，防止宫外孕。同时中药保留灌肠，通过直肠给药，药效不受消化道等诸多因素影响，药物不经过消化道，避免了肝脏的首过效应和胃肠道的降解破坏，药物通过直肠直接吸收，维持时间长，使药物直达病所，故直肠给药方便、速效、长效，是较理想的给药途径。中药配合理疗可产生协同作用，理疗的热效应可使盆腔局部血液循环加快，血管扩张，加速炎变组织的新陈代谢，促进炎变组织修复。理疗的震荡效应可促进粘连松解，使输卵管如同做体操，有规律地进行运动，松散粘连可直接疏通，致密粘连亦有缓解作用。理疗的场效应（磁场、电场）可促进局部生物电重新分布，尽快恢复到炎变前状态而加速管腔通畅。因此，中药配合理疗可达到增强疗效、缩短疗程的目的。

高慧医话

一、论盆腔炎

1. 概念

中医无盆腔炎之病名，根据其临床特点，可散见于"带下病""妇人腹痛""癥瘕"等病证中。在《中医妇科学》（六版教材）中被命名为"妇人腹痛"。2007年11月，国家中医药管理局"十一五"重点专科协作组会议（重庆会议）妇科专病协作分组会议将盆腔炎的中医病名定为"带下病"。西医又称盆腔炎性疾病〔pelvic inflammatory disease，PID，2006美国疾病预防控制中心（CDC）定义〕。

盆腔炎是妇科常见病之一，常见于已婚育龄期妇女。按其发病部位，有子宫内膜炎、子宫肌炎、输卵管炎、卵巢炎、盆腔结缔组织炎、盆腔腹膜炎等。炎症可局限于一个部位，也可以几个部位同时发病。临床表现可分为急性和慢性两种：急性盆腔炎症有可能引起弥漫性腹膜炎、败血证、脓毒血证，甚至感染性休克而危及生命；慢性盆腔炎症由于顽固难治，反复发作，可导致盆腔炎后遗症（盆腔炎反复发作、慢性盆腔疼痛、不孕症及异位妊娠）的发生，影响妇女的健康和工作，故应引起重视，并积极防治。早在1983年，《中国医学百科全书·中医妇科学》已将"盆腔炎"作为中医病名编入，为中西医通用的病名之一，《中医妇科学》（第七版）教材中也已采用此病名。

中医药治疗急、慢性盆腔炎均有明显优势，尤其是对慢性盆腔炎所致的慢性盆腔疼痛、盆腔炎性包块、盆腔炎性积液，疗效更加理想。

2. 辨证论治

（1）湿热蕴结证

[主要证候] 低热起伏，腰酸背痛，月经不调，带下稍多、色黄而稠、味臭。小便黄，大便干，舌质红，苔黄腻，脉滑细数。

[治法] 清热利湿，活血化瘀。

[方药] 四妙散为主加减。

苍术 10g，黄柏 10g，川牛膝 15g，生薏苡仁 20g，红藤 10g，金银花 15g，连翘 15g，土茯苓 10g，夏枯草 10g，炙甘草 10g。

加减：湿邪甚加茯苓 10g，厚朴 10g，大腹皮 10g；便溏加白术 10g，藿香 10g。

中成药：妇炎康胶囊 4 粒，日 3 次，口服。金刚藤胶囊 4 粒，日 3 次，口服。

（2）寒凝气结证

[主要证候] 小腹胀痛，得温痛减，烦躁易怒，胸胁胀满，畏寒肢冷，经色紫暗有块。舌质暗，有瘀斑或瘀点，脉沉细。

[治法] 散寒除湿，理气止痛。

[方药] 自拟温盆汤加减。

肉桂 15g，干姜 10g，乌药 10g，小茴香 10g，枳实 10g，赤芍 15g，生薏苡仁 20g，蒲黄 10g，红藤 10g。

加减：四末不温加炙附子 10g（先煎）；腹中结块加鸡内金 10g，桃仁 10g，莪术 10g。

中成药：温经颗粒 5g，日 2 次，口服。艾附暖宫丸 1 丸，日 2 次，口服。

（3）血瘀痰阻证

[主要证候] 小腹坠痛，肛门坠胀疼痛，痛时拒按，少腹包块，经色紫暗有块。舌质暗，有瘀斑或瘀点，脉沉涩。

[**治法**] 活血化瘀,利水消肿。

[**方药**] 桃红四物汤加减。

当归10g,川芎10g,丹参15g,桂枝15g,茯苓15g,赤芍10g,桃仁10g,夏枯草10g,蒲公英15g。

加减:腹痛较甚加白芍10g,延胡索10g,水蛭10g。

中成药:血府逐瘀胶囊4粒,日3次,口服。止痛化癥胶囊4粒,日3次,口服。

以上各证型若有盆腔包块者,加三棱10g,莪术10g,穿山甲10g;有盆腔积液者,加土茯苓15g,夏枯草10g,蒲公英15g;肾虚腰骶疼痛者,加桑寄生15g,川续断15g,补骨脂10g。

[**医嘱**] 临证注意:急性盆腔炎(含慢性盆腔炎急性发作)起病急,治疗要抓住一个"快"字,中西医结合为治疗原则,诊断确立后,在第一时间服用中药汤剂,第一时间中药保留灌肠,第一时间阴道上药,第一时间中药理疗,第一时间静滴西药抗生素。疗效:五联法>四联法>三联法>二联法>一联法。联合疗法疗效好于单独疗法,五种治法同时应用,如同部队作战,陆海空(口服的、灌肠的、外敷的)三军同时上阵,可很快将敌人(细菌、病毒、病原体)制服。抓住这五个第一时间干预非常重要,可事半功倍。切莫第一周用西药抗生素,第二周用中药,第三周做理疗,把集团军联合作战变成了单兵种作战,这样疗效就差很多,还容易产生耐药性,使急性盆腔炎迁延成慢性,给治疗带来难度。慢性盆腔炎病程长,治疗难度大,治疗要抓住"坚持"二字,中药治疗为主,若无慢性盆腔炎急性发作,可不用西药抗生素,坚持多联法共用(口服的、灌肠的、外敷的、导药的、理疗的等),疗程长方能有效。告知患者要坚持,经济花费可能很大,坚持就是胜利,坚持治疗就可能减轻症状,坚持治疗就有可能治愈。

二、论卵巢早衰

1. 概念

卵巢早衰（POF）指女性在 40 岁以前自然绝经，以闭经、不育、雌激素缺乏，以及促性腺激素水平升高为特征的一种疾病。还可有围绝经期症状（潮热、汗出、烦躁等）和生殖器官萎缩等，严重影响妇女的生活质量。

卵巢早衰的病因迄今尚不甚清楚。已有的研究资料显示染色体突变，FSH、LH 及其受体变异、代谢异常或药物作用，放射损伤、病毒感染、免疫性因素等是可能的原因。这些因素或使卵巢先天性卵细胞数量减少，或使其闭锁加速，或被直接破坏，使卵泡过早耗竭。一般来说，卵巢中贮存的卵泡数目多少和卵泡闭锁速度决定了卵巢功能衰竭的时间。卵泡数目少或消耗速度快，卵巢便过早进入衰竭状态，从而发生卵巢早衰。卵巢早衰是一种多因素引起的妇科内分泌疾患，其病因复杂，发病机理不明，治疗棘手，为妇科难治病。西医治疗多采用激素替代疗法（HRT），但副作用明显，停药后症状易反弹，对靶器官有致癌的不确定性，长期用药患者不易接受，故本病一直无确切和肯定的治疗方法。如何防治卵巢早衰，一直是当今生殖医学和生殖健康研究的热点和难点。

2. 历史沿革

中医学无卵巢早衰这一病名，相关论述散见于中医"闭经""血枯""血膈"等病证的记载中。闭经的记载，最早见于《素问·阴阳别论》之"女子不月""月事不来"。闭经既为症，又为病。历代医家多从辨病角度出发，对本病的病因病机进行论述，认为闭经不外虚实两端。因于虚者，古籍的记载有"肾水既乏"（《傅青主女科》）、

"真阴之枯竭"(《景岳全书·妇人规》)、"脾胃久虚""形羸气血俱衰"(《兰室秘藏》);因于实者,有"血脉瘀滞"(《备急千金要方》)、"躯脂满经闭"(《丹溪心法》)、"痰湿与脂膜奎塞"(《女科切要》)、"忧愁思虑,恼怒怨恨,气郁血滞而经不行"(《万氏女科》)等。因此属虚者,多责之于肾、肝、脾之虚损,精、气、血之不足,血海空虚,经血无源以泄;属实者,多责之于气、血、寒、痰之瘀滞,胞脉不通,经血无路可行。因月经的形成有赖于肾气、天癸、冲任、胞宫的生理机能的协调,故卵巢早衰之闭经多责之于肾气、天癸、冲任的失衡,其证属虚。

卵巢早衰以闭经为外在表现,以生殖内分泌功能失调或低下为内在本质。临床上发现,卵巢早衰患者除闭经外,还表现有肾虚冲任失调的证候:腰膝酸软、性欲减退、阴道干涩、潮热汗出、面色晦暗、心烦抑郁等,符合中医肾虚冲任失调证的诊断标准。中医学的肾气包括西医学的生殖、内分泌、神经、免疫等多系统的功能。西医学中,卵巢是具有排卵和分泌甾体激素的内分泌腺,是生殖系统的重要组成部分,其功能不仅受下丘脑-垂体-卵巢轴的调节,而且受神经-内分泌-免疫网络的调节。任何一个环节发生障碍,都会导致卵巢功能的失调或衰竭。肾气、天癸、冲任功能正常,则是下丘脑-垂体-卵巢轴和神经-内分泌-免疫网络发挥生理调节作用的前提。肾气充盛,冲任和调是卵巢功能正常的基础。反之,肾气虚,冲任失调则会导致卵巢功能调节异常或卵巢功能衰竭。

近年来,许多医家将目光转向中医药,采用中医或中西医结合的疗法治疗本病,取得良好的疗效。中药具有整体调节作用,对卵巢功能失调性疾病可以从多角度、多环节、多靶点来调节。由于副作用小,可长期服用,停药后症状不易反弹,受到患者欢迎,也逐渐被西医所接受和重视。高慧教授应用导师韩冰教授多年精心研制的补肾调冲方应用于临床治疗卵巢早衰，取得了良好的疗效。韩冰教授根据中医学基础理论和多年的临床实践，确立以"补肾调冲"为治疗卵巢功能失调性疾病的基本法则，并根据卵巢早衰的病机以肾虚冲任失调为主这一特点，采用补肾调冲法治疗卵巢早衰，并确立了补肾调冲方治疗卵巢早衰。补肾调冲方立意：平补肾气，滋阴扶阳，调理冲任，理气养血。肾为先天之本，元气之根，赵献可《医贯》曰："五脏之真，唯肾为根。"肾气寓肾阴肾阳，补肾之法既要注意滋补肾阴，又要注重温补肾阳。补肾调冲方充分体现了补肾调理冲任这一治法。本方由以补肾为主的菟丝子、巴戟天、黄精、熟地黄、肉苁蓉和以调理冲任为主的当归、川芎、紫石英、五味子两大部分组成。补肾调冲的"冲"，一为广义冲任，二是冲和之气。调冲的"冲"，不光是冲逆、冲锋之意（如往上冲逆之恶阻；横冲之肝气横逆；下冲之冲任不固），更是调和、冲和之意。中医学的理论核心是"和"，即调和、平和、冲和。和即平衡，中医治病就是调整体内内环境，使之达到平衡状态，以平为期，以和为目的。调冲就是调整平衡、就是调理冲和之气，使其恢复常态，从而使全身功能（包括卵巢功能）恢复正常。

补肾调冲方经加减后适用于月经周期的不同时期，分别重在滋补肾阴（卵泡期）、温补肾阳（黄体期）、养血调冲（月经期）。在临床中变化出入，补肾药常加血肉有情之品以"填精益髓"，如鹿角、鹿茸、鹿角霜、鹿角胶、紫河车、紫石英等，常选柴胡、香附、荔枝核、当归、川芎、王不留行、路路通等调理冲任。通过临床研究发现，补肾调冲方对卵巢早衰患者的性激素水平有调整作用，可降低 FSH 和 LH 水平，升高 E_2 水平，也提示卵巢早衰是卵巢功能发生了可逆性损伤。当患者卵巢功能衰竭时，卵泡发育不良，雌激素分泌减少，对 FSH 和 LH 的负反馈作用减弱或消失，使 FSH 和 LH 升高。近年来有学者研究发现，在卵巢功能衰竭早期，卵巢储备力已经下降，FSH 比 LH 升高明显。有学者认为，FSH/LH > 3.6 时，提示卵巢储备功能下降；也有人认为，FSH/LH > 2 时，即是卵巢功能不良的早期表现。若 FSH > 40IU/L（40mLU/mE）则提示卵巢衰竭，FSH 在判断潜能方面比 LH 更有价值。中药补肾调冲方的补肾养血、填精益髓之功效，可起到促进卵泡生长和诱发排卵的作用；调理冲任之功效可起到活血通经的作用，使冲任通畅，经水自通。通过补肾调冲而促进卵泡生长，则颗粒细胞分泌雌激素增加，对垂体的负反馈增强，使升高的 FSH、LH 下降，使高促性腺激素性闭经得到纠正，从而使月经来潮，这也印证了"经水出诸肾"的中医学理论。通过补肾调冲而使雌激素水平升高，使低雌激素证候群得到改善；通过调冲而经水得下。卵巢早衰患者应用补肾调冲方而恢复自主月经并改善低雌激素证候，一方面说明了补肾调冲方的良好疗效，另一方面说明了补肾调冲方治疗卵巢早衰恰中病机，即卵巢早衰的病机为肾虚冲任失调。

在临床中，根据患者的不同表现，在补肾调冲方的基础上，衍生出一系列治疗本病的方剂，并取得良好效果。

1. 辨证论治

（1）肾阳虚证

[主要证候] 适用于早发绝经或者超龄也没有月经初潮，女性精神不振，性欲冷淡、尿频等虚寒见证。

[治法] 温肾助阳，调养冲任。

[方药] 右归调冲汤。

仙灵脾、菟丝子、覆盆子、山药、仙茅、巴戟天、炒当归、枸杞子、山茱萸、鹿角片、砂仁、熟地黄、蛇床子、茺蔚子、紫河车、紫石英。

（2）阴虚火旺兼血虚证

[**主要证候**] 适用于40岁以前绝经，或者月经量少甚至闭经，头晕耳鸣，阴部干涩等。

[**治法**] 滋阴降火，滋养精血，活血调冲任。

[**方药**] 左归调冲汤。

山药、山茱萸、菟丝子、巴戟天、黄精、熟地黄、枸杞子、当归、川芎、紫石英、五味子、女贞子。

（3）肾虚肝郁证

[**主要证候**] 适用于经水早断，腰膝酸软，头晕耳鸣，闷闷不乐，胸闷叹息，多愁易怒，失眠多梦，胁腹胀痛，性功能减退等症状的患者。

[**治法**] 滋肾养血，疏肝调冲。

[**方药**] 补肾解郁汤加味。

菟丝子、巴戟天、黄精、熟地黄、枸杞子、当归、川芎、紫石英、五味子、香附、柴胡、郁金、八月札、玫瑰花、何首乌、茺蔚子。

（4）阴阳俱虚证

[**主要证候**] 适用于时而畏寒肢冷、浮肿便溏，时而烘热汗出、头晕耳鸣，舌淡或红，苔薄，脉细弱或细弦等症状的患者。

[**治法**] 滋肾温肾，调养冲任。

[**方药**] 二仙调冲汤。

菟丝子、枸杞子、巴戟天、当归、女贞子、仙茅、仙灵脾、墨旱莲、龟甲胶、五味子、鹿角胶、赤芍。

[**医嘱**] 临证应注意，卵巢早衰之闭经是中医妇科和西医妇产科的疑难病，治疗棘手，病因尚不十分清楚，所以治疗周期长，一定

嘱咐患者坚持治疗，不要惧怕就诊和服药的麻烦，勿对治疗的经济负担产生顾虑。本病治疗疗程通常以季度或年来计算，医生要注意守法守方治疗，只要辨证准确，坚持就会有疗效。如果证候群没有变化，就不要随意变更处方。卵子募集和精子募集都需要 85 至 90 天以上，所以性腺疾病的治疗疗程长，要提前告知患者坚持治疗，不要半途而废。

三、论经前期综合征

1. 概念

经前期综合征（Premenstrual Syndrome，PMS）又称经前期紧张综合征（Premenstrual Tension Syndrome，PMTS），是妇科的常见病、多发病。Frank 以及 Hor–ney 在 1931 年基于对某些疾病症状和治疗方法的生理病理学推测，提出了经前期综合征的概念，这是对经前期综合征的最早定义。经前期综合征被认为是一系列发生于黄体期的症状，表现为躯体、情感、心理以及行为的改变。最早出现不同程度的乏力、抑郁、便秘、下腹痛、乳房胀痛等症状，以后又出现情绪激动、忧郁、焦虑、易怒、心烦、失眠、头痛、头晕、思想不集中等症状。在经前 2 ～ 3 日出现浮肿、周身瘀胀、体重增加等水钠潴留症状，还有的患者并发哮喘、痤疮、荨麻疹、嗜甜食、发热、便血、泄泻、阴道泻水等病症。以上疾病或症状伴随月经周期发作，月经过后即自行消失，体检及妇科检查均无器质性病变。如果出现上述症状，就可以诊断为经前期紧张综合征。

2. 历史沿革

经前期综合征在中医学典籍中并无单独记载，只在古代文献中有一些描写。如宋代齐仲甫《女科百问》云："经水欲行，先身体疼痛。"《叶氏女科证治》云："经来遍身浮肿，此乃脾土不能克水，变为肿。"宋代陈素庵在《陈素庵妇科补解》中有"经行头重目暗""经行发狂谵语"；清代张璐《张氏医通》有"经行辄头痛"的记载。自《中医妇科学》第四版教材始统称为"月经前后诸证"。

3. 病因病机

古人多认为本病的发生与脏腑、气血功能失调相关，后世医家亦认为脏腑功能失调是本病发生的主要病机。经前期综合征的发生与肝脾肾三脏密切相关，其中尤以"肝"最为紧要，因肝最易犯脾，而肝血又需肾精滋养，正如张景岳所说："五脏之阴非此不能滋。"也涉及脾、肾、心、肺、冲任，病机主要与肝失疏泄有关。此外，根据患者素体及病程长短，病机还有脾虚、肾虚、血瘀、阴虚、痰火等。

本病的发病机制与肝失疏泄密切相关。若肝疏泄太过，气机逆乱，则表现为急躁易怒；肝疏泄不及，气机郁滞，则表现为抑郁不乐，甚则悲伤哭泣。因此中医学将怒分为愤怒和郁怒两种形式：愤怒表现为怒后向他人发泄；郁怒表现为怒后不发泄而郁于心中。通过研究，采用 HPLC、HPLC-MC、ELISA、放射免疫等技术手段，检测肝气上逆证及肝郁气滞证经前期综合征患者卵泡期及黄体期的血清性激素、血浆神经递质、神经甾体水平，并与健康对照组（30名）作比较，得出结论：①愤怒、郁怒与经前期综合征发病有相关性；愤怒、郁怒有生物学基础；怒与经前期综合征发病的相关性在于：经前期综合征患者在黄体期某些性激素、神经甾体发生了变化（尤其是高雄低孕的变化），这些变化与怒的产生相关，与经前期综合征的产生相关；愤怒和郁怒有相同的生物学基础和不同的检测结果值，在某些比值的比较上，易愤怒证候群（肝气上逆证组）高于易郁怒证候群（肝郁气滞证组）。②所有检测指标（性激素、神经甾体）有组间差异者均发生在黄体期，提示经前期综合征的发生可能与黄体期大脑、下丘脑、垂体对卵巢激素的敏感性增高有关。③ PMS 肝气上逆证组外向型患者多以"怒－愤怒"为怒的表达方式，经前期综合征肝郁气滞证组内向型患者多以"怒－郁怒"为怒的表达方式。其中，愤怒和郁怒证候群与黄体期 T/ THP、T/ PE 两个比值的升高有相关性。④ PE 与 THP 的降低，DHEA 的增高，DHEA / THP 和 DHEA / PE 比值的升高，均可能是 PMS 肝气上逆证、肝郁气滞证患者愤怒和郁怒的生物学因素。

4. 辨证论治

根据中医辨证论治原则，将经前期综合征分为肝气上逆证、肝郁气滞证与心脾两虚证，以肝气上逆证、肝气郁滞证为多见。

（1）肝气上逆证

[**主要证候**] 经前或经行头痛，烦躁易怒，或口糜，或经行吐衄，头晕，口苦，经色红、或量多，苔薄黄，脉弦数。

[**治法**] 平肝降逆，清泻肝火。

[**方药**] 龙胆泻肝汤。

（2）肝郁气滞证

[**主要证候**] 经前或经行乳房胀痛，情志郁结，经行不畅，血色黯红，小腹胀痛，胸闷胁胀，时叹息，苔薄白，脉弦。

[**治法**] 疏肝理气，和胃通络。

[**方药**] 逍遥散加减。

（3）心脾两虚证

[主要证候] 经行或经后泄泻、水肿，失眠，乏力，月经量少、色淡，舌淡，苔白，脉沉细数。

[治法] 养血益气，健脾养心。

[方药] 归脾汤加减。

[医嘱] 临证注意，经前期综合征是躯体和心因双重性疾病，且以心因性因素为主，治疗全程都要注意患者的心因性治疗。医生在诊疗间隙要抽出时间和患者聊天，讲一下七情致病的病因和注意事项，如何应对经前期情绪的改变。除药物外，本病还要通过体育锻炼和医生的疏导来缓解症状，大部分患者通过药物和谈话都能减轻症状，医生要有耐心，再忙也要和蔼地与患者说几句话，这几句话有时候比药物疗效还好，临证务请注意。

四、论崩漏

1. 概念

崩漏是指经血非时暴下不止或淋漓不尽，前者谓之崩中，后者谓之漏下。崩与漏的出血情况虽不同，然二者常交替出现，且病因病机基本一致，故概称崩漏。崩漏是因肾－天癸－冲任－胞宫生殖轴的严重紊乱，引起月经周期、经期、经量的严重失调。本病属妇科常见病，也是疑难急重病证。相当于西医无排卵性功能失调性子宫出血。

2. 诊断

（1）病史：注意患者的年龄及月经史，以往月经的周期、经期及经量有无异常；有无崩漏史；有无口服避孕药或其他激素；有无宫内节育器及输卵管结扎术史等；有无内科出血病史。

（2）临床表现：月经周期紊乱；行经时间超过半月以上，甚或数月断续不休；亦有停闭数月后又突然暴下不止或淋漓不尽；常有不同程度的贫血。

（3）相关检查：①妇科检查：一般无明显的器质性病变。如发现子宫颈息肉、子宫肌瘤，可按该病论治。②辅助检查：为排除生殖器肿瘤（子宫肌瘤、子宫内膜癌、卵巢肿瘤）、炎症（子宫内膜炎、子宫肌炎、宫颈息肉、宫内膜息肉、盆腔炎）、全身性疾病（如再生障碍性贫血、血小板减少）引起的阴道出血。可根据病情需要，选做 B 超、MRI、宫腔镜检查，或诊断性刮宫、基础体温测定等。

3. 辨证论治

治疗应根据病情的缓急轻重、出血的久暂，采用"急则治其标，缓则治其本"的原则，灵活运用塞流、澄源、复旧三法。塞流即是止血，澄源即是求因治本，复旧即是调理善后。崩漏在血止之后，应理脾益肾以善其后。总之，塞流、澄源、复旧既有分别，又有内在联系，必须结合具体病情灵活运用。

（1）肾阴虚证

[主要证候] 经血非时而下、出血量少或多、淋漓不断、血色鲜红，质稠，头晕耳鸣，腰酸膝软，手足心热，颧赤唇红，舌红，苔少，脉细数。

[治法] 滋肾益阴，固冲止血。

[方药] 加减苁蓉菟丝子丸加党参、黄芪、阿胶。

（2）肾阳虚证

[主要证候] 经血非时而下，出血量多，淋漓不尽，色淡质稀，腰痛如折，畏寒肢冷，小便清长，大便溏薄，面色晦黯，舌淡黯，

苔薄白，脉沉弱。

［**治法**］温肾助阳，固冲止血。

［**方药**］右归丸加党参、黄芪、三七。

（3）脾虚证

［**主要证候**］经血非时而下、量多如崩、或淋漓不断、色淡质稀，神疲体倦，气短懒言，不思饮食，四肢不温，或面浮肢肿，面色淡黄，舌淡胖，苔薄白，脉缓弱。

［**治法**］补气摄血，固冲止崩。

［**方药**］固本止崩汤。

（4）血热证（实热）

［**主要证候**］经来无期、经血突然暴注如下、或淋漓日久难止、血色深红、质稠，口渴烦热，便秘，舌红，苔黄，脉滑数。

［**治法**］清热凉血，固冲止血。

［**方药**］清热固经汤。

（5）虚热证

［**主要证候**］经来无期、量少淋漓不尽或量多势急、血色鲜红，面色潮红，烦热少寐，咽干口燥，便结，舌红，少苔，脉细数。

［**治法**］养阴清热，固冲止血。

［**方药**］上下相资汤。

（6）血瘀证

［**主要证候**］经血非时而下，量多或少，淋漓不净，或停闭数月又突然崩中，继而漏下，经色黯有血块；舌质黯紫或尖边有瘀点，脉弦细或涩。

［**治法**］活血祛瘀，固冲止血。

［**方药**］逐瘀止血汤。

对功能失调性子宫出血（简称功血）的中医治疗以补肾、健脾、固冲为大法，三法合一，创立补肾健脾固冲方，将立论重点放在补肾健脾上。其观点是："当标本同病时，应重在治本，治本为主的目的，是通过机体自身的调节，使异常子宫出血迅速停止，故立论重点是补肾健脾而不是固冲止血。"本疗法止血快，出血停止后不易复发，具有调整月经周期的作用，并防止子宫内膜由非典型性增生向子宫内膜癌发展。崩漏之病，临床以肾脾两虚型为多见。肾主生殖，主封藏，为先天之本，冲任之本在于肾；脾主运化，主统摄，为后天之本，气血生化之源。月经的物质基础为血，若肾脾两虚，肾虚不能封藏，脾虚失于统摄，则可致冲任失固，经血失去制约，非时而下，发为崩漏。故病机重点为肾脾两虚，冲任失固。治疗大法应以补肾健脾固冲为主，并佐以凉血止血、散瘀止血和收敛止血之品。

治崩三大法为塞流、澄源、复旧，三者不可拘泥，不可截然分段。其自拟的补肾健脾固冲方，补益药与止血药并用，以补益药为主，重在澄源而塞流，并不是专事止涩、单纯地止血治标。在标本同病时，应重在治本，以治本为主要目的，通过机体自身的调节使子宫异常出血迅速停止，为澄源、复旧创造条件。崩漏治本要突出肾、脾，强化先天、后天对冲任的固摄作用而达到止血目的。方中所用均为平补肾脾阴阳之药，药性平和，补而不腻、止而不涩为其特点。同时，口服药液经消化道给药，具有吸收快、效速、效长的特点，是出血证较为理想的给药途径。

自拟补肾健脾固冲方乃针对肾脾两虚型功能性子宫出血的病理特点而设立，该方具有补肾填精、健脾益气、固冲摄血的功能，并可凉血散瘀、收敛止血。方中山茱萸入肝、肾经，补益肝肾，既可补精固肾，又可固经止血；杜仲炭入肝、肾经，补肝肾，强筋骨，炒炭用可补肾止血；熟地黄入心、肝、肾经，滋阴补血益肝肾，可补肾填精固血，三药共奏补肾调冲任之功。黄芪健脾益气，升阳举陷；山药入脾、肺经，补脾胃、益肺肾，既可平补脾胃，又可益肾涩精；白术健脾益气固摄，三药共奏健脾益气、固冲摄血之效；血余炭散瘀止血，使血止不留瘀；茜草可化瘀止血，炒炭用则加强止血功效；仙鹤草入肺、肝、脾经，收敛止血，并可用于寒热虚实等各种出血证。全方针对病机，既可补肾健脾、固冲止血，又可凉血化瘀、收敛止血。

[医嘱] 临证注意，崩漏患者在出血期间应卧床休息，尽量减少工作，避免负重；不能耽误学业的学生，应减少上下学途中乘坐交通工具的劳累，尽量由家长接送。患者要忌食辛辣，因辛辣生热，易扰动冲任，迫血妄行。如能注意这两点，则有助于提高疗效，缩短疗程。对于崩漏兼有贫血者，要注意加强食疗，鸡汤、鱼汤、骨头汤、黄芪、当归、阿胶、大枣等均可，告知患者要有耐心，并辨证加减，争取尽快矫正贫血。

五、论痛经

1. 概念

凡在经期或经行前后，出现周期性小腹疼痛，或痛引腰骶，甚至剧痛晕厥者，称为"痛经"，亦称"经行腹痛"。

西医学把痛经分为原发性痛经和继发性痛经：前者又称功能性痛经，系指生殖器官无明显器质性病变者；后者多继发于生殖器官某些器质性病变，如子宫内膜异位症、子宫腺肌病、慢性盆腔炎等。功能性痛经容易痊愈，继发性痛经病程较长，缠绵难愈。

2. 病因病机

本病的发生与冲任、胞宫的周期性生理变化密切相关。主要病机在于邪气内伏或精血素亏，经期前后冲任二脉气血的生理变化急骤，导致胞宫的气血运行不畅，"不通则痛"；或胞宫失于濡养，"不荣则痛"，故使痛经发作。常见的病因有肾气亏损、气血虚弱、气滞血瘀、寒凝血瘀和湿热蕴结等。

（1）肾气亏损

先天肾气不足，或房劳多产，或久病虚损伤及肾气，肾虚则精亏血少，冲任不足，经行血泄，胞脉愈虚，失于濡养，"不荣则痛"，故使痛经。

（2）气血虚弱

素体虚弱，气血不足，或大病久病耗伤气血，或脾胃虚弱，化源不足，气虚血少，经行血泄，冲任气血更虚，胞脉失于濡养，"不荣则痛"，故使痛经。

（3）气滞血瘀

素性抑郁，或忿怒伤肝，肝郁气滞，气滞血瘀；或经期产后，余血内留，蓄而成瘀。瘀滞冲任，血行不畅，经前经时气血下注冲任，胞脉气血更加壅滞，"不通则痛"，故使痛经。

（4）寒凝血瘀

经期产后感受寒邪，或过食寒凉生冷致寒客冲任，与血搏结，以致气血凝滞不畅。经前经时气血下注冲任，胞脉气血更加壅滞，"不通则痛"，故使痛经。

（5）湿热蕴结

素有湿热内蕴，或经期产后感受湿热之邪，与血搏结，稽留于冲任、胞宫，以致气血凝滞不畅。经行之际，气血下注冲任，胞脉气血更加壅滞，"不通则痛"，故使痛经。

3. 辨证论治

本病以伴随月经来潮而周期性小腹疼痛作为辨证要点，根据其疼痛发生的时间、部位、性质、喜按或拒按等不同情况，明辨其虚实寒热，在气在血。一般痛在经前、经期，多属实；痛在经后、经期，多属虚。痛胀俱甚、拒按，多属实；隐隐作痛、喜揉喜按，多属虚。得热痛减多为寒，得热痛甚多为热。痛甚于胀多为血瘀，胀甚于痛多为气滞。痛在两侧少腹病多在肝，痛连腰际病多在肾。其治疗大法以通调气血为主。

（1）肾气亏损证

［主要证候］经期或经后小腹隐隐作痛、喜按，月经量少、色淡质稀，头晕耳鸣，腰酸腿软，小便清长，面色晦黯，舌淡，苔薄，脉沉细。

［证候分析］肾气本虚，精血不足，经期或经后精血更虚，胞宫、胞脉失于濡养，故小便隐隐作痛、喜按；肾虚冲任不足，血海满溢不多，故月经量少、色淡质稀；肾精不足，不能上养清窍，故头晕耳鸣；肾亏则腰腿失养，故腰酸腿软；肾气虚则膀胱气化失常，故小便清长；面色晦黯，舌淡，苔薄，脉沉细，也为肾气亏损之征。

［治法］补肾填精，养血止痛。

［方药］调肝汤（《傅青主女科》）。

当归、白芍、山茱萸、巴戟天、甘草、山药、阿胶。

方中巴戟天、山茱萸补肾气，填肾精；当归、白芍、阿胶养血缓急止痛；山药、甘草补脾肾，生精血。全方共奏补肾填精养血，缓急止痛之功。

若经量少者，酌加鹿角胶、熟地黄、枸杞子；腰骶酸痛剧者，酌加桑寄生、杜仲、狗脊。

（2）气血虚弱证

[**主要证候**] 经期或经后小腹隐痛喜按，月经量少，色淡质稀，神疲乏力，头晕心悸，失眠多梦，面色苍白，舌淡，苔薄，脉细弱。

[**证候分析**] 气血本虚，经血外泄，气血更虚，胞宫、胞脉失于濡养，故经期或经后小腹隐痛喜按；气血虚冲任不足，血海满溢不多，故月经量少，色淡质稀；气虚中阳不振，故神疲乏力；血虚不养心神，故心悸、失眠多梦；气血虚不荣头面，故头晕、面色苍白；舌淡，苔薄，脉细弱，也为气血虚弱之征。

[**治法**] 补气养血，和中止痛。

[**方药**] 黄芪建中汤（《金匮要略》）加当归、党参。

黄芪、白芍、桂枝、炙甘草、生姜、大枣、饴糖。

方中黄芪、党参、桂枝补气温中，通络止痛；当归、白芍、饴糖养血和中，缓急止痛；炙甘草、生姜、大枣健脾胃以生气血，欲补气血先建中州。本方共奏补气养血，和中止痛之效。

（3）气滞血瘀证

[**主要证候**] 经前或经期小腹胀痛拒按，胸胁、乳房胀痛，经行不畅，经色紫黯有块，块下痛减，舌紫黯，或有瘀点，脉弦或弦涩有力。

[**证候分析**] 肝郁气滞，瘀滞冲任，气血运行不畅，经前经时，气血下注冲任，胞脉气血更加壅滞，"不通则痛"，故经行小腹胀痛拒按；肝气郁滞，故胸胁、乳房胀痛；冲任气滞血瘀，故经行不畅，经色紫黯有块；血块排出后，胞宫气血运行稍畅，故腹痛减轻；舌紫黯或有瘀点，脉弦或弦涩有力，也为气滞血瘀之征。

[**治法**] 行气活血，祛瘀止痛。

[**方药**] 膈下逐瘀汤。

若痛经剧烈伴有恶心呕吐者，酌加吴茱萸、半夏、莪术；若兼小腹胀坠或痛连肛门者，酌加姜黄、川楝子；兼寒者小腹冷痛，酌加艾叶、小茴香；夹热者，口渴，舌红，脉数，宜酌加栀子、连翘、黄柏。

（4）寒凝血瘀证

[主要证候] 经前或经期小腹冷痛拒按，得热则痛减，经血量少，色黯有块，畏寒肢冷，面色青白，舌黯，苔白，脉沉紧。

[证候分析] 寒客冲任，血为寒凝，瘀滞冲任，气血运行不畅，经行之际，气血下注冲任，胞脉气血壅滞，"不通则痛"，故痛经发作；寒客冲任，血为寒凝，故经血量少，色黯有块；得热则寒凝暂通，故腹痛减轻；寒伤阳气，阳气不能敷布，故畏寒肢冷，面色青白；舌黯，苔白，脉沉紧，为寒凝血瘀之征。

[治法] 温经散寒，祛瘀止痛。

[方药] 温经汤。

若痛经发作者，酌加延胡索、小茴香；小腹冷凉，四肢不温者，酌加熟附子、巴戟天。

若经行期间，小腹绵绵而痛，喜暖喜按，月经量少，色淡质稀，畏寒肢冷，腰骶冷痛，面色淡白，舌淡，苔白，脉沉细而迟或细涩，为虚寒所致痛经。治宜温经养血止痛，方用大营煎加小茴香、补骨脂。

（5）湿热蕴结证

[主要证候] 经前或经期小腹灼痛拒按，痛连腰骶，或平时小腹痛，至经前疼痛加剧，经量多或经期长，经色紫红，质稠或有血块，平素带下量多，黄稠臭秽，或伴低热，小便黄赤，舌红，苔黄腻，脉滑数或濡数。

[证候分析] 湿热蕴结冲任，气血运行不畅，经行之际气血下注冲任，胞脉气血壅滞，"不通则痛"，故痛经发作；湿热瘀结胞脉，

胞脉系于肾，故腰骶坠痛，或平时小腹痛，至经前疼痛加剧；湿热伤于冲任，迫血妄行，故经量多，或经期长；血为热灼，故经色紫红，质稠或有血块；湿热下注，伤于带脉，带脉失约，故带下量多，黄稠臭秽；湿热熏蒸，故低热，小便黄赤；舌红，苔黄腻，脉滑数或濡数，为湿热蕴结之征。

[治法] 清热除湿，化瘀止痛。

[方药] 清热调血汤（《古今医鉴》）加红藤、败酱草、薏苡仁。

牡丹皮、黄连、生地黄、当归、白芍、川芎、红花、桃仁、莪术、香附、延胡索。

方中黄连、薏苡仁清热除湿；红藤、败酱草清热解毒；当归、川芎、桃仁、红花、牡丹皮活血祛瘀通经；莪术、香附、延胡索行气活血止痛；生地黄、白芍凉血清热，缓急止痛。全方共奏清热除湿，化瘀止痛之效。

若月经过多或经期延长者，酌加槐花、地榆、马齿苋；带下量多者，酌加黄柏、樗根白皮。

[医嘱] 临证注意，嘱痛经患者经期和平时都要忌寒凉，不可贪凉饮冷，禁止经期冒雨涉水、感受寒凉。这一点很关键，一定要告知患者，如果患者能遵医嘱，对提高疗效有很大帮助。

六、论热病——产后发热

1. 概念

产褥期内，高热寒战或发热持续不退，并伴有其他症状者，称为"产后发热"。

本病感染邪毒型发热，相当于西医学产褥感染，其重症可危及产妇生命，应予重视。

2. 病因病机

引起产妇发热的原因很多，与本病关系密切的主要病因病机有感染邪毒，正邪交争；外邪袭表，营卫不和；阴血骤虚，阳气外散；败血停滞，营卫不通。

（1）感染邪毒

产后气血耗伤，血室正开，产时接生不慎，或护理不洁，或不禁房事，致使邪毒乘虚而入，稽留于冲任、胞脉，正邪交争，因而发热。

（2）外感

产后百脉空虚，腠理不密，卫阳不固，以致风寒之邪，袭表犯肺，营卫不和，因而发热。

（3）血虚

产时产后血去过多，阴血暴虚，阳无所附，以致虚阳越浮于外而致发热。

（4）血瘀

产后情志不遂，或为寒邪所客，瘀阻冲任，恶露不下，败血停滞，阻碍气机，营卫不通，而致发热。

3. 辨证论治

产后发热有虚有实，其证各异，治疗应以调和营卫为主。感染邪毒者，其证危笃，变化多端，必要时中西医结合治疗。

（1）感染邪毒证

[主要证候] 产后发热恶寒，或高热寒战，小腹疼痛拒按，恶露初时量多，继则量少，色紫黯，或如败脓，其气臭秽，心烦不宁，口渴喜饮，小便短赤，大便燥结，舌红，苔黄而干，脉数有力。

[证候分析] 新产血室正开，百脉俱虚，邪毒乘虚内侵，损及

胞宫、胞脉，正邪交争，致令发热恶寒，高热寒战；邪毒与血相搏，结而成瘀，胞脉阻痹，则小腹疼痛拒按，恶露色紫黯；热迫血行则量多，热与血结则量少；热毒熏蒸，故恶露如败脓，其气臭秽；热忧心神，则心烦不宁；热为阳邪，灼伤津液，则口渴喜饮，小便短赤、大便燥结；舌红，苔黄而干，脉数有力，为毒热内盛之征。

[**治法**] 清热解毒，凉血化瘀。

[**方药**] 解毒活血汤（《医林改错》）加金银花、黄芩。

连翘、葛根、柴胡、枳壳、当归、赤芍、生地黄、红花、桃仁、甘草。

方中金银花、连翘、黄芩、葛根、柴胡、甘草清热解毒；生地黄、赤芍凉血解毒，当归配之以和血；桃仁、红花活血行瘀；枳壳理气行滞。全方共奏清热解毒，凉血祛瘀之效。

本证之发热，因产妇体质之强弱不同，所感邪毒种类之差异，其临床表现也较复杂，而且病情变化快，故当随证治之。

若高热不退，大汗出，烦渴引饮，脉虚大而数者，属热盛津伤之候。治宜清热除烦，益气生津，方用白虎加人参汤（《伤寒论》）。

石膏、知母、粳米、甘草、人参。

若高热不退，烦渴引饮，大便燥结，恶露不畅，秽臭如脓，小腹疼痛拒按，甚则全腹满痛，神昏谵语，舌紫黯，苔黄而燥，或焦老芒刺，脉滑数者，为热结在里，应急下存阴，方用大黄牡丹汤。如寒热往来者，加柴胡、黄芩和解少阳。

若高热汗出，心烦不安，斑疹隐隐，舌红绛，苔少或花剥，脉弦细数者，此为热入营分。治宜清营解毒，散瘀泻热，方用清营汤（《温病条辨》）。

玄参、麦冬、生地黄、金银花、连翘、竹叶心、丹参、黄连、水牛角。

若壮热不退，神昏谵语者，可配服安宫牛黄丸（《温病条辨》），或紫雪丹（《和剂局方》），或清开灵注射液（每日 40mL，加入 5% 葡萄糖液 500mL 中，静脉点滴）。若高热持续不降者，或加用穿琥宁注射液（160mg，加入 5% 葡萄糖液或 0.9% 氯化钠溶液 500mL 中，静脉点滴，1 日 2 次）。

（2）外感证

[主要证候] 产后发热恶寒，头痛身疼，鼻塞流涕，咳嗽，苔薄白，脉浮紧。

[证候分析] 产后元气虚弱，卫阳失固，腠理不实，风寒袭表，正邪交争，则发热恶寒，头痛身疼；肺与皮毛相表里，肺气失宣，则鼻塞流涕，咳嗽；苔薄白，脉浮紧，为风寒感冒之征。

[治法] 养血祛风，散寒解表。

[方药] 荆穗四物汤（《医宗金鉴》）加防风、紫苏叶。

荆芥、防风、川芎、当归、白芍、地黄。

方中四物汤养血扶正，荆芥、防风、紫苏叶祛风散寒解表。

若感冒风热者，症见发热微恶风寒，头痛身疼，咽喉肿痛，口渴欲饮，咳嗽，痰黄，苔薄黄，脉浮数。治宜辛凉解表，方用银翘散（《温病条辨》）。

金银花、连翘、竹叶、荆芥穗、薄荷、牛蒡子、桔梗、淡豆豉、甘草、芦根。

若外感暑热者，症见身热多汗，口渴心烦，倦怠乏力，舌红少津，脉虚数。治宜清暑益气，养阴生津，方用清暑益气汤（《温热经纬》）。

西洋参、石斛、麦冬、黄连、竹叶、荷梗、知母、甘草、粳米、西瓜翠衣。

（3）血虚证

[**主要证候**]产后失血过多，身有微热，头晕眼花，心悸少寐，恶露或多或少，色淡质稀，小腹绵绵作痛，喜按，舌淡红，脉细弱。

[**证候分析**]产后亡血伤津，阴血骤虚，阳无所依，虚阳越浮于外，则身有微热；血虚不能上荣清窍，则头晕眼花；血虚心神失养，则心悸少寐；气随血耗，气虚冲任不固，则恶露量多；血虚冲任不足，则恶露量少；气血虚弱，则恶露色淡而质稀；血虚不荣，则小腹绵绵作痛，喜按；舌淡红，脉细弱，为血虚之征。

[**治法**]养血益气，和营退热。

[**方药**]八珍汤加黄芪、地骨皮。

若血虚阴亏者，症见午后热甚，两颧红赤，口渴喜饮，小便短黄，大便秘结，舌嫩红，脉细数。治宜滋阴养血清热，方用加减一阴煎（《景岳全书》）加白薇。

生地黄、白芍、麦冬、熟地黄、知母、地骨皮、甘草。

方中熟地黄、白芍、麦冬滋阴养血；生地黄、地骨皮、知母、白薇滋阴清热凉血；甘草和中。全方共奏滋阴养血清热之效。

（4）血瘀证

[**主要证候**]产后乍寒乍热，恶露不下，或下亦甚少，色紫黯有块，小腹疼痛拒按，舌紫黯，或有瘀点瘀斑，脉弦涩有力。

[**证候分析**]产后瘀血内阻，营卫不通，阴阳失和，则乍寒乍热；瘀血内停，阻滞胞脉，则恶露不下，或下也甚少，色紫黯有块；胞脉瘀阻不通，则腹痛拒按；舌紫黯，或有瘀点瘀斑，脉弦涩有力，为血瘀之征。

[**治法**]活血祛瘀，和营除热。

[**方药**]血府逐瘀汤。

[**医嘱**]临证注意，产后发热，既要注意中医的证候群，又要注

意西医的热型。弛张热多为小柴胡汤证，稽留热多为白虎汤证。临证细细体会，只要辨证准确，随证加减，每获疗效。治疗发热性疾病应注意姜、枣的使用，营卫失调可发热，姜、枣可调和营卫，应用时生姜应精确到克，不写 3 片，写 10 克，这样剂量准确，疗效好。大枣要注明切开（剪开），全枣煎煮效果差。表证发热（感冒性发热）的中药汤剂煎煮时间要比内伤发热（感染性发热）少 5 到 10 分钟。要注意用药时机，产后发热的第 1 天就争取用上中药汤剂，争分夺秒地与致病因素（细菌，病毒，病原体）抢时间，每晚用 1 个小时的药，致病菌就会成几倍、几十倍地增加和扩散，会加重病情，给治疗带来难度。急症务必注重给药时间！

七、论部分内科病

1. 感冒

对感冒要分清是普通感冒还是流行性感冒，感冒的同时是否伴有发热，是自觉发热还是体温升高，是感冒初期还是感冒后期，是单纯感冒还是有并发症的感冒。应分别采取不同的措施。

（1）普通感冒

对于普通感冒者，病史病因多为着凉或接触普通感冒患者等。

感冒第 1～3 天（症状多为鼻部不适，流清涕，鼻塞，喷嚏，轻微头胀，不发热或微热）者，用中医治法八法（汗、吐、下、和、温、清、补、消）中的宣法治疗，中成药可选用通宣理肺丸等。

感冒第 4～6 天（症状多为咽部不适，咽痛，咽干，咽痒，咽部烧灼感，或轻微头痛，不发热或微热）者，可加用清法，中成药可选用连花清瘟胶囊、银翘解毒丸、羚翘解毒丸等。高慧教授临床常选用通宣理肺丸合连花清瘟胶囊治疗，效果良好。症状重者或中成药效果不理想者，可用中药汤剂治疗。

感冒第 7 天以上（症状多为自觉气管不适，以咳嗽咳痰为主，痰白或黄，或伴胸痛，可有微热等）者，用清法；有大便干燥者加下法，清法为主，下法为辅。此时若用中成药，显得病重药轻，宜选用中药汤剂治疗。

（2）流行性感冒

对于流行性感冒（简称流感）者（病史病因多为季节性流感流行或接触流感患者等），症状多为发热，恶寒，无汗或有汗，头痛，肌肉酸痛，或鼻塞流涕，或咳嗽咳痰等，可在辨证论治的基础上，直接运用中药汤剂。高慧教授多选用《伤寒论》处方，临床常用麻黄汤、桂枝汤、葛根汤、小青龙汤等。对于阵发性无汗、阵发性有汗、汗出肌肉酸痛不解者，可两方合一或三方合一。

（3）验案举例

一女性患者，感冒 3 日，发热，恶寒，头痛，肌肉酸痛，鼻塞流涕，咳嗽少痰，阵发性出汗，汗出时肌肉酸痛不解，患者服用多种中成药和西药，症状不缓解，难受异常，表情痛苦。用麻黄汤合桂枝汤合葛根汤加减，嘱患者每 6 小时口服一次中药汤剂，每次 200mL，用药后第二天症状即明显减轻，继续用药两天后诸症消失。

[医嘱] 感冒要在第一时间用药，要与感冒病毒（中医叫时邪、邪毒）争分夺秒地抢时间，越早用上正确的药，感冒好的越快。切不可拖延，以免出现并发症，治疗起来费时费钱，还会增加患者痛苦。治疗应强调一个"快"字，用药应突出一个"准"字，要认清病位（鼻腔、咽部、气管等）在哪里，分而治之。病位与发病时间有相关性，仔细问诊便可得知。若将感冒拖延，造成并发症，如鼻炎、鼻窦炎、中耳炎、咽炎、气管炎、肺炎等，是医患双方都不愿

看到的。《伤寒论》中的经方治疗感冒、咳嗽，用对有奇效，不仅要在理论上熟练掌握，临床上也要细细体会，真正做到辨证论治。

2. 高血压

以杞菊地黄丸为主方加减治疗高血压，可作丸剂，也可作汤剂。要结合患者的年龄、体重、基础病的轻重等，中西医结合治疗效果更好。对西药降压药的应用要熟练掌握，如利尿类（双氢克尿噻类）、β 受体阻滞剂（洛尔类）、钙离子拮抗剂（地平类）、血管紧张素转换酶抑制剂（普利类）、血管紧张素 II 受体拮抗剂（沙坦类），要根据患者的病情进行用药。配合中药的应用，西药可减量或减味使用，再结合正确的生活方式，患者血压可长期维持在正常范围。

3. 脑梗死

脑梗死轻症或重症恢复期患者，在使用西药的同时，可应用中成药杞菊地黄丸加华佗再造丸口服，长期应用患者不易复发。重症患者可在辨证论治的基础上运用中药汤剂治疗。

主要参考文献

［1］张玉珍.中医妇科学［M］.北京：中国中医药出版社，2007.

［2］马宝璋.中医妇科学［M］.上海：上海出版社，1997.

［3］乐杰.妇产科学［M］.北京：人民卫生出版社，2008.

［4］上海中医学院妇科教研组.中医妇科临床手册［M］.上海：上海科学技术出版社，1981.

［5］广州中医学院妇产科教研室.罗元恺医著选［M］.广州：广东科技出版社，1980.

［6］曹泽毅.中华妇产科学［M］.北京：人民卫生出版社，2005.

［7］苏健.月经病中西医诊疗学［M］.北京：科学技术文献出版社，2014.

［8］牛兵占.历代中医名著文库——中医妇科名著集成［M］.北京：华夏出版社，1997.

［9］姚淑华，罗秋燕，赵建伟.杨宗孟教授治疗继发性闭经验案3则［J］.新中医，2004，（10）：11.

［10］江雯，杨家林，谢萍，等.杨家林治疗月经后期量少验案1则［J］.湖南中医杂志，2015，（11）：112-113.

［11］刘朝圣.熊继柏教授辨治继发性闭经验案举隅［J］.湖南中医杂志，2010，（4）：83.

［12］赵美珠，郑利茶，陈姚宇，等.谢萍教授运用补肾益精养血法治疗月经过少验案举隅［J］.云南中医中药杂志，2012，（11）：6-7.

［13］殷燕云，谈勇，赵可宁，等.夏桂成治疗月经病验案2则［J］.江苏中医药，2010，（11）：51-52.

［14］安允允，张林军，郑君，等.吴克明教授运用定经汤化裁调治月经病验案举隅［J］.甘肃中医，2010，（7）：8-10.

［15］袁芬.王加维辨治崩漏验案二则［J］.实用中医药杂志，2014，（12）：
1155-1156.

［16］陈浩波，王玮.马大正运用经方治疗崩漏验案4则［J］.江苏中医药，
2013，（1）：47-49.

［17］汪乐铭.何少山治疗月经病验案四则［J］.安徽中医学院学报，1991，（4）：
28-29.

［18］李雯.经行乳房胀痛临床治疗经验［J］.中医药学刊.2006，24（5）：800-
801.

［19］冯婷婷，魏绍斌，程建华，等.魏绍斌教授从少阳辨治经行感冒经验介绍
［J］.新中医，2012，44（12）：178-179.

［20］姜桃花.趁痛散加减治疗经行身痛66例［J］.山西中医，2009，25（20）：
17.

［21］曲梅.经行泄泻中医辨治思路［J］.辽宁中医药大学学报，2012，14（4）：
159-160.

［22］陈敏红.从体质因素浅析经行泄泻病机［J］.光明中医，2014，29（1）：
164-165.

［23］吴小囡，金季玲.金季玲教授治疗经行浮肿临床经验［J］.山西中医，
2012，33（8）：1059-1060.

［24］李志玲.中药内外结合治疗经行风疹块53例［J］.中医药学报，2009，27
（5）：85-86.

［25］辛苗.陈莹教授治疗经行吐衄病案［J］.辽宁中医药大学学报，2010，12（5）：
159-160.

［26］张晓丹，侯玉华.经行吐衄辨治［J］.四川中医，2002，20（6）：12-13.

［27］屈小会，祁引霞.杨鉴冰教授治疗经行情志异常用药经验［J］.陕西中医学
院学报，2012，35（3）：31-32.

［28］许铁英.月经过少病因病机认识及诊疗经验总结［D］.北京：北京中医药

大学，2014.

［29］吕艳芳.黄可佳教授治疗经行头痛的经验总结［D］.北京：辽宁中医药大学，2013.

［30］刘艳丽.陈宝莹教授治疗经行发热的临床经验总结［D］.沈阳：辽宁中医药大学，2012.

［31］刘小倩.陈宝莹教授治疗经前期综合征经验辑要［D］.沈阳：辽宁中医药大学，2010.

［32］段佳易.绝经前后诸证的中医文献综述［D］.北京：北京中医药大学，2014.

［33］周媚.带下病历代文献及方药证治规律研究［D］.广州：广州中医药大学，2012.